Ospen
500
Kapseln

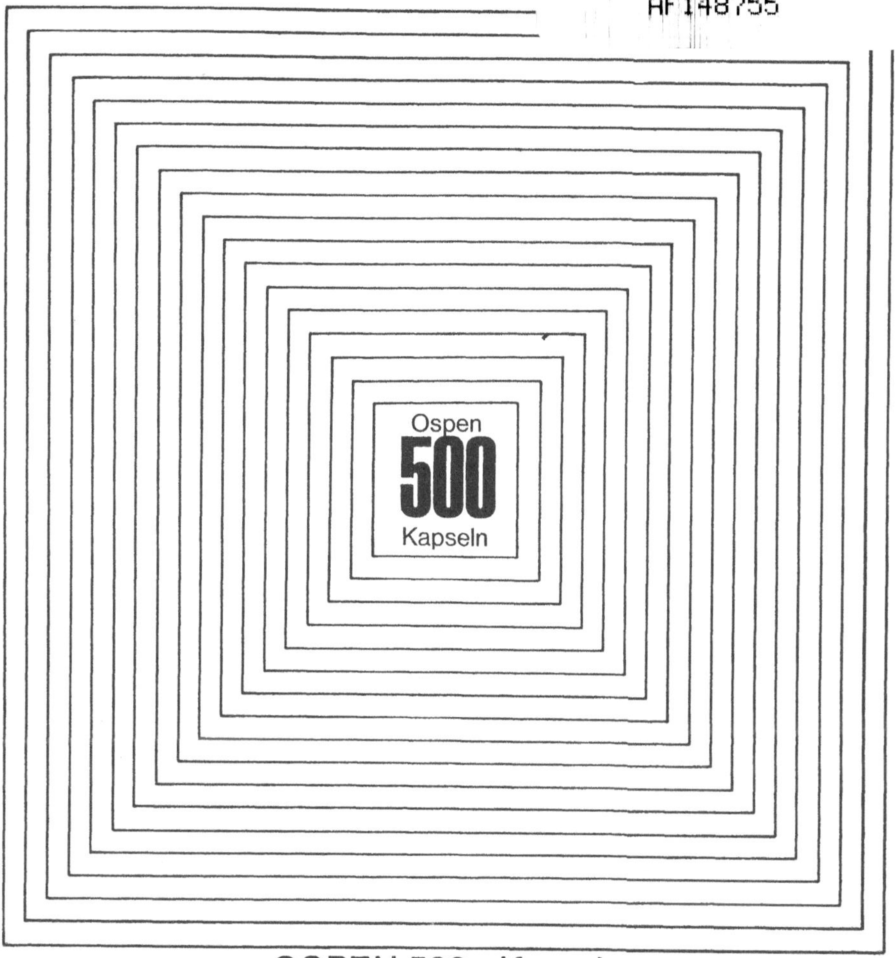

OSPEN 500 - Kapseln
Das Oral-Penicillin mit verstärkter Wirksamkeit
•
1 Kapsel = 500.000 IE (300mg) Penicillin V
•
Hohe Penicillindosen
Hohe Penicillinkonzentrationen
im Infektionsherd
Hohe therapeutische Sicherheit

 BIOCHEMIE GESELLSCHAFT M.B.H., NEULERCHENFELDER STRASSE 12, 1160 WIEN 16

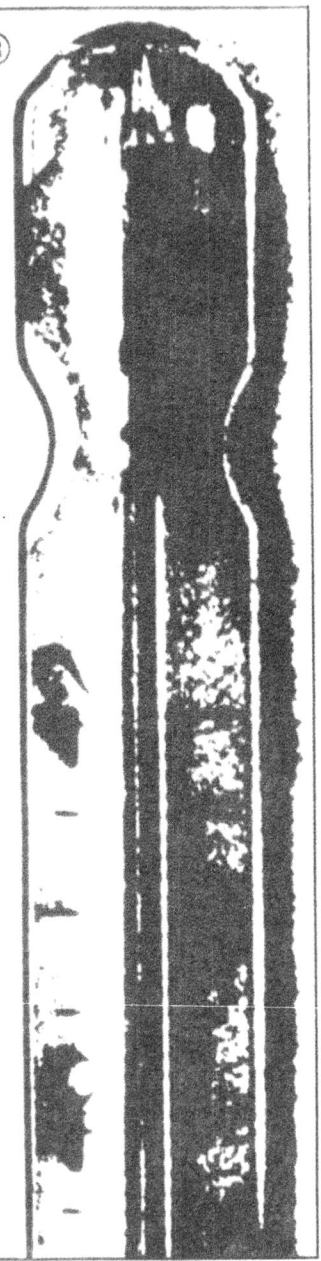

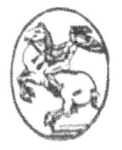 SPRINGER-VERLAG WIEN · NEW YORK

Soeben erschien:

Röntgenpathologie der Lungentuberkulose

Von

Prof. Dr. E. Zdansky, Basel

Unter Mitarbeit von

Dr. E. Endrei
Institut für Röntgendiagnostik und Strahlentherapie der
Universität Basel

Mit 83 Abbildungen (199 Einzeldarstellungen). VI, 248 Seiten.
8°. 1968.
Ganzleinen öS 498,—, DM 79,—, US $ 19.75

Trotz des bis heute erzielten Rückgangs der Lungentuberkulose ist sie
noch keineswegs ausgemerzt; denn wenn sie auch unter hygienisch
und ökonomisch günstigen Verhältnissen und durch die großen Fortschritte der Chemotherapie den Charakter einer Volksseuche eingebüßt
hat, ist sie doch mehr oder weniger latent endemisch geblieben. Unter
den Maßnahmen, die an der Eindämmung der Lungentuberkulose beteiligt sind, nimmt die Röntgendiagnostik im Rahmen der Reihen-
untersuchungen, als Ergebnis der subtilen Untersuchung des Einzelfalles und als Beobachtung der Therapieerfolge eine hervorragende
Stellung ein.
Es ist das Anliegen dieses Buches, den Leser in umfassender Form und
anhand eines repräsentativen Bildmaterials mit der Röntgendiagnostik
der Lungentuberkulose vertraut zu machen. Die mit ausführlichen
Legenden versehenen Abbildungen sind so ausgewählt, daß sie die verschiedenen Formen und Verläufe der Krankheit veranschaulichen und
Einzelheiten zeigen, die für die Beurteilung der Prozesse von Bedeutung
sind.
Zusammen mit den klinischen Erhebungen ergibt der Röntgenbefund,
wenn er sich auch nicht immer in ein festes Schema einfügen läßt, uner-
setzlich Aufschlüsse über das therapeutische Vorgehen und die Prognose.

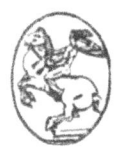

SPRINGER-VERLAG WIEN · NEW YORK

Neurologische Untersuchung und Diagnostik im Kindesalter

Von

Prof. Dr. D. Müller

Leiter der Kinderneurologischen und Neuroradiologischen
Abteilung der Universitätsnervenklinik der Charité, Berlin

Mit 61 Abbildungen (142 Einzelbildern). XIII, 298 Seiten.
Gr.-8°. 1968.

Ganzleinen öS 504,—, DM 80,—, US $ 20.00

Wissenschaftliche Bereiche, die zwischen den großen medizinischen
Disziplinen liegen, sind gerade deshalb in Gefahr, einseitig behandelt zu
werden, weil die Autoren meist nur eine Komponente des Zwischen-
bereichs vollkommen beherrschen und danach die Schwerpunkte ihrer
Darstellung setzen. In Professor D. Müller liegt jedoch der glückliche Fall
vor, daß er als Neurologe und als Pädiater, auf einer zweifachen Ausbildung und Erfahrung fußend, sprechen kann. Die Neurophysiologie
gibt die Grundlage der Darstellung. In unmittelbarem Zusammenhang
mit ihr behandelt Müller die klinische Neurologie, für die ihm das große
Erfahrungsgut einer Klinik, die Kinder vom Säuglingsalter an auf-
nimmt, zur Verfügung steht. Auf die rasche Entwicklung im ersten
Lebensjahr nimmt der Autor dadurch Rücksicht, daß er die Fortschritte
von Monat zu Monat des Wachstums verfolgt. Die einzelnen Unter-
suchungsgänge werden beschrieben, neben einem allgemeinen Teil der
Methodik werden spezielle Detailuntersuchungen angeführt. Besonders
beachtet und mit eingehenden eigenen Untersuchungen belegt wird die
Geburtsschädigung. Das Buch wird ohne Zweifel zu einer verbesserten
Untersuchung des nervenkranken Kindes beitragen und dem Neurologen wie dem Pädiater (auf den die Literaturhinweise besondere Rücksicht nehmen), dem Theoretiker wie dem Praktiker helfen.

Einundzwanzigste Österreichische Ärztetagung Wien

Van-Swieten-Kongreß

23. Oktober bis 28. Oktober 1967

Tagungsbericht

Herausgegeben für die
Van-Swieten-Gesellschaft
von
Prof. Dr. G. Harrer
Salzburg

Mit 66 Textabbildungen

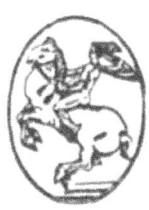

Springer-Verlag Wien GmbH 1968

ISBN 978-3-7091-4624-8   ISBN 978-3-7091-4775-7 (eBook)

DOI 10.1007/978-3-7091-4775-7

Manzsche Buchdruckerei, Wien IX

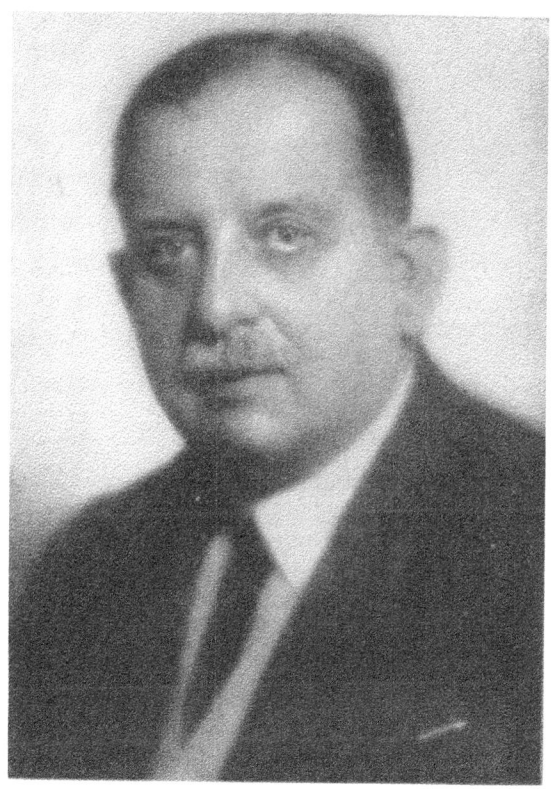

Egon Ranzi

Vorwort

Der jäh ansteigende Wissenszuwachs in der Medizin hat ein in gleichem Maße wachsendes Informationsbedürfnis der Ärzte zur Folge. Um diesem Rechnung zu tragen, werden neben dem Einsatz aller modernen Kommunikationsmittel überall in der Welt Kongresse und wissenschaftliche Veranstaltungen verschiedener Art abgehalten. Im Interesse einer sinnvollen Koordinierung ist es notwendig, die Zielsetzung der einzelnen Tagungen zu variieren und den jeweiligen Gegebenheiten anzupassen.

Die Van-Swieten-Tagung und der Österreichische Ärztekongreß, die von der Van-Swieten-Gesellschaft und der Österreichischen Ärztekammer gemeinsam alljährlich veranstaltet werden, haben sich zum Ziel gesetzt, durch die Vermittlung der neuesten medizinischen Erkenntnisse und der sich daraus ergebenden therapeutischen Konsequenzen sowohl den wissenschaftlich und klinisch als auch den in der Allgemein- oder Fachpraxis tätigen Arzt in gleicher Weise anzusprechen.

Die 21. Van-Swieten-Tagung 1967, die unter der wissenschaftlichen Leitung des Präsidenten der Van-Swieten-Gesellschaft, Prof. Dr. P. H u b e r , Innsbruck, stand, hat dieser Zielsetzung in vollem Umfang Rechnung getragen.

Sie befaßte sich mit drei Hauptthemata:

I. Prophylaxe und Therapie des Gallensteinleidens.

II. Fertilität und Sterilität bei Mann und Frau.

III. Verhütung und Bekämpfung des Kropfleidens.

Es erübrigt sich, die Aktualität und die Dringlichkeit der Behandlung dieser Gebiete und damit die Richtigkeit der von Prof. Dr. P. H u b e r getroffenen Auswahl hervorzuheben. Der Leser des vorliegenden Bandes wird sehr bald den roten Faden erkennen, der dieses Buch durchzieht, nämlich das ehrliche und

vom Herzen kommende Anliegen Prof. H u b e r s, den
Nöten der praktizierenden Ärzte und der Patienten
ebenso zu dienen wie dem Fortschritt der Wissen-
schaft.

Die Vortragenden haben diesen Auftrag ver-
standen. Möge der vorliegende Band allen Vortragenden und Kongreßteilnehmern die Erinnerung an diese
Tagung wachrufen und jenen, die an der Teilnahme
verhindert waren, möglichst viel von dem vermitteln,
was uns diese Veranstaltung an Wertvollem gebracht hat.

Dem Springer-Verlag in Wien sei auch diesmal
für seine Bemühungen und sein Entgegenkommen der
Dank ausgesprochen.

G. Harrer, Salzburg

Inhaltsverzeichnis

Tagungsbericht

23. Oktober 1967

Festvortrag

I. Hauptthema

Prophylaxe und Therapie des Gallensteinleidens

24. Oktober 1967

II. Hauptthema

Fertilität und Sterilität bei Mann und Frau

Husslein, H., Wien: Die artifizielle Insemination. (Manuskript nicht eingereicht.)
Döring, G. K., München: Probleme der Geburtenregelung.
Dapunt, O., Innsbruck: Die chirurgische Provokation des Eisprunges. (Manuskript nicht eingereicht.)
Wolf, H. G., Wien: Pränatale und neonatale Schädigungen durch Arzneimittel.
Nowakowski, H., Hamburg: Testikuläre Störungen. (Manuskript nicht eingereicht.)
Marberger, H., Innsbruck: Klinik, Pathologie und Therapie der extratestikulären Fertilitätsstörungen.
Frick, J., Innsbruck: Wärme- und Zirkulationsstörungen, Kryptorchismus.
Molnar, J., Budapest: Morphologie der Samenzellen.
Harrer, G., und W. Laubichler, Salzburg: Spermatographische Untersuchungen bei entzündlichen Erkrankungen des Zentralnervensystems.
Gasser, G., Wien: Andrologische Untersuchungen in der Klinik. (Manuskript nicht eingereicht.)
Jentsch, W., Salzburg: Andrologische Untersuchungen in der Praxis.
Bandhauer, K., Innsbruck: Immunbiologisch bedingte Fertilitätsstörungen des Mannes.

25. Oktober 1967

III. Hauptthema

Verhütung und Bekämpfung des Kropfleidens

Walthard, B., Bern: Veränderungen der Schilddrüse durch Jodprophylaxe.
Oberdisse, K., Düsseldorf: Pathogenese, Prophylaxe und Therapie der euthyroten Struma.
Berger, H., Innsbruck: Pädiatrisches Referat.
Fuchsig, P., Wien: Struma. Chirurgisches Referat.
Riccabona, G., Innsbruck: Isotopendiagnostik und Isotopentherapie von Schilddrüsenerkrankungen.
Steiner, H., Salzburg: Die Rezidivstruma.
Keminger, K., Wien: Die maligne Struma.
Schlorhaufer, W., Innsbruck: Schilddrüsenstörungen bei hörgestörten Kindern.

Freie Vorträge

Heinzler, F., Düsseldorf: Möglichkeiten und Grenzen der Strahlenbehandlung maligner Neubildungen.
Klemm, D., K. Musshoff, W. Gebhardt und G. Hoffmann, Freiburg i. Br.: Quantitative Veränderungen der Plasmaproteinfraktionen bei Patienten mit Lymphogranulomatose während Radiokobaltbestrahlung.

Ansprache des Präsidenten

Hohe Festversammlung!

Vor einem Jahr hat von dieser Stelle aus der damalige Präsident, Prof. Dr. E. D e u t s c h, in eindringlichen Worten über die Notwendigkeit der ständigen systematischen Fortbildung während der ganzen Dauer unseres aktiven Wirkens gesprochen und auf die organisatorischen Möglichkeiten hingewiesen, die der Erreichung dieses Zieles dienen können. An dieses Thema möchte ich heute anknüpfen und einige Gedanken zur Reform des Medizinstudiums entwickeln. Sind doch Fortbildung und Ausbildung vor der Promotion eine untrennbare Einheit, und ist doch die erstere ohne ein tragfähiges Fundament, das durch das Studium gelegt wurde, undenkbar. Es wäre sicher nicht richtig, wollte der Ärztestand die künftige Gestaltung der Studienordnung ausschließlich den Fakultäten überlassen; denn das Niveau und das Ansehen unseres Berufes sollte jedem von Ihnen eine Herzensangelegenheit sein. Daher sollten Sie sich, wenn von der bevorstehenden Studienreform die Rede ist, selbst Ihrer Studienzeit erinnern und sich dabei Rechenschaft darüber geben, was bei der damals wie heute noch geltenden Form des Lehrens und Lernens sich bewährt hat, was Sie rückschauend als wertlose Gedächtnisbelastung empfinden und auf welchen Sektoren Ihres Wirkens Sie Ausbildungslücken entdeckt haben, die in künftigen Studienplänen ausgefüllt werden sollten. Daher ist wohl kaum ein Forum so sehr berufen, mitzusprechen und Anregungen zu geben, wie die repräsentative Gesellschaft der österreichischen Ärzte aller Fachrichtungen, besonders auf jener Tagung, die sie gemeinsam mit der Österreichischen Ärztekammer veranstaltet. Ich möchte jedoch keinen Zweifel darüber lassen, daß es sich in den folgenden Ausführungen um meine persönlichen Anschauungen handelt und daß 'iese weder als authen-

tische Auffassung der Van-Swieten-Gesellschaft noch
als die der Innsbrucker Fakultät interpretiert werden
dürfen.

Wie schwierig es ist, den rechten Weg zu finden,
ersieht man schon daraus, daß unserer jetzigen Studienordnung einerseits vorgeworfen wird, die p r a k -
t i s c h e Ausbildung komme zu kurz, andererseits
wieder, es werde auf ein solid fundiertes Wissen in
den t h e o r e t i s c h e n Grundlagenfächern zu wenig
Wert gelegt. Man weiß einerseits, daß der Wissensstoff
von Jahr zu Jahr zunimmt, und möchte doch andererseits den Studienabschluß für die jungen Mediziner
nicht zu weit hinausschieben, besonders nachdem
diese dank neuntem Mittelschuljahr und Militärdienst-
pflicht ohnedies später ihr Hochschulstudium beginnen können. Man möchte auch — nach meiner Überzeugung mit vollem Recht — auf alle Fälle vermeiden,
daß die soziale Stellung der Jungärzte dadurch herab-
gemindert wird, daß man ihnen etwa das Doktordiplom erst nach der Absolvierung der Turnusaus-
bildung aushändigt. Angesichts dieser Tatsachen, die
wir als Realität hinnehmen müssen, gleichgültig, ob
wir ihnen in allem zustimmen oder nicht, müssen wir
unser Bestreben vor allem darauf konzentrieren, das
Studium innerhalb der bisher üblichen Dauer möglichst zu intensivieren.

Das können wir einmal dadurch, daß wir gerade
auf naturwissenschaftlichem Gebiet bei den Absolven-
ten der Mittelschulen mehr Vorkenntnisse voraussetzen dürfen als früher, zweitens dadurch, daß wir
den Unterricht von manchem überholten Ballast ent-
rümpeln, und drittens dadurch, daß wir wenigstens
im klinischen Studienabschnitt einen Teil der vorlesungsfreien Zeit zum praktischen Unterricht heranziehen.

Zum ersten Vorschlag ist nicht viel zu sagen:
Man braucht nur einen Blick in ein Physik- oder
Biologielehrbuch einer Mittelschule zu werfen, dann
zweifelt man nicht mehr daran, daß man auf manchen
Teilgebieten dieser Fächer auf der Universität nicht
mehr ab ovo beginnen muß. Die Frage der Entrümpe-
lung unseres Unterrichtes von vermeidbarem Ballast
ist schon schwerer zu lösen. Es ist nun einmal so, daß
jeder echte akademische Lehrer von der Bedeutung
seines Faches durchdrungen ist und auch sein soll
und daß es ihm daher schwer fällt, Dinge unaus-
gesprochen zu lassen, die ihn zutiefst bewegen. Und
doch m ü s s e n wir uns dazu durchringen, etwa Metho-

den, die nur mehr historische Bedeutung besitzen,
oder operationstechnische Details und anderes aus
unseren Vorlesungen und aus der Liste unserer Prü-
fungsfragen zu streichen, damit für Wichtigeres
Raum geschaffen wird. Natürlich ist es mit dieser
negativen Auslese allein nicht getan. Sie muß ergänzt
werden durch die Anwendung einprägsamer Lehr-
behelfe, die uns die moderne Technik in immer reiche-
rem Maße zur Verfügung stellt. Mit dieser Feststellung soll aber nicht die Bedeutung des gesprochenen
Wortes herabgewürdigt werden. Wer etwa Vorlesungen von S i e g l b a u e r, H a b e r e r, C h v o s t e k,
Heinrich N e u m a n n oder anderen gehört hat, der
bleibt zeit seines Lebens davon überzeugt, daß die
klinische Hauptvorlesung mit ihrer persönlichen Note
durch nichts Gleichwertiges ersetzt werden kann,
daher keinesfalls abgeschafft werden darf.

Mit meiner Forderung, daß wenigstens im klinischen Studienabschnitt ein Teil der vorlesungsfreien
Zeit zum praktischen Unterricht an Universitätsklini-
ken und in anderen, dazu geeigneten Krankenhäusern
herangezogen werden m u ß, steche ich vielleicht in
ein Wespennest. Ich wüßte aber nicht, wie man es
anders machen soll. Das Studium soll nicht verlängert
werden, der Wissensstoff wächst dabei aber rapid an
und mit ihm die hohe Verantwortung, die uns unser
Beruf auferlegt. Es gibt aber noch andere Gründe,
die für eine Verkürzung der reich bemessenen Ferien
sprechen: Vor allem ist es das Studienbeihilfengesetz,
das dem begabten und lernwilligen Hörer aus öffentlichen Mitteln einen Geldbetrag sichert, der auch
Nichtbegüterten das Studium ermöglicht und damit
das Werkstudententum überflüssig macht. Dieser
Grundgedanke ist absolut zu bejahen. Es ist aber un-
logisch und entspricht sicher nicht der ursprünglichen
Intention des Gesetzgebers, wenn das Stipendium
während mindestens dreier vorlesungsfreier Monate
ausgezahlt wird, ohne daß man vom Stipendien-
empfänger für diese Zeit irgendeine Gegenleistung
verlangt. Glauben Sie nicht etwa, daß ich zu denen
gehöre, die die moderne Jugend für oberflächlich,
leichtsinnig oder gar schlecht halten. Ich habe mich
viel zu oft vom Gegenteil überzeugen können. Man
soll aber niemanden Versuchungen aussetzen, die
seine Kräfte übersteigen. Das tut man aber unweigerlich, wenn man junge Leute in ihrer Sturm- und
Drangperiode gleichzeitig mit einem Übermaß an
Freizeit und mit Geldmitteln ausstattet. Damit igno-

riert man zu viele gesicherte Erfahrungen und ernste Mahnungen der Psychologen und Pädagogen.

Noch eine zweite Bestimmung unserer Studienordnung ist geeignet, die Medizinstudenten zu einer allzu weitherzigen Auslegung des Wortes „Lernfreiheit" zu verleiten: nämlich die Tatsache, daß während des ganzen klinischen Studienabschnittes keine Kontrollmaßnahmen über die sinngemäße Anwendung der inskribierten Semester eingebaut sind. Selbst die von den Stipendienempfängern geforderten sogenannten Fleißkolloquien kann man doch nur als eine Formalität bezeichnen. Daher sind sich wohl alle, auch die Vertreter der Hochschülerschaft, darüber einig, daß dies geändert werden muß. Dabei möchte ich aber doch dafür plädieren, daß man in den beiden ersten klinischen Semestern die Zügel etwas lockerer läßt. Die vielfachen Möglichkeiten, die heute Studenten geboten werden, mit Auslandsstipendien das Blickfeld zu erweitern und Kontakte für das ganze Leben anzuknüpfen, könnten nicht voll ausgenützt werden, wenn das Lehr- und Prüfungsprogramm jedes Semesters nach einem zu straffen System eingehalten werden müßte.

Auch glaube ich, man sollte die Möglichkeit beibehalten, daß der Student jede Teilprüfung innerhalb nicht zu kleinlich bemessener und im wesentlichen von ihm frei gewählter Fristen einzeln ablegen darf. Wenn auch nicht zu leugnen ist, daß dieses unser jetziges System für den Prüfenden eine harte Zeit- und Nervenbelastung darstellt, sollte man es doch nicht durch schriftliche Massenprüfungen an wenigen, autoritativ festgesetzten Terminen ersetzen*.

Von großer Bedeutung scheint mir, daß unsere Studienordnung von zwei derzeit noch bestehenden krassen Unwahrheiten befreit wird. Die eine davon ist die Anerkennung des fünften Semesters als erstes klinisches Semester, also jenes Semesters, das de facto fast immer zur Gänze für die Vorbereitungen auf die entscheidenden vorklinischen Prüfungen und auf deren Ablegung aufgebraucht wird; die zweite ist die Formulierung des Doktordiploms. Daß die ersterwähnte Bestimmung beseitigt werden muß, weil niemand zugleich zwei Herren dienen kann, liegt auf

---

* Dieser Absatz stand primär im Manuskript, wurde aber wegen der bei der Eröffnungssitzung knapp bemessenen Zeit in der Begrüßungsansprache selbst weggelassen.

der Hand. Schwieriger liegen die Dinge bei der Textierung des Promotionsdiploms. Dieses bescheinigt dem Neodoktor in feierlicher Form das Recht zur Ausübung des ärztlichen Berufes in allen seinen Sparten. Sie wissen, daß das Ärztegesetz dieses Recht bis zur Erlangung der Qualifikation als praktischer Arzt oder als Facharzt auf die Tätigkeit in Krankenhäusern einschränkt. Sie kennen auch die Gründe, die diese Einschränkung nicht nur rechtfertigen, sondern zwingend notwendig machen. Der Ausländer aber, der mit seinem österreichischen Doktordiplom, auf dem nichts von dieser Einschränkung vermerkt ist, in seine Heimat zurückkehrt, vermittelt dort ein falsches Bild von dem, was Österreich von einem Arzt verlangt, der das volle jus practicandi besitzt. Das schadet begreiflicher-, aber überflüssigerweise unserem Ansehen im Ausland. Ich habe viel Sinn für das Festhalten an einem durch Tradition geheiligten Zeremoniell. Das Festhalten wird aber zum Unrecht, wenn es eine Unwahrheit mit der Unterschrift der höchsten akademischen Würdenträger und dem Siegel der Universität bescheinigt. Es wäre traurig, wenn Juristen und Sprachwissenschafter nicht gemeinsam eine Formulierung finden könnten, die die Rechte des Neodoktors wahrheitsgemäß umschreibt, ohne dem Promotionsakt etwas von seiner Feierlichkeit zu nehmen.

Univ.-Prof. Dr. P. Huber, Innsbruck

Aus der Medizinischen Universitätsklinik Innsbruck
(Vorstand: Prof. Dr. H. Braunsteiner)

Prophylaxe und Therapie des Gallensteinleidens

Von **H. Braunsteiner** und **S. Platzer**

Mit 5 Abbildungen

Die derzeitige Zunahme der Gallenblasenerkrankungen, im besonderen der Cholelithiasis, steht nach allen einschlägigen Statistiken außer Diskussion. Dies erklärt sich einerseits aus dem zunehmenden Durchschnittsalter der Bevölkerung, anderseits besteht aber kein Zweifel, daß die Inzidenz als solche, für jede Altersstufe genommen, höher geworden ist. Die Cholelithiasis und ihre Begleiterscheinungen ist heute eine der Hauptkrankheiten an einer inneren Klinik; differentialdiagnostisch wird sie allerdings vielfach zu selten in Erwägung gezogen. Es ist erstaunlich, daß sich verhältnismäßig wenige wissenschaftliche Untersuchungen mit der Entstehung der Gallensteinerkrankung beschäftigen. Dies dürfte einerseits an den schwierig zu reproduzierenden experimentellen Untersuchungsbedingungen liegen, sich anderseits aber auch aus der Stellung der Gallensteinkrankheit zwischen der Inneren Medizin und der Chirurgie ergeben.

Vor Erörterung der Prophylaxe der Gallensteinerkrankung muß zunächst die Pathogenese der Erkrankung besprochen werden. Der menschliche Organismus produziert pro Tag durchschnittlich etwa 800 ccm Lebergalle, wobei die Gesamtmenge in weiten

Grenzen, je nach der Nahrungsaufnahme, wechselt.
Wesentlich ist dabei, daß die Blasengalle 10- bis 30mal
konzentrierter als die Lebergalle ist und daß es dadurch zu einem beträchtlichen Anstieg verschiedener
gelöster Substanzen in der Galle kommt. Die Zusam-
mensetzung der normalen Lebergalle und ein Vergleich zwischen Leber- und Blasengalle ist auf Abb. 1
zu ersehen.

	Lebergalle	Blasengalle
Wasser	97—98%	84%
Gallensäuren total	1·24—1·72%	2·3—7·7%
Gallensäuren gepaart	0·96—1·2%	1·8—6·2%
Gallensäuren frei	0·28—0·52%	20%
Cholsäure	0·39—0·63%	1·2—3·3%
Desoxycholsäure	0·85—0·88%	1·1—4·3%
Cholesterin	86—176 mg%	100—900 mg%

Abb. 1

Die Gallensäuren, die normalerweise gefunden
werden, sind Glykochol- und Taurocholsäure. Sie
werden durch Konjugierung der Aminosäuren Glycin
und Taurin mit der Cholsäure und Desoxycholsäure
gebildet. Dieser Prozeß spielt sich in der Leber ab.
Die Gallensäuren stehen chemisch dem Cholesterin
nahe und alle Isotopenstudien deuten darauf hin, daß
der Großteil, wenn nicht die Gesamtheit der Gallensäuren, aus Cholesterin gebildet wird. Nach ihrer
Sekretion in den Darm wird ein großer Teil der
Gallensäure, ebenso wie das Cholesterin, wieder ab-
sorbiert und kommt über den Portalkreislauf in die
Leber zurück. Nur ein kleiner Teil wird im Stuhl
ausgeschieden. Dieser weitgehend geschlossene, en-
terohepatische Kreislauf des Cholesterins und der
Gallensäuren ist metabolisch von großer Bedeutung
und erschwert das Studium der Stoffwechselvorgänge.
Das Cholesterin ist in der Galle nur als freies
Cholesterin vorhanden. Die Konzentration des Cholesterins im Blut und die Konzentration in der Lebergalle gehen dabei zumeist nicht parallel. So findet man
beispielsweise beim nephrotischen Syndrom und beim
Diabetes mellitus, die mit Hypercholesterinämie einhergehen, eher niedrige Werte, während man umgekehrt bei der Perniciosa hohe Werte findet. Eine enge
Relation scheint anderseits in den letzten Monaten der
Schwangerschaft zu bestehen, wo sowohl Blutchole-
sterin als auch Gallencholesterin erhöht sind.

Das wesentliche Problem der Steinbildung liegt
in der eingedickten Blasengalle und betrifft die Lös-
lichkeit des freien Cholesterins in den Gallensalzen
und Phospholipiden sowie die Anwesenheit von Schutz-
kolloiden, welche die Ausfällung von Cholesterin
verhindern. Cholesterin ist relativ unlöslich in Wasser, trotzdem findet es sich in der normalen Blasengalle in sehr hoher Konzentration, bis zu etwa
800 mg%, in Lösung. Cholesterin löst sich in der
Gallenflüssigkeit durch die Fähigkeit der Gallensäuren, mit Lecithin gemischte Mizellen zu bilden,
die das Cholesterin in Lösung halten. Die charakteristische physikalische Eigenschaft derartiger Deter-
gentien, wie der Mischung aus Gallensäure und Lecithin, ist die Bestimmung jener Konzentration, bei der
noch Mizellen geformt werden können, die das Cholesterin in Lösung halten. Durch Oberflächenspan-
nungsmessungen und Ultrazentrifugenuntersuchungen
konnte gezeigt werden, daß die Mizellen von Gallensalzen und Lecithin in der menschlichen Galle normalerweise zu 75 bis 90% mit Cholesterin saturiert
sind. Eine Ausfällung von Cholesterin ist also zu erwarten, wenn die relative Konzentration der Gallensalze und des Lecithins signifikant erniedrigt werden.
Es zeigt sich nun, daß bei der Cholelithiasis tatsächlich in vielen Fällen die Konzentration der Gallensalze und der Phospholipide reduziert ist. Die Ursache
dafür ist wahrscheinlich nicht einheitlich, sie mag
beispielsweise in einer selektiven Absorption der
Gallensalze durch eine geschädigte Gallenblasen-
mukosa liegen. Auch Entzündungen mit vermehrter
Eiweißexsudation können zu einer Störung des Lö-
sungsgleichgewichtes führen. Eine wirksame Prophylaxe müßte eigentlich darin bestehen, den Cholesterinspiegel in der Gallenblasengalle relativ niedrig
und den von Galensalzen und Lecithin möglichst hoch
zu halten, ein Problem, das bisher experimentell kaum
bearbeitet werden konnte.

Nun zur klinischen Problematik der Erkrankung.
Die Häufigkeit der Cholelithiasis beim Erwachsenen
zwischen 40. und 50. Lebensjahr beträgt derzeit etwa
15%. Sie betrug um die Jahrhundertwende etwa 5%.
Auf das Geschlechtsverhältnis aufgeschlüsselt zeigen
erwachsene Frauen eine Häufigkeit von 20% und
Männer von etwas über 10%. Dabei ist die Inzidenz
nach Geburten bei der Frau wesentlich höher und
steigt nach mereren Geburten bis auf das 3fache an.

Eine Nulipara hat etwa die gleiche Steininzi-
denz wie ein Mann. Bei 60jährigen Erwachsenen steigt

4

dann die Gesamtinzidenz auf etwa 25%, bei den 70jährigen auf etwa 30% an.

In der Ätiologie dürften 3 hauptsächliche Faktoren zu berücksichtigen sein: Stoffwechselstörung, Entzündung und Stauung. Bezüglich der Stoffwechselstörung beschränken wir uns hier auf den Cholesterinstein und lassen seltene Ursachen, wie etwa die hämolytische Anämie, die zum Bilirubinstein führt, beiseite. Eine erhöhte Neigung zu Steinbildung findet sich bei Gravidität, bei Adipositas und bei Diabetes

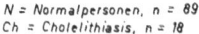

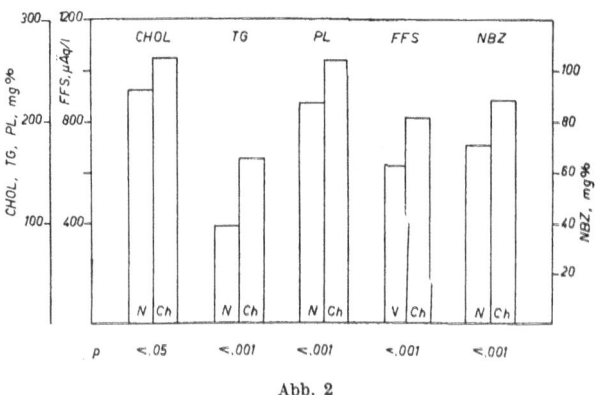

Abb. 2

mellitus. Es wurde schon erwähnt, daß mehrfach gravide Frauen eine 3fach höhere Inzidenz an Gallensteinen haben. Bei der Adipositas findet man, wenn das Sollgewicht 15% überschreitet, 35% Gallensteine gegenüber 15%, bezogen auf die Durchschnittsbevölkerung, und beim Diabetes ist mit einer 3- bis 4mal so hohen Gallensteininzidenz zu rechnen. 8% der Gallensteinträger haben Diabetes, 50% der diabetischen Frauen mit über 50 Jahren haben einen Gallenstein. Das sind eindrucksvolle Zahlen.

Wir haben versucht, dieser Disposition etwas näher zu kommen und den Typ, der zur Gallensteinbildung prädestiniert ist, durch Laboratoriumsbefunde besser zu definieren, indem wir Blutfettwerte und Nüchternglukosespiegel bei einer Gruppe von Gallensteinträgern und einer gleichgehalten undgleichschweren Gruppe von Gallenblasengesunden bestimmt haben[2]. Sie sehen das Ergebnis auf der Abb. 2

Sie ersehen daraus, daß die Gallensteinträger einen signifikant erhöhten Cholesterinspiegel, sehr stark signifikant erhöhte Triglyceridwerte, grenzwertig signifikant erhöhte freie Fettsäurewerte und deutlich signifikant erhöhte Phospholipidwerte im Blut aufweisen, der Nüchternblutzucker ist im Durchschnitt erhöht. Bei vielen Gallensteinträgern wird weiterhin ein pathologischer Tolbutamidtest gefunden. Diese Patienten weisen somit eine latent diabetische Stoffwechsellage auf. Der Begriff der latent diabetischen Stoffwechsellage wird heute viel verwendet, wobei wir nicht genau wissen, ob diese Veränderungen primär durch die diabetische Stoffwechsellage bedingt sind oder ob sich auf Grund der geschilderten Veränderungen leichter ein Diabetes mellitus entwickelt. Weiters konnte nachgewiesen werden, daß sich bei Leberbiopsie von Gallensteinträgern in einem sehr hohen Prozentsatz, etwa 35%, eine ausgeprägte Fettleber nachweisen läßt, wie sie gleichfalls oft im Rahmen des latent diabetischen Syndroms gefunden wird. Diese Befunde unterstreichen den zunächst metabolischen Ursprung der Gallensteinerkrankung, auf den sich dann, schubweise mit jeder Entzündung, Veränderungen des kolloidosmotischen Gleichgewichts der Gallenflüssigkeit und damit ein weiteres Wachstum des Steines aufpfropfen.

Aus dieser klinischen Konstellation ergibt sich die praktische Prophylaxe der Gallensteinerkrankung. Es kann heute kaum ein Zweifel bestehen, daß die Häufigkeit des latent diabetischen Syndroms auf die Überernährung der europäischen Bevölkerung zurückzuführen ist und daß eine Abnahme der Inzidenz dieses Syndroms und damit auch der Bildung von Gallensteinen nur durch kalorische Einschränkung zu erzielen ist. Nur in einer frühzeitigen kalorischen Einschränkung kann zur Zeit eine wirksame Prophylaxe gegenüber der Gallensteinbildung gesehen werden. Andere medikamentöse Maßnahmen stehen nicht zur Verfügung.

Ehe ich auf das Therapieproblem eingehe, muß kurz über Langzeituntersuchungen bezüglich des Schicksals von Gallensteinträgern berichtet werden. Wesentliche Untersuchungen hierüber stammen von Hess[6], weshalb hier eine Abbildung aus seiner bekannten Monographie gezeigt wird (Abb. 3), die das Schicksal von Patienten mit „stummen" Gallensteinen wiedergibt. Sie sehen daraus, daß von 112 annähernd beschwerdefreien Gallensteinträgern im Verlaufe der nächsten 10 Jahre 56 Beschwerden bekamen,

28 operiert werden mußten und insgesamt fast ein
Achtel der Patienten am erhöhten Risiko der Spät-
operation bzw. der Operation im höheren Alter ver-
starb. Die Operationsmortalität bei jüngeren Patienten im beschwerdefreien Intervall liegt jedoch unter
$1^0/_0$[1, 5, 6, 7, 9]. Diese Zahlen müssen vor Besprechung
jeder Therapie, sei es interner, sei es chirurgischer
Therapie, angeführt werden, weil sich die Therapie
nach ihnen auszurichten hat.

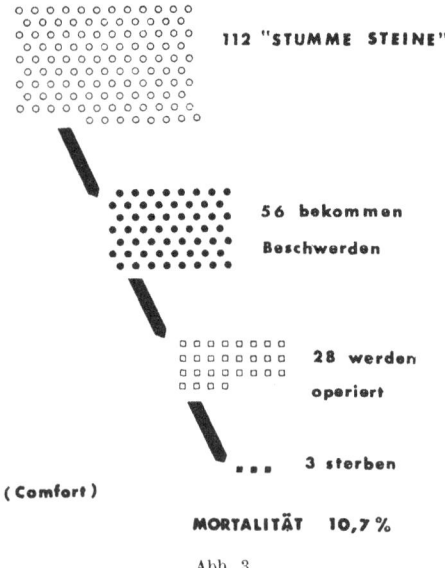

112 "STUMME STEINE"

56 bekommen

Beschwerden

28 werden

operiert

(Comfort)

3 sterben

MORTALITÄT   10,7 %

Abb. 3

Die unmittelbare Therapie der Gallensteinerkrankung kann in einer internen Behandlung und in
einer chirurgischen Behandlung bestehen. Bei der
internen Behandlung müssen wir uns vor Augen halten, daß sie — kausal gesehen — derzeit weitgehend
unwirksam ist. Wir können mit der internen Behandlung, von sehr seltenen Fällen echter Steinabtreibung,
die noch dazu mit großem Risiko verbunden sind, abgesehen, im wesentlichen nur Folgezustände der
Steinerkrankung beeinflussen.

Das zweite wesentliche Behandlungsgebiet des
Internisten ist die Schmerzbekämpfung. Wir können
sie nur als Vorbereitung für die chirurgische Intervention oder, unter besonderen Umständen, als therapeutischen Versuch auffassen.

Das Hauptindikationsgebiet der internen Therapie liegt in der Behandlung der begleitenden Cholezystitis. Als Erreger werden in erster Linie Coli-
bazillen, Enterokokken, Streptokokken, Staphylo-
kokken und schließlich Proteus und Pyozyaneus
gefunden.

Häufigkeit der Erreger bei Gallenwegsinfektionen	Vermutbare beste Wirksamkeit
Bact. coli oder coliforme	54% Tetracycline, Sulfonamide
Keime (Aerobacter und coli inter-medium)	Chloramphenicol
Bact. coli und Enterokokken	18% Tetracycline und Oleandromycin, Sulfonamide und Oleandromycin
Bact. coli und Staphylokokken	10% Tetracycline und Oleandromycin
Klebsiella pneumonia	6% Sulfonamide und Chloramphenicol, Sulfonamide und Tetracycline
Pseudomonas pyocyanea zirka Bact. vulgare (Proteus)	6% Sulfonamide, Chloramphenicol, eventuell Novobiocin, Polymyxin, Colistin

Abb. 4. Nach G. Gerner

Die Häufigkeit des bakteriellen Befundes und
die vermutlich bestwirksamen Antibiotika sind aus
Abb. 4 zu ersehen. Es ist bemerkenswert, daß dabei
aus der Wand der Gallenblase häufiger Keime zu
züchten sind als aus der Gallenblase selbst (Abb. 5).
Ein wirksames Antibiotikum soll deshalb die folgenden Forderungen erfüllen:

1. Sein Wirkungsbereich soll sich auf Gram-
positive und Gram-negative Keime erstrecken.

2. Es soll eine therapeutisch wirksame Konzentration in der Galle und auch in der Wand der
Gallenwege erreichen.

Diese Erforderungen erfüllen in erster Linie
Tetrazykline, Oleandomycin sowie scheinbar auch die
halbsynthetischen Penicilline wie Ampicillin. Bei

8

schwerer Leberschädigung kann allerdings die Konzentration in den Gallenwegen beträchtlich abnehmen. Unter gewissen Bedingungen kann schließlich Penicillin in hohen Dosen als intravenöse Infusion verabreicht werden.

Bei der großen Gallenkolik sind Opiate zunächst nach Möglichkeit zu vermeiden, da sie einen Spasmus der Duodenalwand und, des Sphinkter Odii hervorrufen können und dadurch ein passageres Abflußhindernis erzeugen. Durch die Tonisierung der Magenmuskulatur wird auch das Erbrechen begünstigt.

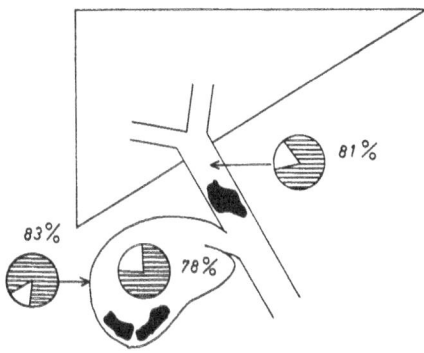

Abb. 5. Nach W. A. Müller

Wenn man sich zu Morphingaben entschließen muß, dann soll Atropin zugesetzt werden. In der Regel bewährt sich die Kombination von Spasmolytika mit Analgetika. Nitroglycerin wirkt kurzzeitig spasmolytisch auf die glatte Muskulatur und kann im Initialstadium nützlich sein.

Im Intervall ist mit kleinen kohlenhydrathaltigen Mahlzeiten, unter Vermeiden fetter Speisen und blähender Gemüse, zu ernähren. Milde Cholagoga und Anticholinergika kombiniert mit Sedativa, wie beispielsweise Bellergal, Librax und ähnlichen Präparaten, können zugesetzt werden. Das Übergewicht muß reduziert und die Obstipation bekämpft werden. Oft hilft hier die laxierende Wirkung der Cholagoga. Auch Trinkkuren in den bekannten Gallenkurorten können natürlich gute Wirkung haben.

Entscheidend ist die Frage, wie sich der Internist zur chirurgischen Intervention zu stellen hat. Eine absolute Indikation zur Überstellung an die Chirurgie ist für uns gegeben bei drohender oder schon erfolgter Perforation, Empyem, Gangrän, bestehendem Verschlußikterus und wiederholten, therapeutisch absolut unbeeinflußbaren Koliken. Im akuten Anfall soll bei Übereinstimmung mit dem Chirurgen ohne dringliche Indikation nicht operiert werden, sondern unter Antibiotikabehandlung und Schmerzstillung das Abklingen abgewartet werden. Die Indikation zum Eingriff soll gemeinsam mit dem Chirurgen festgelegt werden:

a) wenn sich auf die Cholelithiasis eine Cholezystitis aufgepfropft hat, und zwar sobald die akuten Erscheinungen abgeklungen sind, im sogenannten Frühintervall;

b) wenn die Cholelithiasis bereits mehrfach zu Koliken geführt hat, gleichfalls nach Abklingen der akuten Erscheinungen;

c) bei Steingallenblasen, wo es bereits zu ikterischen oder zu subikterischen Schüben gekommen ist oder Verdacht auf einen Steinbefall im Hepatocholedochus vorliegt;

d) nach akuter oder chronischer Pankreatitis, wenn ein Steinleiden als Ursache nachgewiesen wurde.

Während die bisher zitierten Indikationen sowohl von Chirurgen als auch vom Internisten im wesentlichen akzeptiert werden, ist die Operationsindikation bei der Steingallenblase, die keine oder nur geringe Beschwerden verursacht, nicht streng abgegrenzt. Wir müssen gestehen, daß wir als Internisten bei diesen Fällen öfter zur Operation drängen als der Chirurg, eben aus der Erwägung heraus, daß im Intervall die Gallenblasenoperation heute mit einem recht geringen Risiko verbunden ist und daß durch die verbesserte Operationstechnik die postoperativen Beschwerden viel seltener geworden sind, während bei jenen Patienten, bei denen zugewartet wird, wie sie aus der Zeitablauftabelle gesehen haben, sich in etwa 50% im Verlaufe der Zeit Komplikationen einstellen und die Mortalität entsprechend ansteigt. Wir raten prinzipiell Patienten bis zum 60. Lebensjahr, die sich in gutem Zustand befinden und gelegentliche Beschwerden von ihren Gallensteinen haben, etwa in Form von Magendrücken, Nausea und Übelkeit nach fettreichen Mahlzeiten, zur Operation. Über 60 Jahre wird man von Fall zu Fall entscheiden und das Operationsrisiko abwägen, wobei wir gleichfalls, wenn keine ausgesprochenen Kontraindikationen, wie dekompensierte Herz- und Nierenerkrankungen, vorliegen, zur Operation raten. Wesentlich ist allerdings hier die postoperative Zusammenarbeit zwischen Chirurgen und

Internisten. Gerade für solche Patienten wäre es unbedingt notwendig, prä- und postoperativ gemischt chirurgisch-internistische Abteilungen anzulegen. Bei entsprechender Vorbereitung und postoperativer Flüssigkeits- und Elektrolytkontrolle läßt sich die Mortalität auch bei über 60jährigen Patienten sehr stark senken.

Wir möchten nochmals zum Abschluß dieser Ausführungen zusammenfassen: Die Cholelithiasis ist zur Zeit eine der häufigsten Erkrankungen; sie wird mit Wahrscheinlichkeit durch die Überernährung der mitteleuropäischen Bevölkerung gefördert. Sie wird häufig übersehen, sie muß diagnostisch gesucht und darf als Diagnose nicht bagatellisiert werden. Auf Grund einer eigenen sehr großen Erfahrung aus dem klinischen Patientengut der Innsbrucker Klinik möchten wir mit einer von internistischer Seite etwas ungewohnten Feststellung schließen: Es werden unserer Erfahrung nach heute eher zu wenig als zu viele Steingallenblasen operiert.

Literatur: Bergerhof, H. D.: Dtsch. med. Wschr., 92 (1967), S. 157. — Braunsteiner, H., Di Pauli, R., Sailer, S. und Sandhofer, F.: Schweiz. med. Wschr., 96 (1966), S. 44. — Edlund, Y. A., Mollstedt, B. O. und Duchterlong, O.: Acta chir. Scand., 116 (1958/1959), S. 461. — Gerner, G.: Regensburger Jb. ärztl. Fortb., Vol. XI (1963), S. 105. — Grözinger, K. H. und Krumhaar, D.: Chirurg, 36 (1965), S. 410. — Hess, W.: Die Erkrankungen der Gallenwege und des Pancreas. Stuttgart: G. Thieme. 1961. — Kaiser, E.: Dtsch. med. Wschr., 90 (1965), S. 396. — Müller, W. A.: 16. Ärztlicher Fortbildungskursus Bad Kissingen. Berlin: Medicus Verlag GmbH. 1965. — Wenckert, A. und Robertson, B.: Gastroenterology, 50 (1966), S. 376.

Anschrift der Verfasser: Prof. Dr. H. Braunsteiner und OA. Dr. S. Platzer, Medizinische Universitätsklinik Innsbruck, Allgemeines Krankenhaus, Anichstraße 35, A-6020 Innsbruck.

Aus der Chirurgischen Universitätsklinik Graz
(Vorstand: Prof. Dr. F. Spath)

Prophylaxe und Therapie des Gallensteinleidens

Von **F. Spath**

Wer eine Übersicht über den heutigen Stand der Gallenwegschirurgie gewinnen will, kann an den ersten und ältesten Publikationen, sozusagen aus der „Gründerzeit", nicht vorübergehen. Dabei lernt man kennen, daß schon damals ein Großteil der Probleme sich abzuzeichnen begann, die man seither zu lösen versucht, die aber durchaus noch keine einheitliche Lösung gefunden haben.

Wenn C. L a n g e n b u c h am 15. Juli 1882 die erste Cholezystektomie an Stelle der zwei- oder einzeitigen Cholezystostomie ausführte, so war mit dieser neuen Methode eine neue Epoche angebrochen. Seither hat sich die Exstirpation der Steingallenblase als wirksames Verfahren durchgesetzt, aber in gewissen Notfällen findet auch heute noch die palliative Methode der Cholezystostomie Anwendung.

Das Jahr 1882 ist noch aus einem anderen Grund denkwürdig, da v. W i n i w a r t e r die erste Cholezysto-Entero-Anastomose ausführte. Und in den folgenden Jahren (1884) entstanden weitere Operationsmethoden für den Choledochus: für den Gallengangstein wurde die Lithotrypsie, bei ihrem Mißlingen von L a n g e n b u c h selbst die Choledochotomie empfohlen. Der Gang soll entleert und wieder verschlossen werden, ein Vorgang, der später erst nach manchen Umwegen wieder neu entdeckt werden mußte. Auch die Choledocho-Duodenostomia interna, heute als transduodenale Papillotomie bezeichnet, wurde von L a n g e n b u c h bereits vorgeschlagen. H. L o r e n z hat sie seit 1920 sehr propagiert, konnte sich aber damals wegen der hohen Mortalität (15⁰/o) nicht durchsetzen. Zugleich wurde die Anastomose zwischen supraduodenalem Choledochus und Duodenum erst von R i e d e l und mit Erfolg von S p r e n g e l ausgeführt. Und bereits L. R e h n führte am gleichen Patienten und in einer Sitzung die Cholezystektomie und die Choledochotomie aus. Damit dringt zum erstenmal der Gedanke durch, daß das Gallengangsystem als Ganzes zu betrachten sei und daß mit dem Steinbefall der Gallenblase auch Zustand und Funktion der gesamten Gallenwege betroffen werden. Wirksame Mittel und Wege dazu entstanden freilich erst in den letzten Jahrzehnten.

Aber schon K e h r konnte 1896 darauf verweisen, daß die Mortalität sich nach dem pathologischen Befund, nach dem Grad der Erkrankung und nach der angewandten Operationsmethode richtet. Er erreichte bei 209 Patienten und 17 Todesfällen eine Mortalität von 8⁰/o. Für die Choledochotomie betrug die Mortalität nach der Literatur 22⁰/o. K e h r konnte sie bis auf 6⁰/o reduzieren.

Damit gewinnt die Gallensteinchirurgie eine Einstellung, deren Zwischenbilanz 1923 von E n d e r l e n und H o t z gezogen wird. Das Erfahrungsgut ist nun bereits so groß, daß ganz klare Schlüsse gezogen werden können. E n d e r l e n verweist darauf, daß die Mortalität gering (2⁰/o) ist, wenn vor dem 40. Lebensjahr operiert wird. Die Zahlen verschlechtern sich wegen des Risikos der Rezidivoperationen und wegen der Alterszunahme. Im Frühstadium bleibt die eventuell einsetzende Entzündung noch begrenzt. So werden gallige Peritonitis, Perforation, Cholangitis, Leberabszeß und Gallensteinileus und die immer häufiger zu beobachtende Begleitpankreatitis vermieden. Diese Feststellung E n d e r l e n s (1923) trifft heute im gleichen Umfang zu. Sie ist deswegen so wichtig, weil mit Zunahme des Alters und der damit parallellaufenden vermehrten Komplikationen die Mortalität sprunghaft ansteigt (auf 9 bis 10⁰/o; E n d e r l e n). Bereits H o t z hat festgestellt, daß nach dem 45. Lebensjahr sich die Komplikationen häufen. Die Patienten kommen spät, durchschnittlich 7 Jahre nach den ersten Koliken, zur Operation. Aber 10 Jahre Verzug bedeuten nach H o t z Verdoppelung der Mortalität. In ähnlicher Weise wie E n d e r l e n kommt auch er zum Schluß, daß die Operation zwischen dem 20. und 40. Lebensjahr mit geringster Gefahr ausgeführt werden kann; die Intervalloperation hat bis 4%, über 45 Jahre schon 7% und später bis 16% Mortalität. Wenn auch zufolge verbesserter Anästhesie, einer verbesserten Vor- und Nachbehandlung, durch Antibiotika und Sulfonamide die Mortalität reduziert werden konnte, die Relationen sind geblieben. Daher zwingen diese Tatsachen weiterhin zu der Forderung, dem Gallensteinleiden mit frühzeitigem Eingreifen in jungen Lebensjahren zu begegnen.

Als absolute Indikation zum operativen Vorgehen wird heute allgemein anerkannt:

1. die drohende oder bestehende Perforation mit Peritonitis;

2. der Verschlußikterus;

3. perakut verlaufende Entzündungen und das Empyem;

4. die Cholangitis mit der Gefahr von Leberabszessen, des hepatorenalen Syndroms und Urämie;

5. die Choledocholithiasis mit ihrer Gefahr für Leber, Pankreas und Papille.

Als relative Indikation gelten:

1. andauernde Koliken;

2. die chronisch-rezidivierenden Formen (mit wiederkehrenden Exacerbationen);

3. der Hydrops der Gallenblase; kommen Zeichen einer Infektion (Cholangitis) oder einer Pankreasbeteiligung hinzu, ist die Indikation wieder absolut geworden.

Ich möchte an dieser Stelle einen kurzen Erfahrungsbericht über unser eigenes Krankengut einfügen.

Tabelle 1. *Erkrankungen der Gallenwege 1952 bis 1966*

Cholezystektomie bei akuter Cholezystitis, Empyem, Perforation	518
Unkomplizierte Cholezystektomie bei chronischer Cholezystitis und -lithiasis	1640
Cholezystektomie mit Choledochotomie (darunter 408mal Steine und 24 Papillenstenosen)	623
Sekundäreingriffe	66
Operationen bei Karzinom	155
	3002
Konservative Therapie	1211
Zusammen	4213

Seit der routinemäßig durchgeführten Radiomanometrie beträgt die Frequenz der Choledochussteine 23 bis 26%. Einschließlich aller Sekundär-
eingriffe war bei fast 700 Choletochotomien eine Drainage nur 94mal erforderlich. Die altersmäßige Auf-
gliederung zeigt, daß die meisten Operationen im
sechsten Lebensjahrzehnt vorgenommen wurden. Ein
Drittel der Patienten war bereits über 60 Jahre alt und
in 35 Fällen mußte noch nach dem 80. Lebensjahr
operiert werden. In dieser Altersgruppe überwiegt
natürlich die Zahl der konservativ Behandelten.

Tabelle 2. *Mortalität*

	Zahl	Ge-storben	%
Cholezystektomie unkompliziert	1640	17	1·03
Cholezystektomie mit Choledochotomie (Ikterus, Cholangitis, Pankreatitis)	629	24	3·8
Cholezystektomie im akuten Stadium	439	19	4·3
Cholezystektomie bei Perforation (vor-wiegend alte Patienten in schlechtem Allgemeinzustand)	79	24	30·4
	2787	84	3·01
Operationen bei Karzinom	155	62	40

Die relativ häufig aufscheinende „Cholämie"
und „Cholangitis/Sepsis" sind der Ausdruck dafür,
daß viele alte verschleppte Risikofälle zur Operation
kamen. Bei den Pankreasnekrosen handelt es sich
nicht um postoperative Pankreatitiden, sondern um
schwere und schwerste Fälle von Begleitpankreatitis,
die nach der Sanierung der Gallenwege und zum Teil
erst lange nach Abszeßdrainage verstorben sind. Besondere Erwähnung bedarf die „Enterokolitis", die
keine Folge des Steinleidens, sondern der Antibiotikatherapie darstellt.

Während v. W a l z e l bekanntlich für die
„dringliche und prophylaktische" Frühoperation eingetreten ist, kann man heute eine gewisse Tendenz
zur Operation „mit aufgeschobener Dringlichkeit"
feststellen. Tatsächlich zwingt uns eine gewisse Zahl
von Fällen zum unmittelbaren Eingreifen. Handelt es
sich dann, wie dies häufig der Fall ist, um alte
Patienten, dann wird, wie vorher erwähnt, das Risiko
groß, und die Mortalität verdoppelt sich gegenüber
der Intervalloperation. Es besteht daher ein berech-

tigtes Interesse für eine entsprechende. wenigstens kurzzeitige (Stunden bis Tage dauernde) Vorbehandlung. Tritt eine weitere Verschlechterung ein oder tritt die Beruhigung nur zögernd ein, dann soll operiert werden. Denn in diesem frühen Zeitpunkt ist die Operation in der Regel technisch leichter als in einigen Wochen, wenn die Vernarbung und Verschwielung am stärksten geworden ist, außer wir können lange genug, bis ins wirklich a-Froid-Stadium, zuwarten. Das bedeutet aber bestimmt ein längeres Krankenlager, das hingegen verkürzt wird, wenn die Sanierung in der ersten akuten Phase durchgeführt werden kann. Man ist häufig überrascht, wie schnell und unkompliziert, vor allem in jüngeren Jahren, die Heilung sich vollziehen kann.

Tabelle 3. *Todesursachen*

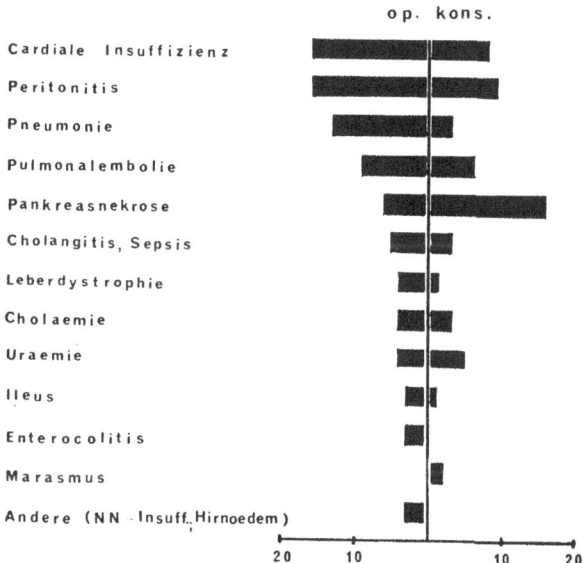

Eine andere Frage ist, wann nach dem Beginn der Steinkrankheit der operative Weg beschritten werden soll. Es gibt Stimmen, die nach der ersten Kolikattacke zu operieren empfehlen (E n d e r l e n), andere wollen die zweite oder dritte Attacke abwarten. Die Entscheidung in solchen Fällen wird individuell zu treffen sein, gewiß werden auch soziale und wirtschaftliche Verhältnisse zu berücksichtigen sein. Aber es gibt Stimmen, welche sogar die Operation für die sogenannte „stumme" Steinblase empfehlen, wenn sie im Zuge einer Untersuchung entdeckt wird. Man denkt daran, daß sie unter Umständen im Alter erst „symptomenpflichtig" werden könnte (B a u r), und man denkt daran, daß das Gallenblasenkarzinom sich in zwei Dritteln der Fälle bei Steinträgern entwickelt, die Cholelithiasis demnach auch als eine Präkanzerose zu betrachten sei.

Der Versuch mit Antibiotika oder Sulfonamiden im Falle einer akuten, destruktiven Attacke gelingt nicht immer, und daher ist wegen der Gefahr der Verschleierung (K u n z, H o l l e n d e r) davor zu warnen. Man sollte sie nur bei stationärer Behandlung unter ständiger Kontrolle, wenn die Operation im Falle der Verschlechterung sofort ausführbar ist, verwenden.

Ziel der operativen Maßnahmen muß die völlige Heilung des Patienten sein, ohne Rest- und Nachbeschwerden, die sonst eine Rezidivoperation zur Folge haben könnten. Wir sprechen absichtlich nach dem kritischen Vorschlag von B l o c k von Rest- bzw. Nachbeschwerden statt vom „Postcholezystektomiesyndrom." Die völlige Heilung hängt w e s e n t l i c h, aber nicht allein vom operativen Vorgehen ab. Wir dürfen aber nicht vergessen, daß das Gallengangsystem im Verbund steht mit Leber, Pankreas, Duodenum, Magen und Darm, an denen unabhängig, aber auch bedingt-abhängig Störungen auftreten können, im letzteren Fall besonders bei längerer Krankheitsdauer. Wer als Operateur erfolgreich sein will, muß die anatomischen Varianten, die im Gangsystem oder an den Gefäßen gegeben sein können, kennen, um technischen Fehlern zu entgehen.

Neben der Gallenblase muß unsere Aufmerksamkeit dem tiefen Gallengang gelten. Den besten Hinweis auf Steine liefert die Vorgeschichte (A. W. F i s c h e r). Auch in der Zeit einer hochentwickelten Labortechnik und der ständig verbesserten Röntgenkontrastverfahren gibt eine gute Anamnese, die nach der Dauer der Erkrankung, ihrem Beginn, der Zahl und Häufigkeit von Koliken, einer stattgehabten Gelbsucht, nach Fieber und Schüttelfrösten forscht, einen brauchbaren Einblick in das pathologische Zustandsbild. Nach Hans B a u r entstehen vermeidbare ärztliche Fehler durch die Unkenntnis der Endbilder bei fortschreitender Infektion steinbefallener Gallenwege, d. h. aus der Diskrepanz zwischen dem, was man sich landläufig als Gallensteinleiden vorstellt,

und den in Jahren, Monaten oder auch in Tagen akut
zum Tode führenden, leicht verfehlbaren Bildern des
Parenchymikterus, der Leberabszesse und der cholan-
gitischen Zirrhose. Eine zweite Ursache liegt in der
Unkenntnis der möglichen Symptomlosigkeit der stein-
bedingten Cholostase. Nach N o r d m a n n führen
50⁰/o der Choledochussteine, nach der Mayo-Klinik
35⁰/o zu keinem Ikterus. „Steinbefall der Gallengänge
ist nicht symptomenpflichtig, aber Gallenkoliken sind
nicht steinpflichtig" (H. B a u r). Daran hat man bei
der Beurteilung der Verhältnisse im Bereich des
Hepato-Choledochus zu denken. Leider verläuft der
Übergang zur Schrumpfgallenblase, der Steinbefall
des Choledochus oder die Entwicklung einer inneren
Fistel häufig so larviert, daß die lebensbedrohenden
Gefahren, darunter auch der Gallensteinileus, wie
eine selbständige neue Krankheit erscheinen. Ich
wollte dies nur in großen Zügen andeuten, da Herr
J u d m a i e r zum Problem Choledochusstein noch
sprechen wird. (Erscheint demnächst ausführlich in
dieser Zeitschrift.)

Solange die Methoden der prä- und intraoperativen Röntgenkontrastdarstellung noch nicht perfekt
waren, war die klinische Erfahrung allein bestimmend
für die Indikation zur Choledochotomie. Noch schwerer war der sichere Beweis, den letzten Stein und
Schlamm entfernt zu haben.

Von v. W a l z e l, der die physiologische Enge
der Papille als das Zentralproblem der Gallenwegschirurgie bezeichnet hat, stammt auch die in 7 Punkten zusammengefaßte Indikation zur Eröffnung des
Choledochus (1928) in der Absicht, auf diese Weise
die Zahl der übersehenen oder zurückgelassenen
Steine zu reduzieren und eine vollkommene Aus-
heilung der Beschwerden zu erzielen. Es hat aber
noch einige Jahre gedauert, bis über Vorschlag von
M i r i z z i (1931) das Verfahren der intraoperativen
Cholangiographie in Anwendung kam, mit deren Hilfe
der Konkrementnachweis in sehr sicherer Weise möglich wurde.

Wir sind damit mitten in der modernen Entwicklung der Gallenwegschirurgie, die mit ihren
neuen Untersuchungsmethoden interessante Einblicke,
vor allem in die funktionellen Zusammenhänge, ermöglicht. Zunächst sind wir durch die Entwicklung
hochwertiger wasserlöslicher Kontrastmittel in der
Lage, durch die oral oder intravenös gegebenen Präparate bzw. durch die Kombination beider Verfahren

bereits vor der Operation eine weitgehend genaue
Diagnose zu stellen, die durch die schon erwähnte
intraoperative Cholangiographie über die Gallenblase
oder durch den Zystikus noch weiter präzisiert werden
kann. Der Steinnachweis im Choledochus kann nun
mit hochgradiger Genauigkeit unmittelbar geführt
werden, aber auch andere Folgezustände des Steinleidens im Bereich der Papille (Ödem, Entzündung,
Fibrose, Stenose oder die primäre, also rein funktionelle Dyskinesie) lassen sich nun verifizieren, die
Weite des Choledochus kann gemessen und die Entleerung ins Duodenum studiert werden. Sie zeigen
den ganzen Fortschritt, der in unserer Zeit für die
Exaktheit unserer operativen Eingriffe entwickelt
werden konnte.

Im Operationsgut steigen nun die Zahlen der
entfernten Choledochussteine von 5 bis 15% auf das zu
erwartende Soll von 25% (H e s s). Wenn Rezidivoperationen wegen Fortdauer der Beschwerden vermieden werden sollen, muß der Choledochus öfter
als man es bisher tat revidiert werden. Die in der
Literatur angeführten Zahlen variieren sehr (Y o u n g
26·4%, H o w a r d 25%, M a y o 33%, K u n z 38%,
G l e n n 69%).

Der Vorteile wegen muß heute das Verfahren in
den Operationsgang routinemäßig eingebaut werden,
der dadurch eine ganz unwesentliche Verzögerung
erleidet, die jedoch durch die Vorteile und Sicherheit für den Patienten weit aufgewogen wird.

Weiters soll das Röntgen mit dem zweiten Verfahren, der intraoperativen Druckmessung, kombiniert werden. Mit dem Verfahren der Radiomanometrie wurde ein echter Fortschritt erzielt, der hauptsächlich von den französischen Chirurgen (M a l l e t -
G u y, C a r o l i s; H e s s) inauguriert wurde. Damit
ist die genauere Aussage über den Sphincter Oddi
(Normo-, Hyper- und Hypotonie) und den Zustand
der Papille möglich geworden.

Es handelt sich dabei um die Messung von
Druckwerten, von denen der sogenannte Residual-
druck der bestdefinierte ist. S t a l p o r t und Mitarbeiter haben im Tierexperiment und am Menschen
zum Studium örtlicher Reflexe eine Methode entwickelt, die sie als Debitmetrie bezeichnen und
welche die graphische Registrierung der pro Zeit-
einheit die Gallenwege durchfließenden Flüssigkeit gestattet. Das von H. v. B r ü c k e angegebene C h o l a n g i o m e t e r erlaubt die intraopera-

tive Messung von Durchfluß und Druck im Gallengang. In Fortführung dieser Gedankengänge wurde von R. S t a u b e r eine Methode der E l e k t r o - m a n o m e t r i e nach dem Prinzip der elektrischen Druckmessung und Registrierung bei konstanter Kontrastmitteldurchflußmenge und gleichzeitiger Fernsehdurchleuchtung entwickelt. Es handelt sich um ein Gerät, das in Zusammenarbeit mit der Firma Hellige gebaut wurde und bestimmte Aussagen über die Sphinkterfunktion erlaubt, die in Kurven festgehalten werden kann.

Wie soll aber der eröffnete Choledochus versorgt werden? Das war die Frage, die im Laufe der Jahrzehnte seit Einführung dieser Operation eine ganz verschiedene Beantwortung erfahren hat. Offenhalten, T-Rohrdrainage nach K e h r, Anastomose (Choledocho-Duodeno-Anastomose ext. und int.) oder primäre Naht. Eine Unzahl von Arbeiten erschien über dieses Problem, die Diskussion reicht über Jahrzehnte. Die genannten Operationsmethoden stellen, wie Z e n - k e r mit Nachdruck feststellt, keine Konkurrenzverfahren dar, vielmehr hat jede ihr eigenes Anwendungsgebiet mit verschiedener Frequenz. Wir glauben, daß bei freier Passage durch die Papille immer die primäre Naht, nach vorsichtiger Sondierung und schrittweiser Aufdehnung der Papille, ausgeführt werden soll. Schon E n d e r l e n, auch K i r s c h n e r, Z e n k e r, K u n z, K r a u s s, S p o h n haben sich für die primäre Naht ausgeprochen. Wir führen sie seit Jahren im Sinne der von W a l z e l gegebenen Richtlinien aus. Man darf sogar im Falle einer nicht zu schweren Cholangitis so verfahren. Mit der Beseitigung der Stauung läßt sich auch die Infektion beherrschen, wenn die Galle unbehindert sich durch die Papille entleeren kann. Ist die Passage durch die Papille frei, so ist eine Nahtinsuffizienz nicht zu befürchten. Unter 260 primär genähten Choledochotomien haben wir nur einen Patienten verloren (in der Zeit vor Anwendung der Radiomanometrie), weil ein dem Nachweis entgangener Stein den Galleabfluß behinderte, eine gallige Peritonitis und eine Pankreatitis verursachte. Natürlich ist die Naht mit Drain und Docht zu sichern. Die Choledochusdrainage führen wir nur bei schwerer Cholangitis aus. Wir verwenden dabei ein einfaches Drain zur Hepatikusdrainage mit dem gleichen Effekt wie mit dem Kehrschen T-Rohr.

Eine supraduodenale Choledocho-Duodenostomie ist nur zweckmäßig, wenn eine röhrenförmige Stenose

des distalen Choledochus bei chronischer Pankreatitis
vorliegt. Die Anastomose soll genügend weit sein. Wie
die Erfahrung lehrt, ist dann eine aszendierende Infektion nicht zu fürchten. Betrifft die Stenose allein
die Papille als Folge einer Steineinklemmung oder
liegt eine organische Stenose vor, dann ist die transduodenale Sphinktero- oder Papillotomie das logischere Verfahren, welches die freie Passage und damit
die Beschwerdefreiheit zu sichern imstande ist. Nach
dem Urteil verschiedener Operateure (W a l z e l,
B l o c k, K u n z, G l e n n u. a.) soll die Papillotomie nur unter strenger Indikation und mit subtilster
Operationstechnik ausgeführt werden, da sonst mit
Komplikationen von seiten des Pankreas gerechnet
werden muß. Anderseits erweist sich das Vorgehen
als wirksames Verfahren in der Behandlung der
chronisch-rezidivierenden Pankreatitis. Bemerkenswert ist, daß die gefürchtete Pankreatitis dann gerne
auftritt, wenn eine transpapilläre Drainage ausgeführt
wurde, auf die man besser verzichten sollte (H e s s).
     Als relative Indikation wurde von F u c h s i g
und F r i t s c h für die Papillotomie noch angegeben:
     1. multiple kleine Konkremente und Galleschwamm;
     2. das papillennahe Konkrement bei nicht dilatiertem Choledochus;
     3. das Papillenödem;
     4. die chronische Pankreopathie zwecks Pankreatographie.
     Wir haben darüber weniger Erfahrung, da es
uns im Fall von Konkrementen bisher, nur mit wenigen Ausnahmen, immer gelungen ist, sie von supraduodenal her durch reichliche Spülung und Absaugung zu entfernen und durch schrittweise Bougierung
die Papille offenzuhalten.
     Auf ein weiteres Verfahren, das bei erweitertem
Choledochus zur Anwendung kommen kann — die
Choledochoskopie nach W i l d e g a n s —, möchten
wir nicht mehr verzichten. Sie gibt die Möglichkeit
der optischen Kontrolle unsicherer radiomanometrischer Befunde, der Auffindung intraheptisch gelegener oder in Schleimhautfalten versteckter Konkremente sowie des Nachweises der Steinfreiheit vor
Ende der Operation (P i e r e r und K r o n b e r g e r).
     Zuletzt möchte ich noch kurz aus dem Gebiet
der nichtentzündlichen Erkrankungen der steinfreien
Gallenblase das Problem der L i p o i d o s e der Gallenblase streifen, das im deutschen Schrifttum selten

Erwähnung findet: die Stippchen- oder Erdbeergallen-
blase, auch Cholesterose oder Lipoidose der Gallenblase bezeichnet. Sie stellt eine Erkrankung dar, bei
der metabolische und dyscholische Faktoren eine
Rolle spielen. Es ist chirurgisch deswegen interessant,
weil klinisch die regulären Symptome der Cholelithiasis mit immer wiederkehrenden Koliken, Ikterus oder
auch eine Mitbeteiligung des Pankreas festgestellt
werden können.

Die Cholezystographie zeigt einen normal dich-
ten, manchmal etwas flauen Gallenblasenschatten.
Auf Eidotter tritt entweder eine normale oder auch
verlangsamte Entleerung der Blase ein. Auf die
Cholezystektomie hin, zu der man sich schwer entschließt, werden die Patienten von ihren Beschwerden
auf Dauer befreit. Die Gallenblase zeigt das charakteristische Bild, zu einem Drittel ohne Steine, zu zwei
Dritteln mit Steinen. Es handelt sich um eine Prä-
lithiasis. Die Pathogenese ist nicht völlig geklärt.
Eine Entzündung spielt primär keine Rolle, erst später kann sich eine solche dazugesellen. Eine Hypercholesterinämie ist nur in einem Viertel der Fälle
nachzuweisen. Am wahrscheinlichsten ist eine vermehrte Cholesterinresorption. Durch F e y r t e r
wurde ein neues Moment zur Erklärung eingeführt.
Er bestätigte die zuerst von R i o p e l l e beschriebene
Wucherung des Schleimhautnervenplexus, dem er eine
zentrale Rolle bei der Entstehung der Lipoidose bei-
mißt. Man kann sich vorstellen, daß auf diese Weise
Motilitätsstörungen, Dykinesien mit Gallestauung und
Galleeindickung entstehen können. Die Gallestauung
hat eine verstärkte Cholesterinresorption mit Speicherung und Cholesterinveresterung in den histiozytären
Stromazellen zur Folge, welche zu Speicherzellen
(Schaumzellen genannt) werden.

Praktisch erscheint wichtig, daß die Exstirpation
einer solchen Gallenblase keine Verlegenheitsopera-
tion darstellt, sondern zur definitiven Heilung
führt. Von 146 Lipoidosen hatte von 82 Kontrollen nur
1 Patient öftere Koliken nach der Operation. Die
übrigen Fälle verhalten sich wie Patienten nach
unkomplizierter Cholezystektomie.

Literatur: Baur, H.: Langenbeck's Arch. klin.
Chir., 282 (1955), S. 779. — Bernhard, Fr.: Langenbeck's
Arch. klin. Chir., 186 (1936), S. 502. — Block, W.: Langen-
beck's Arch. klin. Chir., Kongreßbd. 1955, S. 795. — Der-
selbe: Vortr. prakt. Chir., 44. H. (1956). — v. Brücke, H.:
Die Eingriffe am Gallensystem. Wien: Maudrich. 1956. —

12

Derselbe: XX. Congrès de la Soc. Internat. de Chirurgie, Roma 1963. — Carolis, J.: Marseille méd., 91, 5 (1954), S. 335. — Derselbe: Sem. hôp., Nr. 3 (1946). — Derselbe: Sem. hôp., Nr. 29, (1953), S. 575. — Enderlen, E.: Arch. klin. Chir., 126 (1923), S. 264. — Fischer, A. W.: Langenbeck's Arch. klin. Chir., 282 (1955), S. 810. — Fritsch, A. und Fuchsig, P.: Langenbeck's Arch. klin. Chir., 313 (1965), S. 272. — Glenn, F.: Amer. J. Gastro-Enterol., 44 (1965), S. 252. — Glenn, F. und Mitarbeiter: Amer. J. Surg., 140, 4 (1954), S. 600. — Glenn, F. und Hays, D.: Ann. Surg., 100 (1955), S. 11. — Hess, W.: Helvet. chir.-acta, 21 (1954), S. 433. — Derselbe: Langenbeck's Arch. klin. Chir., 182 (1955), S. 856. — Derselbe: Die Erkrankungen der Gallenwege und des Pancreas. Stuttgart: G. Thieme. 1961. — Hollender, L. F.: Strasbourg méd., N. S., 17 (1966), S. 6—17. — Hotz, Arch. klin. Chir., 126 (1923). — Howard: Zit. nach A. W. Fischer. — Kaiser, E.: Dtsch. med. Wschr., 36, Nr. 43 (1961), S. 2048. — Kehr, H.: Verh. Dtsch. Ges. Chir. (1896), S. 333. — Kirschner, M.: Langenbeck's Arch. klin. Chir., 189 (1925), S. 79. — Krauss, H. und Kern, E.: Dtsch. med. Wschr., 86, Nr. 13 (1961). — Kunz, H.: Wien. klin. Wschr., 65, H. 51 (1953), S. 1022. — Derselbe: Wien. klin. Wschr., 72, H. 27/28 (1960), S. 506. — Kunz, H. und Miczoch, R.: Wien. klin. Wschr., 72, H. 41/42 (1960), S. 700. — Langenbuch, C.: Verh. Dtsch. Ges. Chir. (1896), S. 68. — Lorenz, H.: Med. Klin., 16, Nr. 26 (1920). — Mallet-Guy, P.: Arch. klin. Chir., 289 (1958), S. 161. — Derselbe: Surg. etc., 94 (1952), S. 393. — Mallet-Guy, P. und Mitarbeiter: Paris: Masson & Cie. 1947. — Mirizzi, P. L.: Die Choledocholithiasis. Paris: Masson & Cie. 1957. — Niedner, F. F.: Langenbeck's Arch. klin. Chir., 285 (1957), S. 445. — Pierer, H. und Kronberger, D.: Wien. klin. Wschr., 75, Nr. 41/42 (1963), S. 738. — Rehn, L.: Zit. nach C. Langenbuch. — Riedel: Zit. nach C. Langenbuch. — Spohn, R. und Mitarbeiter: Langenbeck's Arch. klin. Chir., 303 (1965), S. 300. — Sprengel: Zit. nach C. Langenbuch. — Stalport, J. und Mitarbeiter: Acta chir. Belg., 56 (1957), S. 753. — Stauber, R.: Chirurg, 35 (1964), S. 536: persönliche Mitteilung. — v. Walzel, P.: Arch. klin. Chir., 126 (1923), S. 321. — v. Walzel, P. und Schumacher, O.: Die Technik der Eingriffe am Gallensystem. Wien: Springer. 1928. — Wildegans, H.: Langenbeck's Arch. klin. Chir., 289 (1958), S. 602. — Winiwarter: Zit. nach C. Langenbuch. — Young: Zit. nach A. W. Fischer. — Zenker, R.: Langenbeck's Arch. klin. Chir., 282 (1955), S. 883.

Anschrift des Verfassers: Prof. Dr. F. Spath, Vorstand der Chirurgischen Universitätsklinik Graz, Auenbruggerplatz 7, A-8036 Graz.

Nacheingriffe nach Gallenoperationen

Von **W. Hess**

Wenn man die größeren Statistiken durchsieht, so stellt man fest, daß zwischen 25 und 40% der Cholezystektomierten noch über Bauchbeschwerden klagen. Die Analyse der Ursachen ergibt jedoch, daß nur ein kleiner Teil dieser Beschwerden auf die Gallenwege zurückzuführen ist. In unserer letzten Nachuntersuchungsserie waren die Beschwerden in 81% extrabiliärer Genese: sie beruhten — der Häufigkeit nach — auf Reizkolon, Hiatushernie, Ulcus duodeni, anazider Gastritis, intestinaler Allergie, Milchzuckerintoleranz, Leberzirrhose, Colitis ulcerosa, Koronaraffektionen. Hier lag eine Fehlindikation zur Cholezystektomie vor: die Kranken waren wohl Steinträger gewesen, ihren Beschwerden lagen aber — ganz oder teilweise — andere Affektionen zugrunde. Eine bessere Voruntersuchung hätte den Irrtum vermeiden können.

In 11% beruhten die Beschwerden auf Narbenhernien oder anderen Störungen von seiten der Operationswunde.

Nur in 8% haben sie ihren Ursprung in den Gallenwegen oder im Pankreas. Diese Fälle allein benötigen eine Nachoperation und werden uns im folgenden beschäftigen. In diesem Material waren Nachoperationen, also in 2·5% der Cholezystektomierten, nötig.

Welches sind die Ursachen, die
Nachoperationen erfordern?
Die Befunde bei 138 eigenen Zweiteingriffen
zeigen:

Vergessene Steine allein .... 30 = 22%
Vergessene Steine + Papillenstenose .... 34 = 25%
Vergessene Papillenstenose allein .... 15 = 11%
Pankreatitis durch Papillenstenose .... 12 = 9%
Pankreatitis anderer Genese .... 11 = 8%
Akzidentelle Choledochusstriktur .... 14 = 10%
Hepatikusstrikturen (Mirizzi-Syndrom)........... 11 = 8%
Seltene Befunde.............................. 9 = 6%
   Papillenkarzinom 2
   Gallenblasenkarzinom 2
   Zystikusstumpf 2
   Aneurysma der A. hepatica 1
   Dyskinesien 2
Kein eindeutiger Befund...................... 2 = 1%

Die häufigsten Ursachen sind demnach vergessene Steine: Fast ebenso häufig aber sind unbehandelt gebliebene Papillenstenosen, wobei in einem
Viertel der Fälle beide Ursachen kombiniert sind.
Entgegen einer verbreiteten Ansicht sind Dyskinesien
oder Störungen von seiten eines langen Zystikus-
stumpfes sehr seltene Ursachen von Reoperationen.

Wann soll man sich zu einer Reoperation entschließen?

Eine strikte Indikation bilden alle Fälle mit
nachweislicher Gallenrückstauung, also mit erhöhter
Phosphatase, Ikterus, Cholangitis. Man soll sie reoperieren, auch wenn keine schweren Störungen vorliegen, denn auch ohne Koliken bildet sich langsam
eine biliäre Zirrhose und ein Leberschaden aus. Man
sollte sie reoperieren, auch wenn die Ursache der
Gallenstauung röntgenologisch nicht restlos geklärt
ist, denn dies ist oft nicht möglich. Es ist ein Fehler,
zuzuwarten, bis Komplikationen wie Cholangitis und
Leberschaden evident sind. Es ist ein Fehler, auf den
Spontanabgang vergessener Steine zu warten, und es
ist ein Fehler, die Koliken durch Diät zu vermeiden,
die Stauung aber unbehandelt zu lassen. Selbst wenn
dies hie und da auch gut ausgeht, so führt es doch
häufig zu katastrophalen Situationen. Wer häufig
mit Nachoperationen zu tun hat, weiß dies und richtet
die dringende Bitte an seine Kollegen, die notwendi-

gen Nachoperationen rechtzeitig und ohne Zögern ausführen zu lassen.

Röntgenologisch nachgewiesene Residualsteine sollte man operieren lassen, auch wenn sie keinerlei Symptome, weder klinischer noch chemischer Art, verursachen.

Nicht operieren sollte man dagegen Fälle mit röntgenologisch erweitertem Choledochus, aber ohne sichtbare Steine und ohne chemisch erweisbare Gallenretention: der weite Choledochus kann Folge früherer Steinpassagen sein, jetzt aber die Galle normal durchtreten lassen.

Autonome chronische Pankreatitiden sind oft von keiner Gallenwegserkrankung begleitet; trotzdem werden sie häufig cholezystektomiert und machen weiter Beschwerden. Hier fehlen natürlich immer Gallenstauung und Choledochuserweiterung. Trotzdem sollte man diese Patienten der Operation zuführen, wenn die Diagnose sichergestellt und die Beschwerden erheblich sind.

Reoperation bei vergessenen Steinen

Hier ist der Eingriff oft leicht; die Steine werden entfernt und der Patient wird beschwerdefrei. Glücklicherweise werden die vergessenen Steine heute dank systematischer Anwendung der Radiomanometrie und der Choledochoskopie immer seltener. Es ist mit dieser Methode möglich, in über 98% alle Steine zu entdecken und zu entfernen. Früher entgingen in 8 bis 12% die Steine der Palpation und Sondierung, weil sie im retropankreatischen Abschnitt nicht getastet wurden, weil die Sonde an ihnen vorbeiglitt oder weil sie in der Leber verborgen waren. Alle Autoren, die systematisch die Radiomanometrie anwenden, finden in 20 bis 25% der Cholezystektomien Choledochussteine, während ohne diese Methode in der Regel nur 12 bis 15% angegeben werden. Ein Viertel der Choledochussteine liegt intrahepatisch und ist somit nur radiologisch zu entdecken. Dies alles sind genügende Gründe, um bei jeder Gallenoperation die Anwendung der Radiomanometrie zu fordern.

Reoperation bei Papillenstenosen

Vergessene Papillenstenosen sind häufig, fast so häufig wie vergessene Steine, mit denen sie auch oft kombiniert vorkommen. Auch sie können Koliken, Cholangitis, Ikterus und biliäre Zirrhose zur Folge haben.

Die Papillenstenosen waren vor der radiomano-
metrischen Ära fast unbekannt. Erst durch die Radiomanometrie wurde die Aufmerksamkeit auf diese
wichtige Erkrankung gelenkt. Es ist allerdings richtig, daß wir in den ersten Jahren die Diagnose radiologisch zu häufig gestellt haben. Wir fanden er-
schwerte Papillenpassage in über 20% der Cholezystektomien. Heute wissen wir, daß nur zirka 8 bis
10% wirkliche organische, narbige Papillenstenosen
sind und daß nicht jeder erhöhte Passagedruck der
Papille zur Diagnose Papillitis stenosans berechtigt.
Erst wenn wir auch eine entsprechende Erweiterung
des Choledochus feststellen, wenn am Bildverstärker
die Papillenperistaltik aufgehoben ist und wenn wir
mit der Cholangiometrie einen verkleinerten Papillen-
durchmesser nachweisen können, nehmen wir eine
behandlungsbedürftige Papillenstenose an. Trotz dieser Einschränkung sind die Papillenstenosen natürlich nicht selten und stellen ein erhebliches Kontin-
gent unter den Beschwerden nach Cholezystektomie
dar. Ihre Therapie besteht in einer transduodenalen
Sphinkterotomie oder gelegentlich auch in einer
Choledochoduodenostomie.

Papillenstenosen sind meist Folge von Chole-
dochussteinen. Indessen kann die Papille auch primär erkranken und stenotisch werden, während das
übrige Gallensystem unverändert bleibt: wir sprechen
dann von primärer Papillitis. Diese primäre Papillitis
ist selten — sie macht nur etwa 10% aller Papillenstenosen aus —, aber von großer Bedeutung, weil sie
oft verkannt wird. Der Operateur findet dann nämlich keine Steine und anscheinend gesunde Gallenwege, weil der Choledochus hier sich oft nur wenig
erweitert; erkennt er die Papillenstenose nicht, so
wird nichts unternommen und die Beschwerden halten
natürlich an. Von 61 Papillenstenosen, die wir bei
Reoperationen fanden, waren 19 retrospektiv als primäre Papillitiden zu betrachten. Diese Tatsache wirft
auch ein interessantes Licht auf die Frage der Beschwerden nach Cholezystektomie bei steinfreien
Gallenblasen. Steinfreie Gallenblasen sind seit langem dafür bekannt, daß ihre Entfernung oft zu Mißerfolgen führt: dies scheint zum Teil darauf zu beruhen, daß nicht selten hier primäre Papillitiden den
Beschwerden zugrunde lagen; diese wurden durch die
Cholezystektomie natürlich nicht behoben. Unter
26 Reoperationen nach Entfernung steinfreier Gallenblasen ist eine solche primäre Papillitis in nicht

weniger als 50% als Ursache der fortdauernden Beschwerden gefunden worden.

Die Tabelle zeigt übrigens, daß noch andere
Hindernisse am Hauptgallengang bei steinfreier Gallenblase vorliegen können und leicht übersehen werden, gelegentlich selbst einmal ein Choledochusstein,
der zwar selten ohne Gallenblasensteine auftritt, aber
doch einmal der einzige Stein sein kann.

R e o p e r a t i o n   b e i   P a n k r e a t i t i s

17% aller Reoperationen lassen eine chronische
Pankreatitis als Ursache der Beschwerden erkennen.
Diese an sich seltene Erkrankung trägt also ebenfalls
nicht unerheblich zur postoperativen Morbidität nach
Cholezystektomie bei.

Chronische Pankreatitiden können durch Papillenstenosen entstehen, welche sich auch auf den
Wirsungschen Gang auswirken und den Bauchspeichel
stauen. In 9% liegt diese Situation — Pankreatitis
durch Papillitis — vor. Diese Pankreatitiden werden
ebenfalls durch eine transduodenale Sphinkterotomie
ziemlich zuverlässig beschwerdefrei.

Eine zweite, bei uns seltenere Form ist die sehr
schmerzhafte autonome, oft kalzifizierende Pankreatitis, die in der Regel durch Alkoholismus bedingt
ist. Sie machte unter unseren Reoperationen 8% der
Fälle aus. Hier können die Gallenwege ganz normal,
der Pankreasgang aber schwer stenosiert sein. Es ist
begreiflich, daß hier die Cholezystektomie ohne Einfluß auf das Beschwerdebild blieb, denn in diesen
Fällen kann nur eine Anastomose des gestauten
Pankreassystems mit dem Dünndarm, eine Pan-
kreatikojejunostomie, helfen.

Übrigens kann diese zweite Form der Pankreatitis
sekundär die Gallenwege in Mitleidenschaft ziehen,
indem sie eine Stenose des retropankreatischen Choledochus verursacht, eine sogenannte pankreatische
Röhrenstenose. Diese Stenosierung des verborgenen
retropankreatischen Choledochusabschnittes wird oft
verkannt und gibt dann Anlaß zu einer Nachoperation:

Diese muß natürlich in einer Choledochoduodenostomie bestehen, um den Gallenabfluß zu normali-
sieren; außerdem wird oft eine Pankreatikojejuno-
stomie notwendig sein, um auch gleichzeitig den Abfluß des Bauchspeichels wieder zu ermöglichen.

Reoperation bei hohen Stenosen

Die 3 Hautpursachen von Nachoperationen —
vergessene Steine, unbehandelte Papillitiden und Pankreatitiden — machen zusammen 75% aller Fälle aus.
Die übrigen Ursachen treten in den Hintergrund.
Bemerkenswert ist einzig, mit welch überraschen-
der Häufigkeit die wenig bekannten hohen Hepatikusstenosen Anlaß zu Nachoperationen werden. Diese
entzündlichen Stenosen, von Mirizzi erstmals beschrieben, werden leicht verkannt, da sie weder sichtbar noch palpabel sind und nur auf peroperativen
Röntgenbildern erkannt werden. Sie bilden ein
schwieriges technisches Problem: es genügt nicht,
diese Stenosen zu dilatieren und durch ein Drain
offenzuhalten; Dauererfolge sieht man nur bei Resektion der ganzen Hepatikusgabel und Anastomose der
beiden Hepatikusäste mit einer Dünndarmschlinge.

Reoperationen nach Läsionen des
Hepatocholedochus

Während die bisherigen Störungen, Steine, übersehene Papillitiden, übersehene Pankreatitiden oder
Hepatikusstenosen, ausnahmslos Unterlassungssünden
des Erstoperateurs waren, gewöhnlich durch ungenügende peroperative Diagnostik verursacht, sind die
akzidentiellen Stenosen des Hepatocholedochus das
Resultat technischer Fehler.
Unerkannte, vollständige Durchtrennungen des
Choledochus führen zu Fisteln und — wenn sie sich
spontan schließen — zu einem Ikterus. Unvollständige
Durchtrennungen, Quetschungen, Umstechungen oder
ausgedehnte Devaskularisation des Choledochus führen zu Strikturen, die langsam zunehmen und sich oft
weit über den Ort der ursprünglichen Schädigung
hinaus nach oben und unten ausdehnen. Oft sind die
ganzen extrahepatischen Gallenwege vom Leberhilus
bis zur Papille zerstört.
Hier entstehen schwierige technische Probleme.
Der früher oft gemachte Versuch, nach Resektion der
Stenose den Choledochus durch End-zu-End-Naht wieder zu vereinigen, wird heute kaum mehr unternommen. Das Verfahren eignet sich nur für frische Ver-

letzungen. Bei alten Stenosen sind die Resultate oft schlecht; es bildet sich eine neue Striktur aus, selbst wenn man monate- oder jahrelang ein T-Drain in der Nahtlinie liegen läßt, was eine weitere Unannehmlichkeit dieser Methode darstelle. Das Verfahren der Wahl ist heute die Hepatikojejunostomie, d. h. die Verbindung des erweiterten Hepatikusstumpfes mit einer langen, nach R o u x ausgeschalteten Jejunumschlinge.

Sofern der Hepatikus nicht sehr stark erweitert ist und deshalb eine breite Anastomose erlaubt, legen wir ein Y-Drain in die Anastomosenlinie ein, welcher 3 bis 6 Monate belassen werden muß.

Schwieriger ist die Situation, wenn die ganzen extrahepatischen Gallenwege zerstört sind und kein Stumpf des Hepatikus mehr aufzufinden ist. Diese Situation war früher fast ausweglos; es bedeutet einen großen Fortschritt, hier das aus den Erfahrungen mit der Leberresektion gewonnene Verfahren von C o u i n a u d zur Anwendung zu bringen. Wenn man im Leberhilus die Glissonsche Scheide einschneidet und die linke Leberfissur eröffnet, so kann man ohne große Mühe ein 4 bis 5 cm langes Stück des linken Hepatikusastes freilegen. Es ist dann möglich, vom Zusammenfluß der beiden Hepatici, d. h. von der Bifurkation aus, einen Schnitt 4 bis 5 cm in den linken Hepatikus hineinführen, worauf diese breite Eröffnung der intrahepatischen Gallenwege mit einer Jejunumschlinge verbunden werden kann. Dadurch kann auch in denjenigen Fällen, bei denen das ganze extrahepatische Gallenwegssystem zerstört ist, eine breite Anastomose zwischen den intrahepatischen Gallengängen und dem Jejunum hergestellt werden; die Resultate sind sehr befriedigend.

Nur in verzweifelten Fällen, in denen auch das Verfahren von C o u i n a u d nicht Anwendung finden kann, ist man gezwungen, die Operation nach L o n g m i r e durchzuführen: Man amputiert den kaudalen Teil des linken Leberlappens, findet in der Amputationslinie den erweiterten linken Hepatikusstamm und anastomosiert diesen mit einer Dünndarmschlinge. Auf diese Weise kann der Galle ein Abfluß verschafft werden; die Resultate sind jedoch weniger gut als bei den hilusnahen Anastomosen, da sich die Cholangiojejunostomie oft verschließt und häufig eine Cholangitis resultiert. Glücklicherweise ist in der großen Mehrzahl der Fälle eine Anastomose im Bereich des Leberhilus noch möglich.

Reoperationen nach Choledochoduodenostomie

Seit langem wurde die Seit-zu-Seit-Anastomose zwischen Choledochus und Duodenum häufig geübt, wenn der Gallengang erweitert war und die Situation an der Papille nicht ganz zu klären war. Dieses Vorgehen hatte zweifellos eine gewisse Berechtigung, denn eine solche Anastomose verhindert, sofern sie offen bleibt, mit großer Sicherheit eine neue Gallenstauung, selbst wenn Papillensteine oder eine Papillenstenose zurückbleiben sollten. Der notwendigerweise auftretende Reflux von Duodenalinhalt in die Gallenwege ist in den meisten Fällen bedeutungslos, sofern die Anastomose so weit angelegt ist, daß die Galle alle eindringenden Speisepartikel wieder ausschwemmen kann. Die meisten Störungen nach Choledochoduodenostomie kommen daher, daß die Anastomose sekundär geschrumpft ist oder primär nicht genügend weit angelegt wurde. Man hat deshalb beim Auftreten solcher Störungen vor allem zu klären, ob die Anastomose eine hinreichende Durchgängigkeit besitzt. Dies geschieht durch eine Magen-Darm-Passage, wobei der Speisebrei ausgiebig in die intrahepatischen Gallenwege einfließen muß. Dieser duodenobiliäre Reflux ist weit entfernt davon, ein pathologisches Phänomen darzustellen, für das man ihn fälschlicherweise schon gehalten hat; er ist vielmehr der Beweis für die ausreichende Funktion der Anastomose. Seine Abwesenheit, wie auch das Fehlen von Luft in den Gallenwegen auf der Leeraufnahme, beweist die Schrumpfung oder den Verschluß der Anastomose. In diesen Fällen muß die Therapie nicht in einer Erweiterung der Anastomose bestehen — sie würde wieder schrumpfen —, sondern in einer Hepatikojejunostomie an einer ausgeschalteten Dünndarmschlinge, die viel besseren Schutz vor einer Anastomosenschrumpfung bietet als die Verbindung mit dem vom Speisebrei durchflossenen Duodenum. Eine weitere Ursache von Störungen nach Choledochoduodenostomie bildet die chronische Pankreatitis. Wenn eine Papillenstenose besteht, welche sich in einer Stauung sowohl des Bauchspeichels als auch der Galle auswirkt, und wenn in dieser Situation der Chirurg lediglich eine Choledochoduodenostomie anlegte, so entlastete er damit zwar die Gallenwege, nicht aber das Pankreas, und die Schmerzen der Pankreatitis bleiben zurück. Der bessere Eingriff wäre eine Sphinkterotomie gewesen, die beide Systeme entlastet. Immer, wenn nach einer Choledochoduodenostomie erneut Koliken oder Dauerschmerzen auftreten, die Anastomose sich aber als durchgängig erweist und die Zeichen der Gallenrückstauung fehlen, so muß man in erster Linie an eine unbehandelt zurückgelassene Pankreatitis chronica denken. Eine transduodenale Sphinkterotomie bringt in diesen Fällen prompt Beschwerdefreiheit.

Beschwerden nach Sphinkterotomie

Erst in den letzten Jahren, seitdem diese Operation häufiger ausgeführt wird, haben wir auch die Beschwerden im Gefolge der Spinkterotomie kennengelernt. Sie sind im ganzen selten. Treten nach einer Spinkterotomie wieder Schmerzen und Zeichen einer Galleretention auf, so ist entweder die Sphinkterotomiestelle wieder verwachsen, oder aber die Sphinkterotomie war primär nicht vollständig. Beides kommt vor, aber das zweite ist wahrscheinlich häufiger als das erste. Man kann dem Fehler einer unvollständigen Sphinkterotomie durch Verwendung der Soler-Roig-Sonde begegnen.

Reoperationen bei biliärer Zirrhose

Die risikoreichste Gruppe der Nachoperationen bilden diejenigen Fälle, bei denen sich infolge jahrelangen Bestehens einer Gallenrückstauung eine biliäre Zirrhose ausgebildet hat. Aber auch sie müssen der Operation zugeführt werden, da die Wiederherstellung des freien Galleabflusses der einzige Weg zur Rettung des Patienten ist und da die biliäre Zirrhose nach Beseitigung des Abflußhindernisses nicht fortschreitet. Wie jede Zirrhoseform kann auch die biliäre Zirrhose zu einer portalen Hypertension führen. Die Anlage einer portocavalen Anastomose ist in diesen Fällen besonders schwierig, da die Pfortader dem entzündeten Choledochus fest adhärent ist und rings von derbem Narbengewebe umgeben wird. Eine portocavale Anastomose, mit gleichzeitiger Wiederherstellung des Galleabflusses, ist bisher nur selten unternommen worden. Wir konnten immerhin in 4 Fällen gleichzeitig beide Eingriffe ausführen und haben in allen 4 Fällen eine vollständige Restitution erlebt.

Resultate

Die Nachoperationen an den Gallenwegen sind schwierige Eingriffe; sie sollten nur vom Chirurgen mit besonderer Erfahrung auf diesem Gebiet unternommen werden. Leider mußten wir mehrfach zum

dritten-, vierten- oder fünftenmal nachoperieren, weil
die vorangegangenen Eingriffe nicht adäquat gewesen
waren. Die Mortalität unserer Nachoperationen beträgt 4'4%. Die hauptsächlichen Todesursachen
waren: Leberversagen bei fortgeschrittener biliärer
Zirrhose und Ikterus, akutes Nierenversagen und die
gefürchtete Anaerobiersepsis, die sich nach Operationen an schwer infizierten Gallenwegssystemen aus-
bilden kann.

Bei adäquater Operationstechnik haben die
Nachoperationen jedoch gute Erfolgsaussichten. 116
von 138 Fällen wurden vollkommen beschwerdefrei
und konnten wieder ein normales Leben führen; dies
bedeutet eine Erfolgsrate von 84%. Die Ergebnisse
sind am besten, wo eine einfache Steinentfernung
vorgenommen werden mußte: 96%. Bei Sphinkero-
tomien wurden 89% beschwerdefrei, bei Hepatiko-
jejunostomien 78%.

Ohne Zweifel lohnen sich die Nachoperationen
am Gallenwegssystem, wenn ein sicheres Abflußhindernis vorliegt.

Da die konservative Behandlung bei diesen Fällen auf die Dauer keinerlei Erfolgsaussichten verspricht, sollte die Operation ohne Verzug ausgeführt
werden. Immer, wenn Beschwerden nach einer Cholezystektomie auftreten, so muß ihre Ursache klarge-
stellt werden, und wenn eine Gallenrückstauung vorliegt, verspricht nur die Operation einen Erfolg. Unsere Nachoperationen wurden im Durchschnitt erst
5 Jahre nach der Primäroperation veranlaßt. Wenn
diese allzu lange Zeitspanne durch promptere Indikationsstellung verkürzt wird, dürften sich auch die
Erfolgschancen verbessern und die Risiken vermindern
lassen.

Zusammenfassung

Beschwerden nach Entfernung der Gallenblase
sind nicht selten. Zu einem großen Teil beruhen sie
aber nicht auf Erkrankungen der Gallenwege, sondern auf Erkrankungen anderer Bauchorgane, z. B.
des Dickdarms, des Dünndarms, des Magens oder
Zwölffingerdarms. In etwa 8% haben die Beschwerden
ihren Ursprung in den Gallenwegen selbst oder in
der Bauchspeicheldrüse. Sie beruhen in den meisten
Fällen darauf, daß es bei der Operation nicht gelungen ist, den freien Abfluß der Galle in den Zwölf-
fingerdarm wieder herzustellen. In etwa 2'5% aller
Eingriffe an den Gallenwegen sind dann Nachoperationen notwendig.

Die Ursache des immer noch behinderten Gallenflusses sind in 47% vergessene Steine, die in den Gallenwegen zurückgeblieben sind. Das früher nicht seltene Zurücklassen von Steinen kann heute mit großer Sicherheit durch Anwendung einer Röntgenkontrolle während der Operation vermieden werden. In 36% beruht der behinderte Gallenabfluß auf entzündlichen Verengerungen der Papille, d. h. der Einmündungsstelle der Gallenwege in den Darm. Nicht selten sind solche Papillenverengerungen mit vergessenen Steinen vergesellschaftet. Seltenere Ursachen sind eine chronische Bauchspeicheldrüsenentzündung oder entzündliche Verengerungen der Gallenwege an anderen Stellen.

Wenn bei der Operation der Hauptgallengang geschädigt wurde, kann es zu ausgedehnten Verengerungen kommen, welche ebenfalls den Abfluß der Galle beeinträchtigen und dadurch zu Gelbsucht, Fieber und Gallenwegsinfektionen führen. Etwa 10% der Nachoperationen sind wegen solcher operativer Verletzungen notwendig. Das beste Verfahren ist in diesen Fällen der Ersatz des geschädigten Hauptgallenganges durch eine ausgeschaltete Dünndarmschlinge.

Eine Abflußbehinderung der Galle im Gefolge einer Gallenblasenoperation ist eine schwere Komplikation, denn die chronische Gallenrückstauung führt mit der Zeit zu Leberschädigungen. Ist ein zurückgebliebenes Hindernis an den Gallenwegen nachgewiesen, so hat die konservative Behandlung wenig Erfolgsaussichten, und es sollte die Korrekturoperation ohne Verzögerung vorgenommen werden, um dem Entstehen von schweren Leberschäden zu begegnen. Die Nachoperationen haben eine Mortalität von 4·4%. In 84% der Nachoperationen gelingt es, wieder normale Abflußverhältnisse an den Gallenwegen herzustellen und dem Patienten ein normales Leben zu ermöglichen.

Anschrift des Verfassers: Prof. Dr. W. H e s s , Limmatquai 122—124, CH-8001 Zürich.

Prophylaxe und Therapie des Gallensteinleidens

Röntgenologisches Referat

Von **B. Thurnher**

Drei entscheidende Phasen charakterisieren die Entwicklung der indirekten röntgenologischen Diagnostik des Gallensystems: die Leeraufnahme, die orale Cholezystographie und die intravenöse Cholangio-Cholezystographie. Es ist vielleicht von historischem Interesse und wenig bekannt, daß bereits im Februar 1896, also etwa 1 Monat nach Bekanntwerden der Entdeckung Röntgens, von Neusser in den Wiener Briefen der Münchner Medizinischen Wochenschrift über die Sichtbarkeit von Gallensteinen berichtet und so die Ära der Leerdiagnostik von hier aus eingeleitet wurde. Der große Sprung erfolgte bekanntlich 1924 durch Graham und Cole durch die Einführung eines zunächst intravenös injizierbaren Kontrastmittels des Tetrachlorphenolphtaleins. Bald und mit Recht wegen der schlechten Verträglichkeit wurde die intravenöse Technik verlassen und von der peroralen Administration zunächst bijodierter Kontrastmittel abgelöst.

In eine neue Phase trat die Entwicklung durch die Einführung des trijodierten oralen Kontrastmittels, das nun nicht nur eine bessere Darstellung der Gallenblase, sondern oft auch eine Visualisation der abführenden Gallenwege ermöglichte. Wenig später

wurde in Form des Biligrafins ein intravenös inji-
zierbares trijodiertes Kontrastmittel entwickelt, das
bekanntlich die Darstellung — normale Verhältnisse
vorausgesetzt — des gesamten extrahepatischen Gal-
lenwegsystems und darüber hinaus der großen intrahepatischen Gallenwege erlaubt. Die moderne Gallen-
wegsdiagnostik beruht nun fast ausschließlich auf
den oralen und intravenös injizierbaren trijodierten
Kontrastmitteln.

Die Frage der Wahl, welche Methode angewendet
werden soll, findet, abgesehen von zeitlichen oder
finanziellen Gesichtspunkten, ihre Beantwortung in
den physiologischen Unterschieden der Kontrastmittel,
die ich kurz in Erinnerung rufen darf.

Erste Voraussetzung für das Zustandekommen
eines p e r o r a l e n C h o l e z y s t o g r a m m s ist
neben der Durchgängigkeit des Pylorus eine zumindest nicht schwer beeinträchtigte Resorptionsfähigkeit des Darmes. Schwere Erkrankungen des Dünn-
darmes (Sprue, ausgeprägte Sklerodermie usw.) zeigen
unresorbierte Kontrastmittel im Darm bei fehlender
oder mangelhafter Gallenblasenfüllung.

Die Passage durch die Leberzelle darf nicht
nennenswert gestört sein. Als Grenzwert für die Ausscheidung des Kontrastmittels gilt ein Leberschaden,
der eine Bromsulfotaleinretention von 25% in 45 Min.
verursacht. Je größer die Behinderung des Gallenflusses, desto ungenügender die Darstellung. Beim
Ikterus, hepatisch oder mechanisch, ist eine Darstellung daher nicht zu erwarten. Wenn das Serumbilirubin einen Wert von 1'5 mg% übersteigt, ist das
Zustandekommen eines Cholezystogramms fraglich.

Zu einer kräftigen Darstellung der Gallenblase
muß die Resorptionsfähigkeit der Schleimhaut erhalten sein. Je mehr Wasser sie zu absorbieren imstande ist, desto höher steigt die Jodkonzentration
und damit die Schattendichte. Dies galt natürlich im
besonderen Maße für die bijodierten Kontrastmittel.
Damals war die erhaltene Konzentrationsfähigkeit
eine unabdingbare Voraussetzung für ein beurteil-
bares Gallenblasenfüllungsbild. Heute allerdings wird
das Kontrastmittel bereits so konzentriert aus der
Leber ausgeschieden, daß auch eine cholezystitisch
veränderte oder fibrosierte Gallenblase, die die Konzentrationsfähigkeit sicherlich zum Teil verloren hat,
zur Darstellung gebracht werden kann. Daher ist
heute mehr denn je auf die Beachtung der Kontrak-
tionsfähigkeit größter Wert zu legen. Die Verträglich-

keit des oralen Kontrastmittels ist bekanntlich sehr gut, Nebenerscheinungen sind äußerst selten.

Anders liegen die Verhältnisse beim i n t r a - v e n ö s e n   K o n t r a s t m i t t e l. Die Darmbarriere fällt weg, das Kontrastmittel wird an Serumproteine gebunden und zu 90% durch die Leber ausgeschieden. Etwa 10% werden über die Niere eliminiert. Ist die Ausscheidung aus der Leber durch Leberschaden oder Gallenstauung gestört, so kann das Kontrastmittel zur Gänze über die Niere ausgeschieden werden, ein an sich bekanntes Bild. In einem geringen Prozentsatz der Fälle erfolgt die Ausscheidung aus der Niere auch ohne Leberschädigung, ein an sich noch nicht völlig geklärtes Phänomen. Bei schweren Hypoproteinämien, bei denen das Kontrastmittel nicht an die Serumproteine gebunden werden kann und somit der Transport zur Leber behindert ist, ist eine Ausscheidung nicht zu erwarten.

Bei derartigen Fällen also, bei höherem Leberschaden oder gar Ikterus, mechanisch oder hepatisch, ist die Anwendung der intravenösen Cholezystangiographie schon im Hinblick auf die zu erwartende Erfolglosigkeit kontraindiziert. Auch hier gilt ein Grenzwert eines Bromsulfotaleinretention von zirka 20%. Daß bei inneren spontanen oder artefiziellen Fisteln ein Cholangiogramm nicht zustande kommen kann, ist klar, da ja die Bremswirkung des Spinkter Oddi fehlt.

Es kann nicht geleugnet werden, daß es bei der intravenösen Administration immer wieder zu Zwischenfällen kommt. Schwere bzw. tödliche Zwischenfälle wurden fast ausschließlich bei Ikterusfällen mit dem Vorliegen eines hepato-renalen Syndromes beschrieben. Nach einigen Autoren soll es zu einer Hypokalzämie kommen, da das Trägermolekül Kalziumionen binden soll. Im Hinblick auf diese Annahme spritzen wir ein Kalziumpräparat vor und glauben damit die unangenehmen Nebenerscheinungen wesentlich herabgesetzt zu haben. Schwere Hyperthyreosen gelten als Kontraindikationen, obwohl nur ganz wenig Jod frei abgegeben wird, ebenso latente Tetanie sowie schwere kardiale Dekompensation.

In letzter Zeit ist mehrmals über Versuche berichtet worden, in Analogie zum Infusionspyelogramm durch Erhöhung der Kontrastmittelmenge und Infusionsflüssigkeit eine intensivere Füllung des Gallensystems zu erzielen. Die Ergebnisse sind unbefriedigend. Eindeutiger Anstieg der Transaminasen bei

Verdoppelung der Dosis wurde beobachtet, die subjektive Verträglichkeit ist bei normaler Dosis durch Verdünnung vielleicht etwas besser.

Der Ausspruch eines prominenten englischen Radiologen hat sicher seine Gültigkeit: Röntgenologische Erfahrung kann auch durch hohe Kontrastmitteldosen nicht ersetzt werden.

In diesem Zusammenhang ein Wort zur Frage der Testung. Man ist heute allgemein der Meinung, daß die Testung lediglich eine moralische Beruhigung, nicht aber eine Sicherung gegenüber Zwischenfällen darstellt und auch forensisch ohne Bedeutung ist. Trotzdem bin ich der Meinung, daß zumindest ambulante Patienten vorgetestet werden sollten, um wenigstens jene Fälle auszuscheiden, die bereits bei der intravenösen, subkutanen oder konjunktivalen Testung Unverträglichkeitszeichen zeigen.

Nun zu der eingangs gestellten Frage: orale oder intravenöse Methode? Es ist sicherlich richtig, die Untersuchung zunächst mit der oralen Methode zu beginnen, die viel weniger Zeitaufwand und Geld beansprucht und praktisch keine Zwischenfälle hat. Bei der Klärung unklarer Oberbauchbeschwerden wird die orale Methode bereits eine Anzahl von Fällen ausschließen können; denn eine gut gefüllte, glatt begrenzte, steinlose Gallenblase, die sich ausgiebig und mit Erfolg kontrahiert, bedarf keiner weiteren Untersuchung; das Gallensystem kann als normal bezeichnet werden. Ist die Gallenblase oral nicht füllbar, oder besteht die Annahme eines Abflußhindernisses bzw. natürlich nach Cholezystektomie kommt die intravenöse Methode zu ihrem vollen Recht.

Vielfach wird routinemäßig die kombinierte Methode: orale Vorfüllung und intravenöses Nachspritzen am nächsten Tag empfohlen. Beide Methoden stellen aber zweifellos eine wenn auch leichte Leberbelastung dar, und es scheint uns zweckmäßig, im allgemeinen einige Tage zwischen den beiden Untersuchungen verstreichen zu lassen.

Eine Mittelstellung nimmt die sogenannte Schnellcholezystographie mit Solubiloptin ein, die es ermöglicht, auf oralem Wege eine Darstellung des ganzen Gallensystems innerhalb 3 bis 4 Stunden zu erreichen. Die Methode hat sich nur beschränkt durchgesetzt, da sie die intravenöse Untersuchung nicht zu ersetzen in der Lage ist, aber fast gleichen Zeit- und Materialaufwandes bedarf.

Daß eine Leeraufnahme in allen Fällen, sei es bei
der oralen oder der intravenösen Methode, vorangehen
soll, braucht wohl nicht betont zu werden, die Leeraufnahme ist oft in der Lage, ganz wesentliche Aufschlüsse zu geben. Es wäre nun müßig, die allgemein
bekannten Befunde der Gallenblase im einzelnen
durchzubesprechen. Typische Formveränderungen sollen im Befund festgehalten werden, da ihnen im
Rahmen des klinischen Bildes Bedeutung zukommen
kann. Der Untersucher hat sich zu bemühen, bild-
mäßig störende Faktoren, wie Gasüberlagerungen, soweit als möglich durch Untersuchungen in verschiedenen Projektionsrichtungen, in Rückenlage, Aufnahmen im Stehen usw., auszuscheiden, soweit dies
eben möglich ist.

Beim Vorhandensein von Steinen, seien sie
schattengebend oder nicht, sollen wohl die Größe und
eventuell die Lage im Befund festgehalten werden.
Zahl und Form der Steine sind für den Kliniker nicht
sehr bedeutungsvoll. Aufnahmen im Stehen können
den Befund der sogenannten schwebenden Steine erheben lassen; die cholesterinreichen Steinchen werden
zwischen zwei sich nicht mischenden Gallenfraktionen
verschiedenen spezifischen Gewichtes in Schwebe gehalten. Dieses Bild darf mit dem bekannten Schich-
tungsphänomen nicht verwechselt werden, wobei oben
nicht eingedickte Kontrastgalle liegt, dazwischen eingedickte nichtkontrastmittelhältige Galle und als
letztes darunter eingedickte Kontrastgalle.

Von größter Wichtigkeit mehr noch als in der
Ära der bijodierten Kontrastmittel, wie bereits angedeutet, ist die Beobachtung der Kontraktion und
deren Erfolg bzw. Erfolgslosigkeit nach Reizmahlzeit.
Einer fehlenden Kontraktion können verschiedene
Ursachen zugrunde liegen: eine Hypotonie der Gallenblase, eine Stauung im Hauptgallengang und drittens,
was das Wichtigste ist, eine Wandfibrose oder Verdickung bei bzw. nach Cholezystitis. Es ist dies ja das
einzige röntgenologische Zeichen einer chronischen
Cholezystitis. Die Art der Kontraktion muß als ein
integrierender Bestandteil des Befundes angesehen
werden. Eine erfolglose Kontraktion, wobei die Gallenblase Kugelform annimmt, spricht für organische oder
funktionelle Entleerungsstörung im Zystikusbereich,
eine Art der Dyskinesien, von denen noch später
kurz die Rede sein soll.

Eine oral nicht füllbare Gallenblase bedarf der
intavenösen Untersuchung. Kommt auch damit keine

sichtbare Ausscheidung zustande, so ist eine Leberschädigung, eine Stauung, eine innere Fistel oder eine
Hypotonie des Sphinkter Oddi anzunehmen. Füllen
sich die Gallenwege, nicht aber die Gallenblase, so
besteht in 99% der Fälle ein Zystikusverschluß meist
durch Steine. Eine Fehlerquelle stellt der durch Retro-
peristaltik gefüllte Bulbus duodeni dar, der oft
fälschlich für eine gefüllte Gallenblase gehalten
wurde.

Von ausschlaggebender Bedeutung ist die Feststellung, ob der Choledochus erweitert ist oder nicht.
Dabei muß man sich vor Augen halten, daß das Kali-
ber eine erhebliche physiologische Schwankungsbreite
besitzt; im Alter nimmt der Choledochus an Weite zu.
Absolute Werte anzugeben ist bedeutungslos. Steht
die Dilatation fest, so ist zu beurteilen, ob es sich um
eine totale oder umschriebene Erweiterung handelt;
Steine und Papillenstenosen bewirken eine Erweiterung in toto, Strikturen, Adhäsionen, Verziehungen
verursachen meist umschriebene Dilatationen. Wichtig
ist die Steindiagnose, die aber nur in einem gewissen
Prozentsatz der Fälle einwandfrei gelingt; man wird
die Tomographie zur Klärung heranzuziehen haben
und damit zweifellos eine Verbesserung erreichen
können. Ein kranial-konvexes Abschlußbild des Choledochus spricht in hohem Maße für einen verschließen-
den Stein. Ein normal weiter Choledochus ist allerdings kein Beweis gegen eine Abflußbehinderung,
vorausgesetzt, daß die Gallenblase intakt ist und daher
druckausgleichend wirken kann. Ein normal weiter
Choledochus bei ausgeschlossener Gallenblase kann
als normal durchgängig betrachtet werden.

In den ersten Jahren nach Einführung der intravenösen Cholezystangiographie wurde viel über die
verschiedenen Formen des Abschlußbildes des ter-
minalen Choledochus geschrieben. Man glaubte zunächst, daraus verschiedene diagnostische Schlüsse
ziehen zu können. Heute weiß man, daß sich die Form
der Papillengegend innerhalb kurzer Zeit verändern
kann: spitz, stumpf, kommaartig, ampullär usw.

Wesentlich ist die Feststellung der Choledochus-
dilatation, die einen Beweis einer längerdauernden
Stauung und Druckerhöhung darstellt; sie ist ja in
hohem Maße eine chirurgische Indikation, und es
bleibt nun der peroperativen Cholangiographie überlassen, nähere Details im Bereich
des Gallensystems aufzudecken. Diese Methode kann
im Rahmen dieses Referates nur kurz gestreift wer-

den. Sie soll aber nicht unerwähnt bleiben, da sie
heute aus der Chirurgie nicht mehr wegzudenken ist.
Über die Frage, ob die Manometrie dazu herangezogen
werden soll, wird heute noch diskutiert: Mit H e s s
ist wohl die Mehrzahl der Autoren der Meinung, daß
das Röntgenbild der Gallenwege nur dann richtig
interpretiert werden kann, wenn bekannt ist, bei
welchen Druckverhältnissen dieses zustande gekommen ist. Diese Technik ist in der Lage, über die Verhältnisse im Choledochus wirklich genauere Auskunft
zu geben, Steine aufzuzeigen, die der präoperativen
Diagnostik zwangsläufig entgehen mußten, und über
die Art der Papillenveränderung. Zwei Fehlerquellen
sind in Betracht zu ziehen; die Möglichkeit der Ver-
deckung der Steine durch die große Schattendichte
des Kontrastmittels und zweitens die Einbringung von
Luftblasen, die Steine vortäuschen können.

Ähnlich aufschlußreiche Bilder vermag eine
allerdings sehr heroische Methode zu liefern, nämlich
die p e r k u t a n e t r a n s h e p a t i s c h e C h o l-
a n g i o g r a p h i e, die schon frühzeitig angegeben,
von der intravenösen vorübergehend verdrängt wurde
und heute wieder zunehmend in Anwendung zu kommen scheint. Die Methode ist von Interesse, wenn es
präoperativ nicht gelingt, eine Differentialdiagnose
des bestehenden Ikterus zu erreichen, oder bei inneren Gallenfisteln. Die Nachteile und Gefahren der
Methode liegen natürlich auf der Hand. das Indi-
kationsgebiet wird immer ein begrenztes bleiben, die
Methode nur in der Hand einiger weniger, die diese
Technik wirklich beherrschen.

Während den besprochenen Krankheitsbildern
ein mehr oder weniger faßbares pathologisch-ana-
tomisches Substrat zugrunde liegt, werden wir nicht
selten mit Krankheitszuständen konfrontiert, deren
Ursache in Betriebsstörungen mit schmerzhaften
Bewegungsabläufen liegt, nämlich den sogenannten
Dyskinesien.

Heute erscheinen die schon früher vermuteten
Zusammenhänge zwischen funktionellen und organi-
schen Veränderungen am Gallenwegsystem erwiesen,
denn es liegen nicht nur überzeugende Angaben vor,
daß Cholezystopathien von dyskinetischen Störungen
begleitet werden, sondern daß es auf der Basis primärer Dysfunktionen zur Entwicklung organischer
Veränderungen kommen kann. Auf diesem Gebiete hat
die Pharmakoradiographie zu Klärungen verholfen
(G a r b s c h).

Der Morphintest, der eine Tonussteigerung im Bereich der Gallenblase und eine Tonussteigerung im Bereich der Sphinkter Oddi mit vermindertem Debit hervorruft, wird zur Klärung hypotonischer Zustände im Bereich des Sphinkter Oddi herangezogen, bei denen eine befriedigende Darstellung der abführenden Gallenwege und der Gallenblase ja bekanntlich nicht gelingt. Durch die Tonisierung des Schließmuskels an der Papille wird eine Entleerungsverzögerung bewirkt, in deren Verlauf es zu einer stärkeren Auffüllung der Gallenwege mit Kontrastmittel kommt.

Der Atropin-Amylnitrit-Test, durch den eine Tonusverminderung im Bereich der Gallenblase und eine Tonusverminderung im Sphinkter Oddi mit erhöhtem Debit hervorgerufen wird, eignet sich zur Differenzierung hypertonischer Dyskinesien, die mit dem Bild einer Entleerungsverzögerung an den großen Gallenwegen einhergehen. Während es bei derartigen Zuständen zu einer verzögerten Ausschüttung des Kontrastmittels in den Dünndarm kommt und eine pralle Füllung bis in die intrahepatischen Gallenverzweigungen zu beobachten ist, kommt es zu einer stärkeren Anfärbung des Duodenums und zu einer meist sichtbaren Entleerung der Gallenwege.

Wichtig erscheinen die Entleerungsbehinderungen der Gallenblase durch Störungen im Collum-Zystikus-Gebiet zu sein. Auch hier wird eine erfolgreiche Kontraktion und Austreibung verhindert, wie bei der Hypertonie, eine gleichsinnige Störung im Sphinkter Oddi aber fehlt. Ein Charakteristikum soll das Aufrichten der Gallenblase und deren Kugelform bei Verminderung des Collum-Zystikus-Winkels sein. Hier soll mit Erfolg der Cholezystochinintest herangezogen werden. Nach Gabe von C. C. K. kommt es zur Verkleinerung vorwiegend des Fundusteiles des Hohlorganes, während der Corpus-Collum-Abschnitt erweitert und aufgerichtet wird. Der Ductus cysticus zeigt nur intermittierende Kontrastmittelanfärbung.

Ich möchte lediglich diese 3 Hauptformen herausgreifen: die Dinge liegen manchmal wesentlich komplizierter. Es gibt Kombinationsformen, dissozierte Diskinesien usw., die aber im Rahmen dieses Referates nicht ausführlich behandelt werden können. Am häufigsten sind die sogenannten Begleitdyskinesien beim Steinleiden, sie haben aber röntgenologisch weniger Bedeutung, weil ja für uns hier das faßbare morphologische Substrat im Vordergrund steht.

Häufig kommen zur cholezystangiographischen Untersuchung Krankheitsbilder, die unter dem unglücklichen Sammelbegriff des sogenannten Postcholezystektomiesyndroms zusammengefaßt werden. Unrichtige Operationsindikationen (wie Dyskinesien), liegen gelassene Steine, Papillenstenosen, Strikturen oder begleitende Pankreatitis sind die hauptsächlichsten Ursachen, obwohl das Bestehen. postoperativer Dyskinesien angenommen werden muß. Die Erweiterung des Choledochus nach Cholezystektomie ist kein obligates Ereignis, obwohl eine geringe Weiterstellung häufig ist. Bei der Beurteilung müßten die präoperativen Verhältnisse bekannt sein, da auch bei Dekompression ein völliger Rückgang zur Norm nicht stattfindet, um so mehr, wenn die Dilatation und Stauung lange Zeit bestanden hat.

Das sogenannte Gallenblasenregenerat gibt es nicht; ziemlich häufig sehen wir einen mehr oder weniger langen Zystikusstumpf, der meist von der Art der Einmündung des Zystikus in den Choledochus abhängt. In manchen Fällen (K a i n b e r g e r findet diese Verlaufsanomalie in 5% seiner Patienten) verläuft der Zystikus auf einer langen Wegstrecke parallel zum Choledochus und mündet erst ziemlich nahe der Papille wieder von medial her in diesen ein. Es ist klar, daß in derartigen Fällen die Gefahr eines längeren Stumpfes größer ist als bei normaler Einmündung. Aber auch das ist ein an sich belangloser Befund, solange der Stumpf steinfrei ist.

Ich darf zum Schluß kurz zusammenfassen: Eine n e g a t i v e C h o l e z y s t o g r a p h i e oral und intravenös bei dargestellten Gallenwegen ist fast beweisend für einen Zystikusverschluß, dem in 99% der Fälle ein Stein zugrunde liegt. Stellt sich dabei auch der Choledochus erweitert dar, so wird ein Steinhindernis oder eine Papillenstenose anzunehmen sein.

Eine sogenannte d i s s o z i e r t e n e g a t i v e C h o l e z y s t o g r a p h i e (oral nicht und intravenös gefüllt) spricht für chronische Cholezystitis, besonders wenn Steine gefunden werden oder der Kontraktionsversuch schlecht ausfällt. Stellen sich weder oral noch intravenös weder Gallenblase noch Gallenwege dar, so ist entweder ein erheblicher Leberschaden, eine schwere Abflußbehinderung oder eine innere Fistel anzunehmen. Während der Laktation ist ebenfalls, was weniger bekannt ist, eine Darstellung nicht zu erwarten, da das Kontrastmittel milchpflichtig wird.

Bei der Beurteilung der sogenannten positiven Cholezystographie darf ich nach dem Schema aus dem Buch von H e i s s vorgehen und die verschiedenen Möglichkeiten bei Steinbefall kurz zusammenfassen.

1. Gute Kontraktion und Entleerung bei schlankem Choledochus sprechen für sogenannte metabolische Konkremente.

2. Gute Kontraktion, gute Entleerung und weiter Choledochus sprechen für Choledochusstein oder kompensierte Papillenstenose.

3. Gute Kontraktion, schlechte Entleerung, eventuell bei Kugelform, bei schlankem oder geringgradig erweitertem Choledochus sprechen für möglicherweise steinbedingtes Hindernis im Collum-Zystikus-Gebiet.

4. Schlechte Kontraktion bei schlankem Choledochus spricht für Cholezystitis meist mit Stein.

5. Schlechte Kontraktion bei großer Gallenblase ohne Darstellung des Choledochus spricht für hypotone Dyskinesie.

6. Schlechte Kontraktion bei erweitertem Choledochus spricht für chronische Cholezystitis mit Choledochuspassagebehinderung.

Dieses Schema soll natürlich nur den Idealfall des Diagnostizierbaren darstellen; in der Praxis werden wir uns wohl auf einige sichere Momente stützen können, vieles aber muß lediglich als Verdacht ausgesprochen werden, und die endgültige Diagnose wird erst das Zusammenspiel aller diagnostischen Wege ergeben, von denen der unsere ein sehr wichtiger, aber doch nur e i n e r ist.

Anschrift des Verfassers: Prof. Dr. B. T h u r n h e r, Vorstand der Röntgenabteilung der Allgemeinen Poliklinik, Mariannengasse 10, A-1090 Wien.

Aus der I. Medizinischen Universitätsklinik Wien
(Vorstand: Prof. Dr. E. Deutsch)

Laborbefunde bei Gallensteinleiden

Von **F. Wewalka**

Mit 1 Abbildung

Spezifische Laborbefunde für das Gallensteinleiden gibt es bekanntlich nicht. Je nach der Lokalisation von Konkrementen trifft man mehr oder minder charakteristische Konstellationen der Laboratoriumsbefunde. Als wesentliche Faktoren gelten die
mechanische Gallenstauung, besser gesagt die Ausscheidungsbehinderung ohne und mit Ikterus, die entzündlichen Veränderungen an der Gallenblase und an
den Gallenwegen und die Beteiligung der mitbetroffenen Organe, wie der Leber, des Pankreas und — bei
Dünndarmfisteln — auch des Dünndarms.

Die Themen der anderen Vorträge rechtfertigen
eine vereinfachte Darstellung der Laboratoriumsmethoden und ihrer Ergebnisse ohne Besprechung
der für die Beurteilung des Einzelfalles so wichtigen
Anamnese, der Palpationsbefunde und Röntgenunter-
suchungen.

Laboratoriumsuntersuchungen, die uns einen Einblick gewähren, lassen sich in 5 Gruppen ordnen:

1. in Serumveränderungen, die eine Abflußbehinderung der Galle, also eine Cholestase, anzeigen, die

2. für eine Alteration der Leberzellen sprechen
oder die

3. Aufschluß über einen entzündlichen oder neoplastischen Prozeß geben, weiters

4. in histologische Untersuchungen, die das morphologische Substrat der Veränderungen der Leber erfassen, und

5. in Veränderungen der Galle bzw. des Duodenalsaftes.

Dazu kommen noch Untersuchungen von Stuhl und Harn.

Es ist nicht nötig zu betonen, daß diese Untersuchungen in erster Linie Hilfsbefunde sind. Sie können uns nur nützen, wenn wir ihren Mechanismus kennen und wenn wir die erhaltenen Ergebnisse mit der Klinik in Einklang bringen.

1. Serumveränderungen, die eine Cholestase erkennen lassen, bestehen im Anstieg einzelner Proteine mit und ohne Fermenteigenschaft, wie der alkalischen Phosphatasen, der Leucinaminopeptidasen, des Coeruloplasmins, des Gerinnungsfaktors V oder anderer Substanzen, die ebenfalls durch die Galle in den Dünndarm ausgeschieden werden, wie z. B. Kupfer oder Cholesterin (siehe Tab. 1). Ihre Anreicherung im Serum ist ein empfindlicher Indikator und geht manchmal einem Bilirubinanstieg im Serum voraus.

Tabelle 1. *Nachweis einer Gallenstauung (Cholestase)*

Alkalische Phosphatase (aP)	↑
Leucinaminopeptidase (LAP)	↑
5-Nucleotidase	↑
γ-Glutamyltranspeptidase	↑
Relation von GOT + GPT: GLDH	
Relation von GOT: LAP	
Coeruloplasmin	↑
Serumkupfer	↑
Gerinnungsfaktor V	↑
Fibrinogen	↑
Cholesterin im Serum	↑
Bromsulfophthaleinretention	↑
Direktes Bilirubin im Serum	↑

Die klinische Anwendung erfordert für jede dieser Proben die Berücksichtigung näherer Details. Dies gilt insbesondere für die alkalischen Phosphatasen. Im allgemeinen wird ihre Enzymaktivität jetzt mit der Bessey-Lowry-Methode gemessen und in internationalen Einheiten bzw. mE/ml angegeben[24]. Als Normalwerte gelten 20 bis 48 mE (bei Verwendung eines günstigen Puffers nach Rick und Hausamen 70—200 mE). Der für Cholestasen interessante Bereich beginnt bei etwa 150 mE (600 mE) und reicht bis etwa 1000 mE (4000 mE). Knochenerkrankungen mit erhöhter Aktivität der Osteoblasten müssen ausgeschlossen werden, weil die Enzymanstiege dabei im selben Bereich liegen. Erhöhungen trifft man auch bei Hepatitiden und insbesondere bei den medikamentös ausgelösten, hochsitzenden Cholestasen. Die zahlreichen, noch gebräuchlichen Methoden, die untereinander schwer vergleichbar sind, bedingen unübersichtliche Verhältnisse (siehe Tab. 2).

Tabelle 2. *Normalwerte der alkalischen Phosphatase*

Methode Bessey-Lowry .... 20—48 mE/ml
 (bei 37° C) .... 0·9—4·1 mMolE
 King-Armstrong .... 1·5—14.5 KAE
 Bodansky............................. -1·0—4·0 BE
 Huggins-Talalay...................... 3·0—13·7 HE
Kinetischer Test:
 Lauber-Richterich..................... 21— 53 mE/ml
 Rick-Hausamen; Kreutz .... 70—200 mE/ml

Eine elektrophoretische Trennung dieser Enzyme ist für wissenschaftliche Untersuchungen möglich, läßt aber bisher keine direkten Schlüsse auf den Ursprung der einzelnen Anteile, ob sie nun aus dem Knochen, der Leber oder dem Dünndarm stammen, zu. Die Dünndarmphosphatasen sind durch ihre Hemmbarkeit mit Phenylalanin erkennbar[8], ihr Übertritt ins Blut ist von genetischen Faktoren abhängig[1]. Damit unterliegen die Ausgangswerte und Anstiegsmöglichkeiten der alkalischen Phosphatasen individuellen Unterschieden, die bisher in der Diagnostik nicht berücksichtigt werden und einen Unsicherheitsfaktor darstellen.

Es empfiehlt sich daher, noch ein anderes Ferment zu bestimmen, das von solchen Einflüssen unabhängig ist, nämlich die Leucinaminopeptidasen oder Arylamidasen, zu deren Bestimmung man jetzt das Substrat Leucyl-p-nitroanilid verwendet. Die Normalwerte reichen von 8 bis 20 mE. Höchstwerte liegen selten über 150 mE und werden meist bei längerdauerndem hochsitzendem Verschluß gefunden. Anstiege über 30 mE findet man im dritten Drittel der Schwangerschaft, bei einzelnen Fällen von Hepatitis und allen Formen von Cholestasen. Durch etwas kompliziertere Untersuchungen mit Stärkegelelektrophoresen kann man die Leucinaminopeptidasen in verschiedene Unterfraktionen trennen. Bei Hepatitiden und Zirrhosen betrifft die Erhöhung meist nur eine normale Fraktion (Fraktion 2), während im Schwangerenserum eine spezielle (Fraktion 3) auftritt. Bei verschiedenen Formen der Cholestasen sind dagegen andere, normalerweise nicht vorkommende Fraktionen vorhanden[19]. Dies sind bis zu 6 der bisher bekannten 10 Fraktionen. Bei Untersuchungen mit Schobel und Pesendorfer waren Veränderungen der Fraktionen 4 bis 7 bei Krankheitsfällen anzutreffen, bei denen eine Cholestase nachzuweisen war[14]. Für die Routine genügt es, aus der Gesamtbestimmung der Leucinaminopeptidasen diagnostische Schlüsse zu ziehen.

Der Anstieg des Coeruloplasmins, eines kupferhältigen α_2-Globulins, kommt dadurch zustande, daß Kupfer bei Cholestase durch die Leber schlecht ausgeschieden wird. Ebenso läßt sich der Anstieg des Kupfers im Serum erklären. Der Mechanismus des Anstieges der Proteine, also auch des Gerinnungsfaktors V, schon bei geringfügiger Gallenstauung bedarf noch näherer Aufklärung, doch nimmt man eine Ausscheidungsbehinderung an.

Bei höhergradigem Verschluß steigt das Serumbilirubin, abhängig von der Dauer und Intensität des Verschlusses, an. Das Bilirubin reagiert direkt bei der van den Berghschen Reaktion. Durch die Paarung mit Glucuronsäure entstehen Mono- und Diglucuronide. Dieses wasserlösliche Bilirubin wird durch die Niere ausgeschieden. Die Verlaufskontrolle des Bilirubinspiegels ist von geringem differentialdiagnostischem Wert, wenn man von einem kurzfristigen Bilirubinanstieg nach Steinanfällen absieht. Aber ein solcher Bilirubinanstieg kann auch bei anderen akuten abdominellen Ereignissen vorkommen. Hier sei nur an die Schwankungen des Serumbilirubins bei Choledocholithiasis erinnert. Solche Schwankungen trifft man allerdings auch beim Papillenkarzinom an.

Bei Untersuchungen der Farbstoffausscheidung, geprüft mit der Bromsulfophthaleinretention, muß man für die hier besprochene Fragestellung besonders

den Serumbilirubingehalt berücksichtigen. Bei direkt
reagierendem Bilirubin über 4 mg⁰/o hat die Durchführung dieser Probe keinen Sinn. Eine normale
Bromsulfophthaleinretention auch bei leicht erhöhtem
Serumbilirubin ist bei hämolytischem Ikterus oder bei
gutartiger Hyperbilirubinämie (Morbus Gilbert) anzutreffen. Bei Serumbilirubin unter 4 mg⁰/o kann man aus
einer stärkeren Bromsulfophthaleinretention eine Abflußbehinderung in den Gallenwegen annehmen, wenn
man eine Leberparenchymschädigung (Zirrhose, Hepatitis, auch abklingende Hepatitis, Fettleber) und
ein Dubin-Johnson-Syndrom ausschließt. Eine etwas
bessere Aussage erlaubt die bei uns nicht geübte
Ermittlung der Zeit, die von einer Bromsulfophthalein-
injektion bis zum Erscheinen des Farbstoffes im
Duodenalsaft verstreicht. Auf die Prüfung der Ausscheidung von radioaktiv markiertem Bengalrot
möchte ich nicht eingehen, da diese Untersuchungen
auf Isotopenlaboratorien beschränkt sind.

2. Eine Alteration der Leberzellen, also eine Mitbeteiligung der Leber, ist aus den Laboratoriums-
befunden an einem Anstieg der Transaminasen zu
erkennen. Diese Fermente, die Glutamat-Oxalat-
Transaminase (GOT) und die Glutamat-Pyruvat-
Transaminase (GPT), steigen bei Gallenwegserkran-
kungen im Serum nur selten über 400 mE an. Es gibt
Ausnahmen von dieser Regel. Der Anstieg ist nach
klinischer Erfahrung unter anderem abhängig von
der Schnelligkeit des Einsetzens der Gallenstauung,
von der Intensität des Verschlusses, von dessen Dauer
und von den gleichzeitig vorhandenen entzündlichen
pericholangitischen Veränderungen. Die biochemisch
erfaßbare Läsion der Leberzellen trifft im Gegensatz
zur Hepatitis in stärkerem Ausmaß die Mitochondrien,
weshalb das mitochondriale Enzym Glutamatdehydro-
genase (GLDH), das normalerweise nicht ans Blut
abgegeben wird, in höherer Konzentration im Blut
aufscheint. Deshalb hat ein von S c h m i d t und
S c h m i d t angegebener Faktor $\left(\dfrac{\text{GPT} + \text{GOT}}{\text{GLDH}}\right)$ differentialdiagnostische Bedeutung[18]. Werte unter 15 spre-
chen für einen Verschlußikterus, Werte über 50 für
eine Hepatitis. Man kann die Transaminasen auch in
Beziehung zur Leucinaminopeptidase setzen und die
von uns mitgeteilte Formel $4 \times \text{LAP} - \text{GOT} - 80 = 0$
verwenden. Positive Werte dieser Formel sprechen für
eine Cholestase, negative für eine Leberparenchym-
erkrankung. Man muß allerdings berücksichtigen, daß

im abklingenden Stadium einer Hepatitis die Leucinaminopeptidase wegen der zu diesem Zeitpunkt vorhandenen Cholestase etwas höher liegen kann. Die
Unterscheidung zwischen extra- und intrahepatischer
Cholestase ist damit nicht möglich.

3. Labormethoden, die eine Entzündung anzeigen,
wie die Blutkörperchensenkung, sind in höchstem
Grad unspezifisch. Die Blutsenkung ist bei Gallen-
wegserkrankungen außerordentlich variabel und ergibt bei Cholangitiden sehr hohe Werte. Die nähere
Erfassung der Eiweißveränderungen mittels Elektrophorese und immunologischer Methoden zeigt eine
hochgradige α_2-Globulinvermehrung, die durch Vermehrung der Glykoproteine, des Haptoglobins und
insbesondere des Coeruloplasmins zustande kommt.
Das Coeruloplasmin, das schon durch die Gallenstauung erhöht ist, hat einen maßgeblichen Einfluß
auf die Blutsenkung. Eine Zunahme der β-Globuline,
im engeren Sinne der β-Lipoproteine, tritt erst bei
längerdauernder Cholestase ein, wenn es gleichzeitig
zu einer Zunahme der Gesamtfette und des Cholesterins kommt. Eine γ-Globulinvermehrung ist Ausdruck einer chronischen Entzündung, wie etwa bei
chronischen Cholangitiden; eine starke Vermehrung
ist aber nicht ohne weiteres als Zeichen einer bili-
ären Zirrhose aufzufassen.

4. Histologisch ist die Cholestase gekennzeichnet
durch Gallenthromben in den ausgeweiteten Canaliculi und einer Pigmentablagerung in den angrenzenden Leberzellen. Cholestasezeichen trifft man ebenso
bei Hepatitis und Zirrhosen, so daß man aus Gallenthromben und Pigmentablagerungen allein den extra-
hepatalen Verschluß nur selten diagnostizieren kann.
Das gilt insbesondere für die Abgrenzung zu den
medikamentös toxisch-allergischen Cholestasen. Auch
aus der zentralen und peripheren Lokalisation lassen
sich keine eindeutigen Schlüsse ziehen. Im übrigen
können Gallenthromben noch einige Zeit nach Beseitigung der Abflußhinderung bestehen bleiben. Das
Vorliegen sogenannter „Gallenseen" berechtigt einen
extrahepatischen, mechanischen Verschluß anzunehmen.

Neuere Färbemethoden ermöglichen es, zwischen
dem abgelagerten konjugierten und nicht konjugierten Bilirubin zu unterscheiden[6]. Nach den bisherigen
Untersuchungen ist bei verschiedenen Formen von
Cholestase konjugiertes und nichtkonjugiertes Bilirubin etwa im gleichen Verhältnis vorhanden[5].

Eine Darstellung der Gallencanaliculi mit enzy-
matischen Methoden sollte nach gemeinsamen Untersuchungen mit H o l z n e r und S t e f e n e l l i[10] eine
Unterscheidung verschiedener Formen der Cholestase
ermöglichen. Das Ferment ATPase ist an den Grenz-
flächen der Leber zu den Canaliculi lokalisiert; beim
mechanischen Verschluß ist es intensiv dargestellt und
läßt die Ausweitung der Gallencanaliculi erkennen[3, 10];
bei den intrahepatischen Cholestasen ist die Enzymaktivität in dieser Lokalisation bereits mit Beginn
der Stauung vermindert. In späteren Stadien kann die
Unterscheidung allerdings erschwert sein.

Bei Cholezystitis wurden kleine, aus Leukozyten
und Lymphozyten bestehende, zu kleinsten Nekro-
sen führende, umschriebene Infiltrate innerhalb der
Acini beobachtet, die man als hämatogen-entzündliche
Herde (Mikroembolien) ansah. Solche unspezifischen
Infiltrate sind in der Leber auch bei anderen entzündlichen Affektionen im Bereich des Pfortaderkreis-
laufes anzutreffen. Diese Infiltrate sind häufiger im
intraoperativen Biopsiematerial und abhängig vom
Zeitpunkt der Biopsie während der Operation. Wird
nämlich eine Biopsie aus der Leber am Beginn einer
Operation ausgeführt, sind nahezu keine solchen Veränderungen vorhanden. Erfolgt die Exzision jedoch
gegen Ende der Operation, sind solche Veränderungen
häufig[16]. Inwieweit sie von der Narkose abhängig
sind, ist noch nicht sichergestellt. Man soll daher mit
der Beurteilung derartiger Veränderungen vorsichtig
sein.

Die entzündlichen Veränderungen der periportalen Felder sind bei Cholangitis in frühen Stadien
vor allem durch leukozytäre Infiltrationen gekennzeichnet. In späteren Stadien, in denen auch bei
Cholangitis mehr oder minder scharf vom Leber-
acinus abgrenzbare kleinzellige Infiltrationen vorkommen, kann die Differentialdiagnose schwierig sein.
Bei primärer biliärer Zirrhose — nach einem Vorschlag von P o p p e r als nichteitrige, destruierende
Pericholangitis bezeichnet —, aber auch bei Reti-
kulosen, lymphatischen Leukämien, in den Spätstadien
akuter Hepatiden und bei chronischen Hepatiden
gibt es vor allem lymphozytäre Infiltrationen der
periportalen Felder. Die Unterscheidung fällt auch
manchmal erfahrenen Pathologen schwer, was wir
daraus ersehen, daß nicht so selten in histologischen
Befunden von einer Cholangitis oder einer cholangi-
tischen Zirrhose gesprochen wird in Fällen, in denen

sich eindeutig eine Laennecsche Zirrhose oder chronische Hepatitis erweist.

5. Die Untersuchungen der Gallenflüssigkeit nach Duodenalsondierung mit Auslösung eines Gallenblasenreflexes durch Mg-Sulfat oder Cholezystokinin gehört zu den altbekannten, durch die Cholangiographie eher in den Hintergrund gedrängten Untersuchungsmethoden. Chromatographische und gaschromatographische Untersuchungen ermöglichen eine genauere Analyse der Gallenbestandteile und insbesondere der Gallensäuren[20]. Gallensäuren, Phospholipoide (Lezithin) bilden zusammen mit dem Cholesterin sogenannte Micellen und verhindern das unlösliche Cholesterin am Ausfallen[12]. Die einzelnen Gallensäuren bilden im Gegensatz zu den Trihydrocholansäuren große Micellen mit geringerer Oberflächenspannung und geringerer Stabilität[12]. Die nur eine Hydroxylgruppe enthaltenden Lithocholsäuren kommen nur in geringer Menge in der Galle vor, können aber bei intravenöser Infusion Cholestasen auslösen[11, 17].

Dem Verhältnis verschiedener Gallensäuren zueinander und dem Gehalt der Galle an Cholesterin wird bei der Gallensteinentstehung eine wesentliche Rolle zugeschrieben. Eine eindeutige Aussage läßt sich im derzeitigen Stadium nicht machen, doch sei darauf hingewiesen, daß im Zentrum von Gallensteinen mehr Chenodesoxycholsäuren und Cholsäuren gefunden werden als Desoxycholsäuren[20]. Andere Autoren finden eine erhöhte Cholesterinausscheidung bei Gallensteinträgern[9]. Aber auch der Zustand der Leber spielt offensichtlich eine Rolle, da man bei Leberzirrhosen eine deutliche Verschiebung der Ausscheidung zugunsten der Chenodesoxycholsäuren auf Kosten der Desoxycholsäuren findet[23]. Die Einflüsse der Diät auf diese Verhältnisse wurden von D a m und Mitarbeitern in zahlreichen Arbeiten mitgeteilt[4].

Eine bakterielle Besiedelung der Gallenwege führt zu einer Lösung der Gallensäuren aus ihrer Komplexbildung, wodurch eine Ausfällung von Gallebestandteilen und eine zusätzliche Reizungsmöglichkeit der Gallenwegsepithele gegeben ist[21].

Es gibt somit Anzeichen dafür, daß in Zukunft der Einleitungssatz dieses Vortrages mit der Feststellung, daß es keine spezifischen Laboratoriumsmethoden bei Gallensteinleiden gibt, widerlegt werden könnte.

Einige Leitsätze für die klinische Diagnostik
lassen sich aus der Bearbeitung einschlägiger Fälle
ableiten (Abb. 1) (vgl. auch [13]).

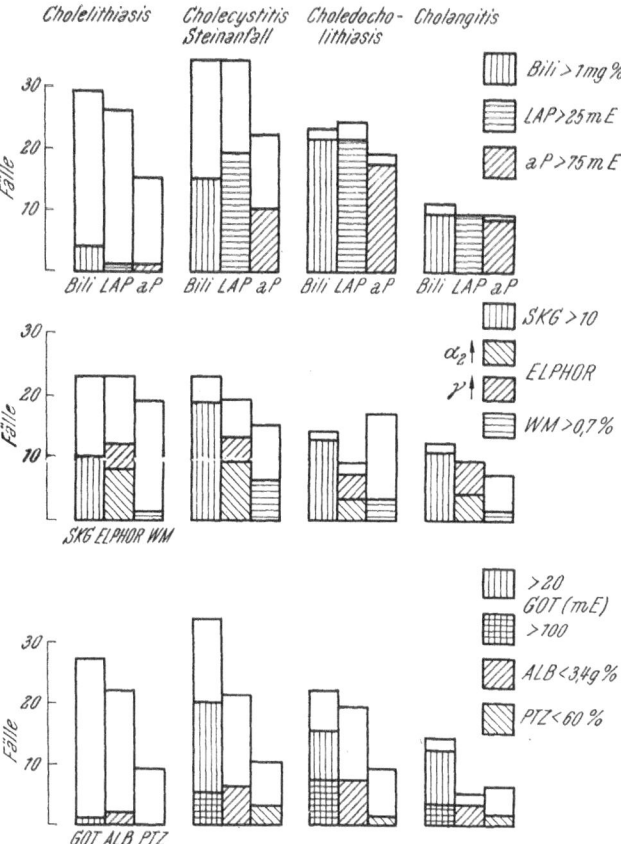

Abb. 1. Häufigkeit pathologischer Laborbefunde bei Gallenwegs-
erkrankungen. Aus der Darstellung ist die Zahl der pathologischen Befunde und die Gesamtzahl der untersuchten Fälle in jeder Gruppe ersichtlich

1. Blutveränderungen bei klinisch symptomloser
Cholelithiasis bestehen meist nur in Blutsenkungs-
erhöhung und in α_2-Globulinvermehrung.
2. Bei Koliken mit Choledochusbeteiligung
kommt es zu kurzfristigem Anstieg der Transaminasen, des Serumbilirubins sowie der Leucinaminopep-

tidase. Letztere steigt früher an als die alkalische
Phosphatase. Man wird daher nach einer fraglichen
Kolik, ähnlich wie beim Myokardinfarkt, in kurzen
Abständen untersuchen, um die entsprechenden bio-
chemischen Veränderungen zu erfassen.

3. Das Fehlen eines Serumbilirubinanstieges
schließt Steine im Choledochus nicht aus.

4. Die Diagnose „Cholangitis" sollte man bei
Fehlen von biochemischen Verschlußsymptomen nicht
stellen.

5. Bei länger bestehendem inkomplettem Ver-
schluß der Gallenwege sinken die Serumspiegel von
Albumin, Prothrombin und einiger anderer in der
Leber gebildeter Proteine deutlich ab.

6. Eine Verminderung der Albumine, zum Teil
auch der γ-Globuline, konnte in einzelnen Fällen mit
Steindurchtritt durch eine Fistel aus der Gallenblase
in den Dünndarm beobachtet werden; wir vermuten
eine exsudative Enteropathie durch Übertreten eines
entzündlichen Sekretes in den Darm.

7. Differentialdiagnostische Schwierigkeiten bieten die intrahepatischen Cholestasen und die primär
biliäre Zirrhose, weshalb in diesen Fällen eine chirurgische Inspektion unvermeidlich ist.

8. Diagnostische Fehler werden dadurch gemacht, daß unspezifische Flockungsproben den wesentlich aussagekräftigeren Fermentuntersuchungen
vorgezogen werden.

Für die meisten hier besprochenen Fragestellun-
gen wird man mit der Kontrolle des Serumbilirubins,
der Untersuchung der Leucinaminopeptidase und/
oder der alkalischen Phosphatase, einer Transaminase
sowie der Blutsenkung, des Weltmanns oder der
Elektrophorese das Auslangen finden. Diese Proben
sollen aber auch bei klaren cholangiographischen Befunden ausgeführt werden.

Wie man erkennen kann, liegt der Fortschritt
der Diagnostik vor allem in der Ausführung schon
lange bekannter Methoden und in der besseren Inter-
pretation der Ergebnisse. Nicht vergessen soll man
allerdings die reiche Erfahrung, die man in den
letzten Jahren durch jene Gelbsuchtsformen gewonnen hat, die als mechanischer Verschlußikterus der
Gallenwege imponieren, ihre Ursache aber in parenchymatösen Erkrankungen oder toxischen Schädigungen haben. In diesen für die Differentialdiagnose
schwierigen Fällen muß man das ganze Repertoire

der Untersuchungen anwenden, von denen hier nur ein Ausschnitt mitgeteilt werden konnte.

Zusammenfassung: Die Laboratoriumsbefunde bei Gallensteinleiden sind abhängig von der Lokalisation der Konkremente und der Ausscheidungsbehinderung der Galle, von den entzündlichen Veränderungen und von der Reaktion der mitbetroffenen Organe, wie Leber und Pankreas. Die Abflußbehinderung der Galle wird durch Fermentbestimmungen (alkalische Phosphatase, Leucinaminopeptidase) und andere empfindlich reagierende Proben angezeigt. Mit den Transaminasen erfaßt man eine durch Rückstauung der Galle bedingte, vorwiegend die Mitochondrien betreffende Alteration der Leberzellen. Über entzündliche oder neoplastische Veränderungen gibt zum Teil die Blutsenkung und die Vermehrung der α_2-Globuline Aufschluß. Vielfach muß man aber auch histologische Untersuchungen heranziehen, um eine präoperative Differentialdiagnose zu ermöglichen. Die Untersuchungen der Galle, insbesondere der Gallensäuren im Duodenalsaft, sind von theoretischem Interesse und mögen einen Ausblick auf neue Erkenntnisse eröffnen, eignen sich aber derzeit noch keineswegs für Routineuntersuchungen.

Literatur: [1] Arfors, K. E., Beckman, L. und Lundin, L. G.: Acta genet., 13 (1963), S. 366. — [2] Chante, Ch., Pesendorfer, F., Schnack, H. und Wewalka, F.: 3. Weltkongr. Gastroenterol., Bd. III, S. 559. Tokio 1966. — [3] Chiari, H. H., Holzner, H. und Thaler, H.: Wien. Zschr. inn. Med., 45 (1964), S. 45. — [4] Dam, H., Kruse, J., Kallehange, H. E., Hartkopp, O. E. und Krogh-Jensen, H.: Scand. J. Clin. Laborat. Invest., 18 (1966), S. 385. — [5] de Groote, J. und Herwegh, K.: Clin. Chim. Acta. — [6] Desmet, V., Bullens, A. M., de Groote, J. und Herwegh, K.: II. EASL-Meeting, Göteborg 1967. — [7] Deutsch, E.: In: Progress in Liver Diseases. Bd. 2, S. 69. New York-London: Grune & Stratton. 1965. — [8] Fishman, W. H., Green, S. und Inglis, N. I.: Biochim. biophysica acta, N. Y., 62 (1962), S. 363. — [9] Hauton, J. C., Lafont, H., Teissier, N. und Sarles, H.: II. EASL-Meeting, Göteborg 1967. — [10] Holzner, J. H., Stefenelli, N. und Wewalka, F.: 2. Weltkongr. Gastroenterol. München 1962, Vol. III (1963), S. 208. — [11] Javitt, N. B.: Nature, 210 (1966), S. 1262. — [12] Juniper, K.: Amer. J. Med., 39 (1965), S. 98. — [13] Lindenauer, S. M. und Child, Ch. G.: Surg. Gyn. Obstetr., 123 (1966),

12

S. 1205. — [14] Pesendorfer, F., Schobel, B. und Wewalka, F.: Acta 3. Conv. Med. Int. Hung. Gastroenterologia Budapest (1965), S. 902. — [15] Popper, H. und Schaffner, F.: Stuttgart: G. Thieme. 1961. — [16] Poulsen, H., Christoffersen, P. und Skele, E.: II. EASL-Meeting, Göteborg 1967. — [17] Schaffner, F. und Javitt, N. B.: Gastroenterology, Baltimore, 50 (1966), S. 867. — [18] Schmidt, E. und Schmidt, F. W.: Klin. Wschr., 40 (1962), S. 962. — [19] Schobel, B. und Wewalka, F.: Klin. Wschr., 40 (1962), S. 1048. — [20] Schoenfield, L. J. und Sjövall, J.: Abstr. Gastroenterol., 50 (1966), S. 868. — [21] Scott, A., Kahn, G. und Sherlock, S.: II. EASL-Meeting, Göteborg 1967. — [22] Tamesue, N. und Juniper, K.: Gastroenterology, Baltimore, 52 (1967), S. 473. — [23] Turnberg, L. A., Grahame, G., Sherlock, S.: II. EASL-Meeting Göteborg 1967. — [24] Wewalka, F.: Enzyme bei Knochenerkrankungen und Cholestase, in: Praktische Enzymologie, H. Huber, Bern und Stuttgart 1968.

Anschrift des Verfassers: Doz. Dr. F. Wewalka, I. Medizinische Universitätsklinik, Spitalgasse 23, A-1090 Wien.

Aus der Chirurgischen Abteilung
des Landeskrankenhauses Klagenfurt
(Vorstand: Prof. Dr. F. J u d m a i e r)

Choledochusmitbeteiligung
bei Erkrankung der Gallenblase

Von F. Judmaier

Die Mitbeteiligung des Choledochus, d. h. das Übergreifen einer Gallenblasenaffektion auf die tiefen Gallenwege, verschlimmert das Krankheitsbild ganz wesentlich, denn

1. kommt es gar nicht selten zu aszendierenden Cholangitiden mit sekundärer Leberparenchymschädigung oder

2. zu schweren Wandveränderungen des Choledochus und Sklerosierungen der Papille mit entsprechender Schädigung des Sphinkterapparates und

3. ist nun dem Übergreifen der Erkrankung auf die Bauchspeicheldrüse Tür und Tor geöffnet, so daß schließlich

4. die therapeutische Eröffnung des Choledochus unerläßlich wird, was eine wesentliche Vergrößerung des Eingriffes bedeutet. Dies drückt sich auch in einer entsprechend erhöhten Mortalitätsziffer aus.

Dieser unheilvollen Ausweitung der Erkrankung vorzubeugen, darf nicht nur Sorge des Chirurgen, sondern muß in erster Linie auch Aufgabe des praktizierenden Arztes und Hausarztes sein. Die Vorbeugung aber kann nur in der rechtzeitigen Beseitigung der Gallenblasenerkrankung bestehen, was häufig gleichbedeutend ist mit der Indikation zur Frühoperation.

Ist der Choledochus bereits mitbeteiligt, so muß er zielstrebig behandelt und nach Möglichkeit der normale Zustand wiederhergestellt werden. Davon hängt es ab, ob der Patient nach dem operativen Eingriff beschwerdefrei ist oder ob sich der Hausarzt zeitlebens mit diesem „Gallenoperierten" auseinandersetzen muß, sei es, weil Steine übersehen oder ein stenosierender Papillenprozeß nicht beseitigt wurde. Diese, die Gallenchirurgie auch heute noch belastende, postoperative Morbidität wird vielfach als Postcholezystektomiesyndrom bezeichnet. Ein nicht sehr glücklicher Ausdruck, der von B l o c k humorvoll zu „Trotzcholezystektomiesyndrom" abgeändert wurde.

Die Angaben über die Häufigkeit übersehener Steine in den Gallenwegen schwanken in der Literatur zwischen 10 und 68%. M a y o berichtet, daß er bei Obduktionen von Gallenblasenoperierten in einem Drittel der Fälle Steine im Choledochus fand, und S c h ö n b a u e r fand ähnliche Zahlen.

Diese Tatsachen unterstreichen unsere Überzeugung, daß beim Ersteingriff in allen Fällen völlige Klarheit über die funktionellen und morphologischen Verhältnisse im Gallengangsystem geschaffen werden muß. Nur dies verbürgt den Dauererfolg und vermeidet das Postcholezystektomiesyndrom.

Nur waren die bisherigen Methoden, den Choledochus zu beurteilen und zu sanieren, unzulänglich. Es war vielfach ein Arbeiten im Dunkeln mit all den möglichen Fehlerquellen.

Im letzten Jahrzehnt aber ist die Gallenchirurgie deutlich in Bewegung gekommen, teils durch Verfeinerung der Diagnostik, aber auch durch gewisse Änderungen der operativen Technik. Das bisherige Palpieren, Sondieren, Aufbougieren und Spülen hat nach einer dringenden Ergänzung verlangt. Sie ist heute gegeben durch die Druckmessung, die Manometrie, die Kontrastdarstellung der Gallengänge, die Cholangiographie und die optische Inspektion, die Cholangioskopie.

Vor allem die Cholangiographie in Form der Durchleuchtung der Gallenwege mit dem Bildwandler ermöglicht uns die dynamisch-funktionelle Betrachtung des Passageablaufes. Sie gibt nicht nur Auskunft über die Beschaffenheit bzw. den Inhalt des Chole-

dochus und seine anatomischen Variationen, sondern
läßt auch wichtige Aussagen über Funktion der Papille, Einmündung des Pankreasganges und Abfluß-
bedingungen in das Duodenum zu.

Seit 6 Jahren führen wir deshalb grundsätzlich
bei jder Gallenoperation die Cholangiographie durch
den Ductus cysticus unter Durchleuchtung mit dem
Bildverstärker durch. Bei den meisten Fällen ergänzen wir diese Maßnahme durch die Manometrie. Wurden Steine aus dem Choledochus entfernt, so sichern
wir uns vor Ende der Operation zusätzlich durch
die Choledochoskopie. Sie ist die einzige Methode,
die auch in Divertikel versteckt liegende Steine auf-
decken kann und gewährleistet eine sichere Inspektion der Ductus hepatici bis in ihre Aufteilung.

Den eröffneten Choledochus verschließen wir
nie primär, sondern versorgen ihn mit einem allerdings nur dünnen diagnostischen T-Rohr. Dadurch
ist die endgültige Überprüfung der Gallenwege durch
eine abschließende Cholangiographie durch das T-
Rohr am siebenten bis neunten Tag nach der Operation möglich. So sind wir in der Lage, dem Hausarzt
die Beschaffenheit der Gallenwege endgültig zu do-
kumentieren. Diese Dokumentation wird noch ergänzt durch den histologischen Befund der Leber,
gewonnen durch die intraoperative Leberpunktion.

Dieses Vorgehen ermöglicht uns, Choledochus-
mitbeteiligungen sicher zu erkennen, somit unnötige
Choledochuseröffnungen zu unterlassen und notwendige nicht zu übersehen.

Dies äußert sich auch statistisch. Wir erkennen,
daß bei ungefähr gleichen Patientengruppen die moderne Gallenchirurgie wesentlich verbesserte Erfolge
bedingt. Die Choledochuseröffnungen werden exakter
durchgeführt und ihre Häufigkeit steigt von 16 auf
22%. Die Mortalität geht für die Cholezystektomie von
0·9 auf 0·25% zurück und bei der Choledochotomie
von 3 auf 1·5%.

Die verbesserte Diagnostik in Form der Radiomanometrie hat ein Krankheitsbild bestätigt und stärker in den Vordergrund gerückt, dies ist die
P a p i l l e n s k l e r o s e. Ohne Zweifel ist die Möglichkeit einer stenosierenden Papillensklerose gegeben
und kann auch histologisch verifiziert werden. Sie
ist aber durchaus nicht so häufig, wie von manchen
Autoren in letzter Zeit angegeben wurde. Ödeme,
Spasmen und reversible Rigiditäten werden in diesen
Fällen als Papillensklerose angesprochen.

Wir diagnostizieren eine irreversible Papillensklerose nur, wenn sie sowohl manometrisch als auch radioskopisch erkennbar ist und wenn zusätzlich bei der Sondierung ein völliger Elastizitätsverlust der Papille besteht, so daß das Choledochoskop nicht mehr in das Duodenum vorgeschoben werden kann. Diese Fälle sind wesentlich seltener und machen in unserem Krankheitsgut nur etwas über 6% aller Choledochuseröffnungen aus.

Wurde aber eine Papillensklerose nachgewiesen, so ist es unbedingt notwendig, das Duodenum zu eröffnen und unter Sicht des Auges die Papille zu spalten und plastisch zu erweitern.

Durch diese kausale Maßnahme, Duodenotomie plus Papillenplastik, können wir eine Operationsmethode, mit der wir nie ganz glücklich waren, auf ein Minimum reduzieren. Dies ist die Anastomose zwischen Choledochus und Duodenum, die C h o l e - d o c h o -D u o d e n o s t o m i e. Sie ist unphysiologisch, da sie ja den Krankheitsherd mit seinen Entzündungserscheinungen und Konkrementablagerungen nicht beseitigt. Die moderne Gallenchirurgie ermöglicht uns die Einschränkung dieser unphysiologischen Behandlungsmethode.

Somit bleibt die Choledocho-Duodenostomie heute nur mehr einem Krankheitsbild des Choledochus vorbehalten, dies ist die röhrenförmige Stenose des retropankreatischen Choledochusanteiles, bedingt durch entsprechende Erkrankungen des Pankreaskopfes. Hier aber ist die Choledocho-Duodenostomie die Methode der Wahl.

Wenn der Titel meines Themas auch den Eindruck erweckt, es handle sich um ein rein chirurgisches Thema, so hoffe ich aber doch mit meinen Ausführungen gezeigt zu haben, daß auch der Praktiker mit diesen Dingen einigermaßen vertraut sein muß, da es ja gerade in seiner Hand liegt, die Ausweitung der Gallenblasenerkrankung zu verhüten, wobei vor allem der Indikation zur Frühoperation besonderes Augenmerk geschenkt werden muß.

Anschrift des Verfassers: Prof. Dr. F. J u d m a i e r , Vorstand der Chirurgischen Abteilung der Landeskrankenhauses, St. Veiter Straße 47, A-9010 Klagenfurt.

Aus der Chirurgischen Abteilung
des Mautner-Markhofschen Kinderspitals
(Vorstand: Prim. Dr. P. Wurnig)

Gallensteine im Säuglings- und Kindesalter*

Von **P. Wurnig**

Mit 2 Abbildungen

Das Gallensteinleiden im Kindesalter gilt nicht
nur als eine große Seltenheit, sondern geradezu als
eine pathologische Rarität oder Kuriosität. So wurden auch in Wien seit 1951 lediglich 2 Fälle von
Cholelithiasis im Kindesalter beschrieben (R a u h s;
K ü h l m a y e r). Demgegenüber geht jedoch aus dem
Literaturstudium hervor, daß dieses Leiden im Kin-
des- und Säuglingsalter keineswegs so selten ist, wie
man anzunehmen glaubt, sind doch nach F o r s h a l l
und R i c k h a m im Jahre 1955 bereits über 500 Fälle
in der Literatur bekannt. U l i n, N o s a l und
M a r t i n haben allein von 1948 bis 1952 326 verifizierte Fälle von Gallensteinleiden im Kindesalter
gefunden. Unter 182 Autopsien kindlicher Gallen-
wegserkrankungen fand P o t t e r 83mal Steine ohne
entzündliche Erkrankungen der Gallenblase. 41mal
Steine und Entzündungen der Gallenblase, hingegen
58mal nur Entzündungen der Gallenblase allein.
S c h r ö d e r fand bei Sektionen von Jugendlichen

*) Mit Unterstützung des wiss. Fonds der Stadt
Wien.

2

(erste und zweite Dekade) in 2·4⁰/₀ der Fälle Gallensteine, während bei Sektionen im späteren Lebensalter nur in etwa 10⁰/₀ aller Fälle Gallensteine auftreten. Zu gleichen Ergebnissen kommen B r a u n -
s t e i n e r und H e s s. Demnach ist das Gallensteinleiden bei Jugendlichen nur etwa 4- bis 5mal so selten
wie bei Erwachsenen, müßte also in einem doch beträchtlich höheren Prozentsatz anzutreffen sein als
man anzunehmen geneigt ist. Demgegenüber wurde
am klinischen Material von 3600 Gallensteinkranken
nur ein kindlicher Fall beobachtet (R a u h s). Ein
ähnliches Verhältnis würde sich auch aus den Ver-
öffentlichungen von Wien errechnen lassen (K ü h l-
m a y e r; R a u h s). Einzelne klinische Angaben, die
aus solchen Krankenhäusern stammen, die sich vornehmlich mit Kinderchirurgie befassen, lassen jedoch
eine andere Situation vermuten. So konnten F o r-
s h a l l und R i c k h a m in der Zeit von 1951 bis
1955 6 Fälle von Cholelithiasis im Kindesalter be-
schreiben (im Alter von 2¹/₂ bis 12 Jahren) und
G r o ß hat in seinem Material der Bostoner Klinik
6 Fälle von Gallensteinleiden im Kindesalter. Neben
diesen Fällen, die praktisch nur die Cholelithiasis im
üblichen Sinne betreffen, kommen aber auch Fälle
vor, bei denen sich schon in viel früherem Alter Gallensteine und vor allen Dingen Choledochussteine finden. Diese Fälle sind meistens unter dem Krankheitsbild der „idiopathischen Perforation der Gallenwege" angeführt, das vorwiegend im Säuglingsalter,
und zwar in den ersten Lebenswochen, beschrieben
wird. Insgesamt sind von diesem Krankheitsbild bisher etwa 50 Fälle bekannt geworden (T a i l l i e r),
von denen bei 12 Fällen ein Stein gefunden wurde.
Fälle dieser Art sind des näheren beschrieben von
E r i c s s o n und R u d e, P r e v o t und T a l a l a k,
wobei wir einen eigenen Fall hinzufügen können.
Entsprechend dieser Altersverteilung teilt sich sowohl
der pathologisch-anatomische Verlauf als auch das
klinische Zustandsbild und die Symptomatik in 2 Gruppen. Die erste Gruppe betrifft vorwiegend größere
Kinder. Es handelt sich dabei in erster Linie um
entzündliche Erkrankungen der Gallenblase mit und
ohne Steine. Die zweite Gruppe betrifft Neugeborene
und Säuglinge, wobei die Gallenkonkremente vorwiegend im Choledochus gelegen erscheinen. Zur
ersten Gruppe gehören 2 unserer Fälle:

Fall 1: D. G., 2596/64, 5jähriger Knabe, wird am
3. August 1964 in ein auswärtiges Krankenhaus eingelie-

fert, weil das Kind seit 1 Woche hoch fieberte, klinisch
damals Meningismus und starke Abdominalspannung.
Appendizitis lokal ausschließbar, Lumbalpunktion 2/3 Zellen. Leukozytose: 17.000, BSR: 115/137, ständig Temperatur bis 39⁰. Gruber-Vidal negativ. Nach 1 Woche deutlicher Tumor im rechten Oberbauch tastbar. IVP: Kalkschatten in der rechten Nierengegend. Daher wird das
Kind wegen Verdachtes auf Nebennieren- oder Retroperitonealtumor an unsere Abteilung transferiert.

Aufnahme am 17. August 1964: Temperatur subfebril, deutlicher Tumor und Druckschmerz im rechten
Oberbauch, sonst klinisch unauffällig. BSR 76/112, Ery:
3˙6 Mill., Hb. 75⁰/o, Leuko: 6150, Harn: Alb. pos., Sed.:
Leuko und Ery, einzelne Zylinder, SGOT 18 E., Thymol
7˙68, Bilirubin i. S. 0˙3 mg⁰/o, 17-Ketosteroide 2˙3 mg in
24 Stunden.

IVP und Cholezystographie: Gallenblasenkonkremente, die atemverschieblich und untereinander verschieblich sind.

Laparatomie am 27. August 1964: Gallenblase geringgradig ödematös infiltriert, sonst äußerlich unauffällig, mehrere bewegliche Konkremente im Gallenblasenhals tastbar. Ein älteres entzündliches Infiltrat mit gelblichen Stippchen zwischen Leberhinterrand und Niere
rechts entwickelt, aus dem bröckelige alte Eitermassen
entfernt werden. Probeexzision von dort aus Leber und
Niere, Cholezystotomie und Ausspülen zahlreicher kleiner
zackiger Konkremente aus der Gallenblase. Choledochus
3 mm weit normal. Zystikus 3 mm weit normal. Gallenblasenverschluß, Drainage und Wundverschluß.

Gallensteine: Chemisch reine Cholesterinsteine.
Histologisch: Alter perihepatischer und perinephritischer
Abszeß mit chronischer Cholangiolitis. Der postoperative
Verlauf war im wesentlichen komplikationslos und das
Kind ist seither beschwerde- und rezidivfrei. Prophylaktische antibiotische Nachbehandlung durch einige Monate.

Fall 2: S. M., 3˙6 Jahre altes Mädchen, 12. September 1965 Aufnahme in einem auswärtigen Spital wegen
schlechten Allgemeinzustandes (AZ) seit längerer Zeit.

Etwas Schmerzen im Oberbauch, schlechtes Aussehen. Ery: 3˙5 Mill. Hb 75⁰/o, BSR: 58/66, Harn: Alb.
opal, Sed.: L 160. Ery 20. IVP: o. B. Cholezystographie:
Gallenblase gut füllbar und entleerbar. Kalkschatten in
der und um die Gallenblase. Magen-Darm-Passage: Duodenum durch die Gallenblase von vorne her komprimiert.
Trotz antibiotischer Therapie AZ gleichbleibend, BSR ansteigend. Daher Transferierung an unsere Abteilung zur
Laparatomie wegen Verdachtes auf gedeckte Perforation
der Gallenblase. Operation am 9. Oktober 1965: Gallenblase unauffällig, palpatorisch Konkrementfrei. Punktion
normale Galle, kulturell steril. Adhäsionen zwischen Gallenblase, Duodenum und Leberunterfläche. An der Leber-

unterfläche rechts lateral der Gallenblase in einem
schillingstückgroßen Areal multiple Verkalkungen im
Lebergewebe. Probeexzision daraus, histologisch: nekro-
tisch verkalkter Herd.
Der postoperative Verlauf völlig glatt, das Kind seither beschwerdefrei. Es handelte sich demnach epikritisch
um einen pericholezystitischen Leberabszeß.

Aus diesen beiden Krankengeschichten geht hervor, daß es sich bei beiden Fällen um eine akute
Erkrankung handelt, beginnend mit einem akuten
Schub in Form einer Cholezystitis, die im wesentlichen nicht vom Schema der Gallenblasenerkrankung
der Erwachsenen abweicht.

In einem Fall waren restierende Gallensteine
nachweisbar, die in diesem Fall mangels anderer
Erkrankungen am Gallengangssystem durch Cholezystotomie entfernt wurden. Das Kind ist seither
beschwerdefrei, so daß dieses Vorgehen gerechtfertigt
erscheint.

Allerdings haben wir, um eine Rezidivstein-
bildung zu verhüten, durch längere Zeit antibiotische
Behandlung gegeben. Im zweiten Fall waren während
der Operation keine Gallensteine im Gallenblasen-
bereich nachweisbar, so daß eine Ausräumung von
Gallensteinen nicht möglich war, wohl aber zeigten
sich bereits zahlreiche verkalkende pericholezystiti-
sche Abszesse. Auch dieses Kind ist in der weiteren
Folge beschwerdefrei geblieben.

Als Ursache für diese Form der Erkrankung wird
in der Literatur gelegentlich eine Thyphusinfektion
oder eine Scharlachinfektion angeführt. In einem
relativ hohen Prozentsatz wird der hämolytische
Ikterus als Ursache angeschuldigt. So konnte G r o ß
in 3 von seinen 6 Fällen eine hämolytische Erkrankung finden. Demgegenüber konnten R i c k h a m
und F o r s h a l l bei ihren 6 Fällen eine hämolytische
Ätiologie nicht nachweisen, wohl aber fanden sie in
3 ihrer Fälle kongenitale Stenosen und Fehlanlagen
des Ductus cysticus (einmal 6fache Anlage, einmal
nahezu komplette Stenosierung und ein zweites Mal
Verdoppelung des Ductus cysticus).

Aus diesem Grunde befürworten auch R i c k -
h a m und F o r s h a l l die Cholezystektomie, da wegen dieser anatomischen Gegebenheit mit einem Rezidiv des Steinleidens auf jeden Fall zu rechnen wäre.
Sie führen auch an, daß in der Literatur von einem
anderen Autor nach Cholezystotomie reoperiert und
die Cholezystektomie durchgeführt werden mußte,

da es zum Steinrezidiv gekommen war. Man wird
also bei allen Fällen solcher Erkrankungen die Frage
einer anatomischen Stenosierung oder einer ursächlichen Stoffwechselerkrankung abzuklären haben. Das
heißt, daß bei Operationen dieser Art auf jeden Fall
die intraoperative Cholangiographie mit Druckmessung angezeigt ist.

Für die zweite Gruppe von Fällen kann folgender
Kasus als Beispiel dienen:

Fall 3: R. S., 473/66, 4 Monate altes Mädchen. Das
Kind erkrankte etwa Mitte Januar 1966 an Erbrechen,
Ikterus und Hämaturie. Welters starke Abdominalblähung
und Aufnahme an ein auswärtiges Spital. Durchuntersuchung: BSR: 40/50, Ery: 2'9 Mill., Hb. 56%, Leuko:
12.900, RN 42 mg%, Serumbilirubin: 1'8 mg%. IVP: Unauffällig; Zystographie: starker Reflux in beide Nieren-
becken. Als Nebenbefund: 2 Rundliche Kalkschatten im
rechten Oberbauch.

Cholezystographie negativ. Kalkschatten in der Gallenblasengegend (siehe Abb. 1). Am 14. Februar starke
Abdominalblähung und galliges Erbrechen.

Magen-Darm-Passage ergibt eine unregelmäßige
Stenose in der Pars descendens duodeni und einen Kon-
krementschatten etwas unterhalb davon (Abb. 1). Indikation zur Operation wegen des hochgradig geblähten
Abdomens und Ikterus bei Verdacht auf Ascites. Wegen
des intermittierenden Ikterus und des Konkrementes in
der Gallenblasengegend und der Duodenalstenose Verdacht
auf Choledochuszyste. Die Hämaturie kann nicht gedeutet
werden. Operation am 14. Februar 1965: Das Netz locker
mit der Leberunterfläche verklebt. Nach Lösung werden
500 ccm teils trüber, teils klarer, galliger Flüssigkeit ab-
gesaugt. Gallenblase auf 3 × 2 cm vergrößert, entzündlich
ödematös infiltriert, einen flottierenden Stein enthaltend.

Gallige Phlegmone des Ligamentum hepatoduodenale
bis weit ins retroperitoneale Gewebe reichend. Dort aus
einer 3 mm großen Perforationsöffnung des Peritoneums
ständig gallige Flüssigkeit austretend. Cholangiographie
über einen in die Gallenblase eingeführten Katheter: sofort Extravasat im Ligamentum hepatoduodenale, erwei-
tertes intrahepatales Gallengangssystem und Kontrast-
mittelübertritt ins Duodenum.

Darstellung der großen Gallenwege: Zystikus 5 mm,
Choledochus 5 bis 7 mm weit, ebenfalls der Hepatikus. 5 mm
oberhalb des Zystikus im Hepatikus medial eine Perforationsstelle. Ausgedehnte retroperitoneale gallige Phlegmone bis gegen die rechte Niere reichend. Sondierung des
Choledochus von der Perforationsstelle aus gegen das
Duodenum ergibt einen Stop am Duodenum. Annahme:
Kongenitale Papillenstenose mit Rückstau und Ikterus
und Steinbildung und sekundärer Perforation. Daher wird

6

zur Sanierung die Cholezystektomie und die Galleableitung und Ausschaltung der Perforation des Hepatikus über eine unilateral ausgeschaltete Jejunumschlinge beschlossen, da wegen der galligen Phlegmone und des schlechten

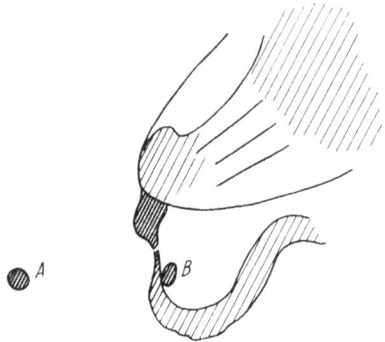

Abb. 1. Präoperative Darstellung der Duodenalstenose im Röntgenbild bei Fall 3 (Hepatikusperforation). Von den beiden Konkrementen (A und B) wurde das am Duodenum liegende (B) zunächst nicht beachtet. Die Duodenalstenose ist durch die retroperitoneal entwickelte gallige Phlegmone bedingt

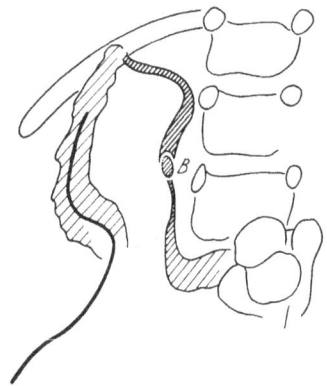

Abb. 2. Cholangiographie bei Fall 3 5 Wochen post operationem am 18. März 1966 über die unilateral ausgeschaltete Jejunumschlinge. Es zeigt sich durch Füllungsdefekt der verschließende Choledochusstein (B), entsprechend dem Konkrement B auf Abb. 1

AZ ein größerer Eingriff nicht in Frage kommt. Dieses wird über eine Jejunostomiesonde ausgeführt. 10 Tage Infusionsbehandlung, Reinfusion der über die ausgeschaltete Jejunostomie abgesaugten Galle. Normale Ernährung stufenweise aufgebaut. Nach einigen Fieberschüben glatter

postoperativer Verlauf. Die spätere postoperative Cholangiographie ergibt als Ursache der Choledochusstenose
einen zweiten erbsgroßen Stein (Abb. 2), der retrospektiv
schon auf den ersten Bildern erkennbar war, der aber
auch bei der Operation übersehen worden war. Entfernung
der Schienungssonde und seither normales Gedeihen und
glatter Verlauf, so daß von einem Sekundäreingriff zur
Steinentfernung bisher Abstand genommen wurde. Normalisierung der Laborbefunde.

Wir haben es bei diesem Krankheitsbild mit
einem ganz anderen Verlauf zu tun, der vom typischen Verlauf der Gallensteinerkrankung beim Erwachsenen abweicht. Das Kind erkrankte in seiner
ersten Lebensperiode an einem Ikterus, dem bald darauf schlechtes Gedeihen, ein fieberhaftes Zustandsbild und eine Auftreibung des Abdomens folgt. Auch
in anderen Fällen der Literatur wird immer wieder
der Ikterus und vor allen Dingen die Auftreibung
des Abdomens mit oder ohne peritoneale Erscheinungen angegeben.

Auf Grund der Seltenheit dieses Krankheitsbildes ist es nur zu verständlich, daß man an diese
Möglichkeit nicht denkt und daß daher wie in unserem Fall wertvolle Zeit verstreicht.

Daher war bei der Operation der AZ äußerst
schlecht. Aus diesem Grunde und wegen der ausgedehnten Phlegmone des Ligamentum hepatoduodenale
und Retroperiotoneums wurde auf eine weitere Revi-
sion des Choledochus verzichtet. Daher wurde der
verschließende Choledochusstein im Papillenbereich
erst bei der späteren Cholangiographie entdeckt.

Beim Studium der in der Literatur veröffent-
lichten Fälle findet sich dieser Umstand immer wieder
erwähnt, auch in diesen Fällen wurde wegen des
schlechten AZ vielfach lediglich ein Noteingriff vorgenommen, so daß man annehmen kann, daß in Wirklichkeit als Ursache der Obstruktion ein Choledochusstein häufiger vorliegt als angegeben ist. Von den
Fällen, die in der Literatur angegeben sind, sind nur
bei zweien die Perforationen im Bereich der Gallenblase (T a l a l a k). Die übrigen Perforationen sind
ausnahmslos im Hepatikus und Choledochus, vorwiegend knapp oberhalb des Zystikus im Hepatikus
lokalisiert. In einzelnen Fällen ließ sich eine Perforation nicht eindeutig lokalisieren, verständlich aus
der ödematösen Durchtränkung des Gewebes im Ligamentum hepatoduodenale. Von allen 50 Fällen starben
14 und 29 wurden geheilt, bei 7 ist der Ausgang nicht

angegeben. Die 4 nicht operierten Fälle starben alle.
Bei 18 Fällen wurde lediglich eine Oberbauchdrainage
mit oder ohne Cholezystostomie ausgeführt. Bei
2 Fällen, bei denen die Perforation im Bereich der
Gallenblase gelegen war, wurde naturgemäß die
Cholezystektomie ausgeführt. Eine direkte Chole-
dochus- oder Hepatikusdrainage mit oder ohne T-Rohr
wurde in 5 Fällen angewendet, während eine direkte
Anastomose insgesamt in 6 Fällen zur Ausführung
kam. Nach all den vorliegenden Berichten ist anzunehmen, daß diese Spontanperforation des großen
Gallenganges durch einen wenigstens vorübergehenden Verschluß zustande kommt. Es ist daher
wahrscheinlich, daß der Verschluß durch organische
Störungen bzw. durch Steine in vielen Fällen vorhanden ist, jedoch nur schwer in allen Fällen nachweisbar
ist. Aus diesem Grunde erscheint es das zweckmäßigste,
bei der Operation die dauernde Ableitung der Galle
in den Magen-Darm-Trakt zu versuchen. Bei der gegebenen Situation kann jedoch wegen der unklaren Verhältnisse die Anastomose äußerst schwierig sein bzw.
wird in vielen Fällen gar nicht erst versucht. Der
gegebene Ausweg aus dieser Situation ist die Ableitung der Perforationsstelle durch eine ausgeschaltete Jejunumschlinge mittels unilateraler Ausschaltung in den Darm.

Dieser Weg wurde nur in einem veröffentlich-
ten Fall (P r e v o t) und in einem eigenen Fall angewendet, er hat sich uns ausgezeichnet bewährt und er
ergibt überdies noch die Möglichkeit, durch eine
spätere Cholangiographie die auslösende Ursache
bzw. die Verhältnisse am Choledochus zu studieren.
In unserem eigenen Fall verschwand der Ikterus nach
der Operation sofort, das weitere Gedeihen des Kindes war normal, so daß wir uns bisher zur sekundären
Steinentfernung nicht entschließen konnten.

Zusammenfassung

Es wird über das Gallensteinleiden im Kindesalter berichtet und der Schluß gezogen, daß nach vorliegenden Berichten das Gallensteinleiden im Kindesalter nicht so selten ist, wie man anzunehmen geneigt
ist. Vor allen Dingen wird aufgezeigt, daß sich das
Gallensteinleiden im wesentlichen in 2 Formen zeigt,
und zwar als echte Cholelithiasis vorwiegend im
späteren Kindesalter und als Teilsymptom oder Teil-
ursache der sogenannten idiopathischen Gallengangs-
perforation immer im frühen Säuglingsalter.

Es sollte daher bei Ikterusfällen im Kindes-alter, die nicht nach gegebener Zeit abklingen, immer unter dieser Annahme die klinische Untersuchung des Kindes geleitet werden und die Probelaparatomie nicht zu spät ausgeführt werden.

Literatur: Braunsteiner, H.: Vortrag, gehalten bei der Van-Swieten-Tagung 1967 in Wien. — Ericsson, N. O. und Rudhe, U.: Acta chir. Scand., 118 (1959/1960), S. 439—445. — Forshall, I. und Rickham, P. P.: Brit. J. Surg., 42 (1955), S. 101—164. — Gross, R. E.: The Surgery of Infancy and Childhood, S. 531 ff. Philadelphia und London: W. B. Saunders Co. — Hess, R.: Zit. nach Braunsteiner. — Kühlmayer, R.: Wien. klin. Wschr., 65 (1953), S. 553. — Potter, A. H.: Surg. Gyn. Obstetr., 46 (1928), S. 795. — Prevot, J. und Babut, J. M.: Zschr. Kinderchir. (im Druck) und Vortrag an der Tagung der Dtsch. Ges. Kinderchir. am 8. September 1966 in Berlin. — Rauhs, R.: Österr. Zschr. Kinderhk., 6 (1951), S. 405 bis 412. — Schröder: Zit. nach Rauhs. — Taillier, J.: Perforation Spontanee des Voies Billaires chez le Nourrisson, These, Universite de Nancy, 30. Juni 1967. — Talalak, P.: Langenbeck's Arch. klin. Chir., 292 (1959), S. 451—455. — Ulin, A. W., Nosal, J. L. und Martin, W. L.: Surgery, S. Louis, 31 (1952), S. 312.

Anschrift des Verfassers: Prim. Dr. P. Wurnig, Vorstand der Chirurgischen Abteilung des Mautner-Markhofschen Kinderspitals, Baumgasse 75, A-1030 Wien.

Aus der I. Medizinischen Abteilung
des Wilhelminenspitals der Stadt Wien
(Vorstand: Prof. Dr. H. S i e d e k)

Blutfette und Cholelithiasis

Von **H. Hammerl**

Aus klinischen Beobachtungen ist bekannt, daß bei Patienten mit einer Cholelithiasis häufig auch ein Diabetes mellitus besteht, wobei dieser wiederum mit Störungen des Fettstoffwechsels und in weiterer Folge mit diversen Gefäßkomplikationen einhergehen kann. Über die Zusammenhänge zwischen Diabetes mellitus und Koronarinfarkt haben erst neulich B r a u n - s t e i n e r und Mitarbeiter berichtet, während K n i c k auf die Korrelationen zwischen Diabetes, Fettleber und Arteriosklerose hinwies.

Unter Bezugnahme auf das heutige Tagesthema erschien es von Interesse, das Verhalten der Blutfette bei Erkrankungen der Gallenwege zu erfassen. Wir haben daher das Gesamtcholesterin, die Triglyceride und die freien Fettsäuren bei Patienten mit Cholelithiasis und nach Cholezystektomie, sowie bei Fällen mit Collum-Zystikus-Verschluß und Cholezystopathie bestimmt. In einer weiteren Kontrollgruppe wurden die Ergebnisse von Personen zusammengefaßt, die ein normales Gallenblasenröntgen, aber eine Hypercholesterinämie aufwiesen (Tab. 1).

Unter Bezugnahme auf die Normalwerte unseres Stoffwechsellabors, denen rund 15.000 Untersuchungen zugrunde liegen, sehen wir bei den 16 Fällen mit

Tabelle 1. *Verhalten von Gesamtcholesterin, Triglyceriden und freien Fettsäuren bei verschiedenen Erkrankungen der Gallenblase und der extrahepatischen Gallenwege*

Erkrankung	Gesamt-cholesterin mg%	Tri-glyceride mg%	Freie Fettsäuren mval
Cholelithiasis (16 Fälle) ...	269	162	0·860
Status post Cholezyst-ektomie (25 Fälle)	228	169	0·815
Collum-Zystikus-Verschluß (9 Fälle)	264	231	0·622
Cholezystopathie (16 Fälle)	263	139	0·640
Gallenröntgen: o. B. (12 Fälle)	297	173	0·475

einer C h o l e l i t h i a s i s normale Werte bei den Triglyceriden, wogegen das Gesamtcholesterin und die freien Fettsäuren über der Norm liegen.

Jene 26 Patienten, die wegen einer Cholelithiasis eine C h o l e z y s t e k t o m i e durchgemacht haben, weisen bei einem etwas erhöhten freien Fettsäure- und Cholesterinspiegel normale Triglyceride auf. Bei der Auswahl der Fälle dieser Gruppe fand eine gewisse Selektion statt, da wir keine Personen in die Untersuchungsreihe aufnahmen, bei welchen neben der Steinerkrankung auch ein Diabetes mellitus vorlag. Bei 5 Patienten konnten die Fettfraktionen vor der Operation bestimmt und 6 bis 12 Monate später wiederholt werden.

8 Patienten zeigen im Gallenblasenröntgen einen Verschluß im C o l l u m - Z y s t i k u s - B e r e i c h. Bei diesen Fällen besteht nicht nur eine Vermehrung des Gesamtcholesterins, sondern auch der Triglyceride. Die freien Fettsäuren liegen im Normbereich. In einer weiteren Gruppe sind jene Fälle zusammengefaßt, die klinisch das Bild einer C h o l e z y s t o - p a t h i e boten. Bei diesen Patienten findet man lediglich beim Gesamtcholesterin eine Anhebung der Werte.

Schließlich darf ich noch auf die Blutfette von 12 Patienten, die röntgenologisch einen n o r m a l e n G a l l e n b l a s e n b e f u n d haben, hinweisen. Bei dieser Gruppe liegt eine Hypercholesterinämie vor, die Triglyceride und die freien Fettsäuren sind un-

auffällig. Klinisch fanden sich Hinweise für eine
Arteriosklerose.

Die vorliegenden Befunde zeigen, daß bei allen
angeführten Affektionen der Gallenwege das Gesamtcholesterin im Serum erhöht ist. Die Triglyceride
liegen dagegen nur dann über der Norm, wenn ein
Verschluß im Collum-Zystikus-Bereich vorliegt. Eine
Vermehrung der freien Fettsäuren findet man bei
Gallensteinträgern. Dieser Befund ist auch nach erfolgter Cholezystektomie zu erheben.

Zwei Befunde fallen bei dieser Patientengruppe
noch auf:

1. Der Rückgang des Gesamtcholesterins im Serum nach der Cholezystektomie. Es wäre denkbar,
daß diese Veränderung diätetisch, also durch eine
Einschränkung des Fettkonsums, oder medikamentös
bedingt ist.

2. Auffallend und vielleicht für die Pathogenese
von Bedeutung ist das Weiterbestehen der erhöhten
Werte der freien Fettsäuren im Serum. Durch die
Operation wurde wohl der Stein, nicht aber die Ursache der Steinbildung entfernt.

Man muß annehmen, daß die erwähnte Er-
höhung der freien Fettsäuren auf einer gesteigerten
Lipolyse, also auf einer vermehrten Mobilisation von
Depotfett, beruht. Es ist bekannt, daß eine derartige
Fettsäuremobilisierung aus der Peripherie zu einer
Fettvermehrung in der Leber führen kann. Bioptische
Leberbefunde zeigen dementsprechend bei einem län-
geren Bestehen der Steinerkrankung, aber auch bei
Patienten mit einer Cholezystektomie, in einem hohen
Prozentsatz eine mehr oder minder ausgeprägte
Leberverfettung.

Anderseits kann dieser gesteigerte Fettumsatz
zu einer Beeinflussung der Produktion von Gallensäuren und Cholesterin in der Leber führen, wodurch
der für die Steinbildung entscheidende Faktor Gallensalze: Cholesterin verändert und die Steinbildung
beeinflußt wird.

Bei den Patienten mit einem Verschluß im
Collum-Zystikus-Bereich findet man neben der Erhöhung des Serumcholesterins eine Zunahme der Triglyceride. Die Erklärung für diese Befunde bietet sich
aus der Anamnese an. Bei allen Patienten liegt in
der Vorgeschichte eine durchgemachte Hepatitis bzw.
eine bioptisch verifizierte Fettleber vor. Die damit
einhergehende Störung des Fettstoffwechsels begünstigt, wie oben bereits erwähnt, die Steinbildung.

Besteht eine Cholezystopathie, findet sich als einzige Abweichung von der Norm eine Vermehrung des Gesamtcholesterins. Man kann annehmen, daß diese Fettstoffwechselveränderung dann, wenn durch Dyskinesien der Gallenwege eine Abflußbehinderung eintritt, die Disposition zur Steinbildung begünstigt. Die Fälle mit einer alleinigen Erhöhung des Gesamtcholesterins und einem normalen Gallenblasenröntgen zeigen, daß eine Veränderung dieser Stoffwechselgröße ohne gleichzeitiges Vorliegen einer der oben angeführten Faktoren, also Erhöhung der freien Fettsäuren, Fettleber oder Abflußhindernis in den Gallenwegen, keine pathogenetische Bedeutung für die Steinbildung hat.

Die dargelegten Befunde lassen den Schluß zu, daß bei der Entstehung von Gallensteinen wesentlich mehr als bisher die Störungen des Fettstoffwechsels berücksichtigt werden müssen. Besonders für die Prophylaxe dieser Erkrankung könnten sich aus den angeführten Überlegungen neue Gesichtspunkte ergeben.

Anschrift des Verfassers: Dr. H. H a m m e r l, I. Medizinische Abteilung des Wilhelminenspitals, Montleartstraße 37, A-1160 Wien.

Sterilität bei der Frau

Von T. Antoine

Unsere Kenntnisse über die Ursachen der weiblichen Sterilität haben sich in den letzten Jahren wesentlich vermehrt, aber trotzdem gibt es noch genug Fälle, in denen unser Wissen versagt. Störungen in der Funktion des Ovars oder der Tube sind die häufigsten Ursachen weiblicher Unfruchtbarkeit. Beim Ovar ist es meist ein Fehlen des Follikelsprunges oder die Ausstoßung eines minderwertigen, nicht befruchtungsfähigen Eies, das die Sterilität bedingt, wobei wir wohl wissen, daß der auslösende Faktor für die fehlende Ovulation meist in der Hypophyse und im Zwischenhirn sitzt, und bei der Tube handelt es sich um eine Unwegsamkeit, die das Zusammentreffen von Ei- und Samenzelle verhindert.

Als Grundlage für die Therapie gilt hier wie überall in der Medizin eine exakte Diagnose. Die meisten von Ihnen, die sich mit dem Thema in der Praxis beschäftigen, werden sagen, daß uns ja eine Fülle von ausgezeichneten Untersuchungsmethoden zur Verfügung steht, um eine richtige Diagnose zu machen. Schauen wir uns die einzelnen Untersuchungsmethoden aber etwas genauer an, ob sie wirklich so vollkommen sind.

Ob ein Ovar funktioniert, d. h. in dem für uns hier wichtigen Gebiet der generativen Funktion, läßt sich nicht schwer feststellen. Aber das allein genügt ja nicht. Wir müssen auch den Zeitpunkt des Follikelsprunges wissen, wollen wir mit unserer Therapie einen Erfolg haben. Und da fangen schon die Schwierigkeiten an. Es gibt bis heute keine einzige Methode, die uns das genaue Datum des Follikelsprunges mit Sicherheit angibt. Wohl gibt es Methoden, die die Ovulation annähernd bestimmen lassen, es sind aber nur d i e von Bedeutung, die ihr K o m m e n anzeigen, nicht aber die im Nachhinein — wie die Basaltemperaturmessung — den stattgehabten Eisprung angeben. Die Beobachtung der Cervixfunktion und die Zytologie sind hier an erster Stelle zu nennen. Aber mit der Ausstoßung eines befruchtungsfähigen Eies ist noch nicht alles getan, es muß dieses Ei auch nach seiner Nidation — beim Menschen zumindest durch die ersten Wochen — genügend durch das Corpus luteum geschützt werden, soll es nicht zur Ausstoßung kommen. Darauf wird manchmal vergessen. Man ist befriedigt, daß die Basaltemperatur in die Höhe geht und übersieht, daß die Corpus-luteum-Phase zu kurz oder die Menge des produzierten Progesterons zu gering ist. Für die Praxis sind besonders jene Fälle von Bedeutung, bei denen es überhaupt zu keinem Follikelsprung kommt und bei denen man bis vor kurzem keine effektvolle Therapie hatte.

Wenden wir uns der zweiten Hauptursache der weiblichen Sterilität, dem Tubenverschluß, zu. Es war klar, daß man daran dachte, diesen zu beseitigen und damit die Schwangerschaft zu ermöglichen. Man war erstaunt, daß oft nach der Operation trotz salpingographisch nachweisbarer durchgängiger Tube keine Schwangerschaft eintrat. Man mußte sich erst von der mechanistischen Auffassung der Tubensterilität freimachen und erkennen, daß noch viele andere Faktoren für eine normal funktionierende Tube vorhanden sein müssen. Faktoren, die eben bei entzündlich veränderten Tuben — und diese stellen ja das Hauptkontingent des Tubenverschlusses dar — nicht vorhanden sind. So nimmt es uns heute nicht wunder, daß trotz anatomisch geglückter Operation die Sterilität weiterbesteht. Hatte man nach Bekanntwerden der Pertubation und erst recht der Salpingographie geglaubt, nun alles über die Beteiligung der Tuben an der Sterilität zu wissen, so sah man bald, daß dies leider nicht zutraf. Was nützt es, wenn sich die Tube durchgängig zeigt, aber weder ihre Schleimhaut noch ihre Muskulatur normal funktioniert, also die atrophische Schleimhaut keine trophische Funktion ausüben kann, der Flimmerbesatz fehlt und die Muskulatur nicht imstande ist, das Ei weiterzubefördern? Wohl läßt sich bei entsprechender Technik manchmal das

Faltenrelief der Schleimhaut nachweisen und damit
annehmen, daß diese normal sei, aber schon die Beweglichkeit der Tube ist sehr schwer zu beurteilen.
Überrascht ist man manchmal, daß das autoptische
Bild bei der Operation nicht mit dem salpingogra-
phischen übereinstimmt. Man nimmt dann meist Spasmen als Ursachen eines funktionellen Verschlussen bei
der Tubenfüllung an. Das mag manchmal sein, aber
sicher gibt es Fälle, die man nicht derart erklären
kann.

Wir müssen uns vor Augen halten, daß alle
retrograden Durchgängigkeitsprüfungen — und dazu
gehört neben Pertubation und Salpingographie auch
der Specktest* — durchaus unphysiologisch sind und
wir uns nicht wundern dürfen, wenn unser Bild nicht
immer mit den tatsächlichen Verhältnissen übereinstimmt. Merkwürdigerweise haben sich die deszen-
dierenden, also physiologischen Methoden nicht durch-
zusetzen vermocht, obwohl immer wieder Versuche
in dieser Richtung gemacht werden.

Welche Wege ist nun die Therapie gegangen?
Gegen die fehlende generative Funktion war man bis
vor wenigen Jahren machtlos. Machtlos deshalb, weil
von den nötigen Hypophysenvorderlappenhormonen
nur die luteinisierende zur Verfügung stand, der aus
Stutenserum gewonnene follikelstimulierende Anteil
aber sehr wenig wirksam und außerdem, da er ja
fremdes Eiweiß darstellte, nur beschränkt anwendbar
war. Erst als es gelang, menschliches follikelstimu-
lierendes Hormon, sei es aus Hypophysen, sei es aus
Menopausenharn, darzustellen, sah man Erfolge. Schon
sah man sich am Ziele, als neue Schwierigkeiten auf-
tauchten. Erstens Schwierigkeiten mit dem Ausgangs-
material, weil menschliche Hypophysen schwer zu
bekommen und der Menopausenharn arm an FSH ist.
Viel ernster ist das Problem der Dosierung. Es gelingt
zwar, durch Zufuhr von menschlichem FSH und
Choriongonadotropin den Eierstock zur Ovulation zu
bringen. Es ist aber bis jetzt nicht gelungen, die
richtige Dosierung — wenn es eine solche gibt — zu
finden, die nur zu einer Einlingsschwangerschaft
führt. Es fragt sich allerdings, ob es sich dabei nur
um ein Dosierungsproblem handelt. Vielleicht gibt es
keine Idealdosis und hängt der Effekt, ob ein oder
mehrere Follikel springen, von der Anwendungsart

---

* Siehe Leeb, H.: Problematik der Tubendurchgängigkeitsprüfungen in Wien. klin. Wschr., 80 (1968),
S. 438.

4

oder von uns unbekannten Faktoren ab. Jedenfalls
wissen auch die Kompetentesten in dieser Frage, wie
G e m z e l l, heute nicht, wie man die Zahl der Folli-
kelsprünge regeln kann. Ist es nun manchmal für die
Eltern, wenn sie sich ein Kind wünschen, etwas zu
viel, wenn sie statt einem deren drei bekommen, so
machen höhere Mehrlingsschwangerschaften das Resultat illusorisch, da von Fünflingen oder Sechslingen
kaum eines am Leben bleibt. Vorläufig kann man nur
sagen, daß es anscheinend nicht an der Dosierung
liegt, wieviele Follikel zum Sprung kommen. Wir sind
aber nicht nur auf das menschliche Hypophysen-
hormon angewiesen, sondern haben in dem Clomiphen, einem chemisch viel einfacheren Körper, auch
die Möglichkeit, in manchen Fällen eine Ovulation
zu erzielen. Und zwar in Fällen, in denen die Hypophyse normal funktioniert und nur das Ovar gegen die
hypophysäre Stimulation refraktär ist. Die Möglichkeit, eine generative Tätigkeit des Ovars künstlich zu
induzieren, ist wohl der größte Fortschritt der letzten
Jahre in der Sterilitätsbehandlung.
     Wie steht es nun mit der Behandlung der Tu-
benverschlüsse? Daß man von einer konservativen
(Wärme- oder Bäder-)Behandlung nicht viel erwarten
kann, ist verständlich. Es hieße diese Methoden über-
fordern, wollte man mit ihnen alte, schwartige Verwachsungen zum Auflösen bringen. Bleibt die operative Eröffnung. Im Prinzip völlig klar, wird sie doch
in Dutzenden verschiedenen Varianten ausgeführt.
Und die Resultate? Wohl bei keiner anderen Operation sind die Ziffern der Statistik so verschieden wie
hier. Von 5 bis 70% sind alle Zahlen vertreten. Woher
der Unterschied? Ist er in der Qualität des Operateurs
begründet? Sicher nicht. Der Unterschied ist in der
Indikationsstellung gelegen. Operiert man nur Fälle
mit leichten perisalpingitischen Verwachsungen, dann
hat man gute Resultate. Trachtet man aber Frauen
zu helfen, bei denen die Verhältnisse weit ungünstiger
liegen, die aber doch jede, auch die kleinste Chance
nützen wollen, ein Kind zu bekommen, so hat man
natürlich schlechtere Ergebnisse. In Fällen, in denen
beide Tuben wegen früherer Operationen fehlen und
der dringende Wunsch nach einem Kind besteht, kann
man an eine Implantation des Ovars in den Uterus
denken, eine Operation, die nur in krasser Unkenntnis
oder Mißachtung unserer theoretischen Vorstellungen
von der menschlichen Fortpflanzungsphysiologie angegeben werden konnte. Kommt es nach einer solchen
Operation zu einer Ovulation in das Uteruscavum, so

fällt ja die Wanderung und Ernährung des Eies durch
die Tube, die es nach 4 Tagen die Implantationsreife
erlangen läßt, weg und das Ovum muß 4 Tage frei im
Uterus liegen. Ist diese Vorstellung auch schwer, so
zeigen doch die — spärlichen — Resultate, daß dies
möglich ist. Ein Nachteil der Ovarimplantation war
immer, daß ja nur die mediale Hälfte e i n e s Ovars
implantiert wurde und natürlich die andere Hälfte
und das andere Ovar auch ovulieren konnten. So
kommt es sicher nur selten zum Eisprung gerade in
dem implantierten Teil des Ovars, was die Aussichten
auf eine Schwangerschaft wesentlich vermindert. Man
kam nun auf eine Idee, die man schon bei Tubar-
graviditäten verwendete. Hier raten manche — zu
denen ich nicht gehöre —, nicht nur die befallene
Tube, sondern auch das Ovar mitzuentfernen, um das
zur restierenden Tube gehörende Ovar zur monat-
lichen Ovulation zu zwingen. Es hat nun A c k e r-
m a n n aus dieser Idee heraus folgendes gemacht: Er
exstirpiert bei für eine Ovarimplantation in Frage
kommenden Fällen beide Ovarien und macht eine
freie Transplantation eines Ovarialstückes in den
Uterus. Mehrere Schwangerschaften wurden danach
schon beobachtet. Ob das Verfahren zur Nachahmung
empfohlen werden soll, sei dahingestellt, ist die Patientin doch, wenn das Implantat nicht angehen sollte,
kastriert. Das ist vielleicht ein zu hoher Preis für
eine ja nicht sicher eintretende und ausgetragene
Schwangerschaft. D i e Lösung der Frage wäre es, wenn
es gelänge, eine freie, homologe Tubentransplantation
zu machen. Die technische Möglichkeit dazu wird
sicher einmal erreicht werden. Der Tubenersatz wäre
auch deshalb ein Idealfall für eine Organtransplan-
tation, weil die Gefahr der Abstoßung hier belanglos
und nur eine relativ kurze Funktionsdauer nötig wäre.
Es ist nur die Frage, wie sich das implantierte Ei zu
den hohen nötigen Cortisongaben verhält. Vorläufig
ist das noch Zukunftsmusik. Wollen wir hoffen, daß
ihre Realisierung in nicht allzu weiter Ferne liegt.

Anschrift des Verfassers: Prof. Dr. T. A n t o i n e, I. Universitäts-
Frauenklinik, Spitalgasse 23, A-1090 Wien.

Aus der I. Universitäts-Frauenklinik in Wien
(Suppl. Leiter: Prof. Dr. H. Rauscher)

Problematik
der Tubendurchgängigkeitsprüfungen

Von **H. Leeb**

Der völlige oder teilweise Verschluß der Tuben als Ursache unfreiwilliger Kinderlosigkeit wird mit 35 bis 50% aller Sterilitätsursachen angegeben. Deshalb nimmt die Prüfung der Passage der Eileiter eine wichtige Stellung in der Sterilitätsdiagnostik ein. Dazu stehen uns die zwei bekannten und nunmehr schon seit über 40 Jahren eingeführten Methoden der Hysterosalpingographie und Pertubation oder Persufflation zur Verfügung. Es handelt sich dabei um sogenannte aszendierende Verfahren, d. h. es wird das diagnostische Medium von der Cervix tubenwärts in das Uterus-Tuben-Hohlsystem unter mäßigem Druck eingebracht. Nach derselben Methode arbeiten noch die zwei folgenden, weniger bekannten Verfahren, die sogenannte Blauprobe (Hinselmann) und der sogenannte Specktest (G. Speck). Beim ersten wird Methylenblau von der Cervix her eingespritzt und der Austritt am abdominalen Tubenostium, intra operationem, durch Laparoskopie oder durch Douglaspunktion nachgewiesen. Beim Specktest wird instilliertes Phenolsulphalein im Harn nachgewiesen, je nachdem, ob es bei freien Tuben durch die schnellere Resorption des Peritoneums schon nach 30 Min. auftritt, oder Phenosulphalein im Harn nachgewiesen, je nachdem, ob es bei freien Tuben durch die schnellere Resorption des Peritoneums schon nach 30 Min. auftritt, oder ob es bei verschlossenem System erst nach 2 Stunden sichtbar wird. Gegen den aszendierenden Weg ist einzuwenden, daß die Hohlorgane durch die Einbringung des Mediums einem unphysiologischen Dehnungsreiz ausgesetzt werden, der zu fehlerhaften Ergebnissen führen kann.

Demgegenüber gibt es auch viel weniger bekannte und weniger in der Praxis geübte deszendierende Methoden, die auf Tierversuche zurückgehen, die schon 1880 begonnen wurden. Das Prinzip dabei ist das Einbringen von Stoffen in die Bauchhöhle, die dann aktiv von den Tuben aufgenommen und transportiert werden. Nach 24 bis 48 Stunden erreichen sie die Cervix und können dort nachgewiesen werden. Es wurden dazu folgende Stoffe verwendet: Tusche, Kohleteilchen, Prontosil, Stärkekörner und Öl mit Kügelchen aus Polymetaerylat (Von Ott, Conill-Serra u. a.). In letzter Zeit kamen dazu noch Radiogold (Stabile) und Lipiodol (Fochem und Leeb). Für diese Methode spricht der Vorteil, daß nicht nur die Durchgängigkeit, sondern zugleich die für die Eibeförderung notwendige Transportfunktion der Tube geprüft werden kann. Anderseits aber bringt die notwendige Punktion der Peritonealhöhle zur Einbringung des Mediums Schwierigkeiten und Gefahren, und außerdem ist keine Möglichkeit einer Lokalisation eines Hindernisses gegeben. Es konnten sich deshalb diese Methoden kaum durchsetzen, und sie werden höchstens als zusätzliche Prüfung oder zu wissenschaftlichen Zwecken verwendet.

In der Praxis sind nach wie vor die aszendierenden Methoden dominierend. Die Verfeinerung der Technik und der angewandten Medien haben die Hysterosalpingographie und Pertubation bei Beachtung entsprechender Voraussetzungen und Vorsichtsmaßnahmen zu weitgehend gefahrlosen Eingriffen gemacht, die in der Hand des Geübten keine nennenswerte Belastung für die Patientin bringen. Unsere Hauptsorge muß in der Vermeidung einer Aszension von Keimen bzw. einer Propagation alter entzündlicher Herde an den Adnexen liegen.

Dazu sind in jedem Falle die folgenden Vorsichtsmaßnahmen zu beachten: die Patientin muß frei von akuten Infekten sein. Das Scheidensekret muß einen normalen Reinheitsgrad und die Blutsenkungsgeschwindigkeit normale Werte zeigen. Die palpatorische Untersuchung muß völlig schmerzfrei sein. Zur Prophylaxe wird 24 Stunden vor der Untersuchung eine antibiotische Vaginaltablette eingelegt, unmittelbar nach der Tubenprüfung erhält die Patientin ein Antibiotikum mit Langzeitwirkung. Für 24 Stunden wird größte Schonung verordnet.

Diese Vorbedingungen sowie ein einwandfrei aseptisches Vorgehen bei der Untersuchung bringen die weitgehende Sicherheit eines komplikationslosen Verlaufes. Wir haben so bei einer jährlichen Frequenz von zirka 100 Pertubationen und 270 Hysterosalpingographien seit Jahren keine entzündliche Komplikation mehr gesehen.

Auf die Technik im einzelnen kann hier nicht näher eingegangen werden. Bei der Hysterosalpingographie wird von den meisten das Schultze'sche Gerät verwendet, mit wasserlöslichem Kontrastmittel. Die Einführung des Bildverstärkers mit der Fernsehkette scheint uns ein erheblicher Vorteil. Er ermöglicht die laufende Beobachtung des Einströmens des Kontrastmittels, seiner Verteilung und des Austrittsmodus aus den abdominalen Tubenostien. Diese unter geringster Strahlenbelastung mögliche laufende Kontrolle bietet mehr Einblick als der Schirm und einzelne Momentaufnahmen allein geben können.

Zur Pertubation gibt es eine Reihe von Geräten, die Modifikationen des ersten von R u b i n angegebenen Gerätes darstellen. Als Gas wird heute ausschließlich Kohlensäure verwendet. Wir arbeiten seit über 10 Jahren mit dem von F i k e n s c h e r und S e m m entwickelten Universalpertubationsgerät. Sein Vorteil liegt in der sicheren Abdichtung des Systems an der Cervix und im kontinuierlichen Gasstrom, der auch bei Operationen an den Tuben über längere Zeit erhalten werden kann und dabei zur Orientierung und Kontrolle gute Dienste leistet. Außerdem kann durch den Cervixkatheter auch Flüssigkeit instilliert werden, die sogenannte Hydropertubation, auf die wir später noch zurückkommen. Das Ergebnis der Untersuchung wird graphisch festgehalten, indem ein Schreiber den zugeführten Gasdruck aufzeichnet. Er bleibt bei verschlossenen Tuben konstant oder aber zeigt, entsprechend dem Einströmen von Gas in die Bauchhöhle durch offene Tuben, einen steilen Abfall. Das durch den Austritt von Gas am abdominalen Tu-

4

benende entstehende typische Geräusch kann außerdem mit dem Stethoskop an der Bauchdecke gehört werden. Bei freier Passage entsteht der durch Gas unter dem Zwerchfell bedingte Phrenicusreiz, den die Patientin als sogenannten Schulterschmerz vorübergehend empfindet. Der zugeführte Gasdruck soll bei 100 mm Hg beginnen und 200, höchstens 250 mm Hg nicht überschreiten. Ein Sprengen von verschlossenen Tuben unter höherem Druck ist gefährlich und daher abzulehnen. Die Wahl der Methode und des Zeitpunktes zur Untersuchung hängt von den Gegebenheiten im Einzelfall ab, richtet sich aber im allgemeinen nach den folgenden Gesichtspunkten: Die Tubendurchgängigkeitsprüfung ist die eingreifendste unter den Untersuchungen zur Klärung der Sterilitätsursachen und soll daher immer a m E n d e des Untersuchungsganges stehen. Sie ist e r s t s i n n v o l l, wenn vorher bei beiden Partnern alle anderen Voraussetzungen als gegeben überprüft worden sind.

Besteht aus Anamnese und Palpationsbefund kein Anlaß für einen Verdacht auf abgelaufene Entzündungen, so wird man als einfachere Methode die Pertubation wählen. Verläuft sie positiv, so ist zunächst kein Grund, eine weitere Tubenprüfung vorzunehmen. Ist das Ergebnis fraglich oder negativ, so wird zur weiteren Klärung die Hysterosalpingographie herangezogen. Besteht aber schon primär der Verdacht auf eine Störung der Tubenpassage, so empfiehlt es sich, gleich die Möglichkeit einer Lokalisation und Beurteilung der Veränderungen durch die Röntgenkontrastfüllung zu nützen.

Beide Methoden haben Fehlerquellen, die bei der Beurteilung der Ergebnisse berücksichtigt werden müssen. Durch den Dehnungsreiz, der vom eingebrachten Gas- oder Kontrastmittel ausgelöst wird, kann es zu einem Spasmus im intramuralen Tubenabschnitt kommen, der dann einen Verschluß vortäuscht. Langsame Drucksteigerung und die Gabe von Spasmolytika, eventuell bei Wiederholung der Untersuchung, ermöglichen die Unterscheidung zwischen Spasmus und echtem Verschluß.

Bei der Pertubation muß man sich darüber klar sein, daß ein Druckabfall und damit ein positives Ergebnis auch dann eintritt, wenn die Passage nur einer Seite frei ist. Eine Seitenbestimmung durch die Auskultation ist unsicher und läßt daher keinen Schluß zu.

Auch bei der Hysterosalpingographie kann trotz
subtiler Technik die Unterscheidung zwischen einge-
schränkter Passage mit Adhäsionskonvoluten oder
Verschluß am abdominalen Tubenende Schwierigkeiten bereiten. Der Vergleich zwischen Röntgen-
befunden und dem vorgefundenen Situs bei Sterilitäts-
operationen zeigt, daß die Deutung der Kontrastmittel-
verteilung manchmal Fehlschlüssen unterworfen sein
kann. Wir haben in einer solchen vergleichenden Untersuchung bei 100 operierten Fällen tubarer Sterilität
12mal Diskrepanzen gefunden. An dieser Stelle muß
hervorgehoben werden, daß selbst eine freie Passage
in beiden, oder ganz besonders nur in einer Tube
keine sichere Gewähr für die normale Funktion gibt.
Die Störung kann in einer Einschränkung der Beweglichkeit bedingt sein als Rest einer Entzündung,
die immer bilateral zu sein pflegt, aber keinen oder
nur einen einseitigen Verschluß zur Folge hatte. An
diese Möglichkeit muß gedacht werden, wenn trotz
anscheinend vollkommen normaler Befunde bei beiden
Partnern jahrelang eine Konzeption ausbleibt. Die
Laparaskopie kann dann als relativ kleiner Eingriff
eine Klärung bringen.

Neben dem diagnostischen Wert können Tubendurchgängigkeitsprüfungen auch therapeutisch wirken. Es ist eine Erfahrungstatsache, daß es in etwa
10 bis 15% danach zur Konzeption kommt.

Wir konnten bei einer Zusammenstellung aus
unserem eigenen Material unter 41 während des Untersuchungsganges eingetretenen Graviditäten 9 nach
Tubendurchgängigkeitsprüfungen finden. Ob dieser
Effekt einfach durch eine Lösung von Verklebungen
bedingt ist oder ob noch andere Faktoren mitspielen,
ist nicht erwiesen. Wiederholte Pertubationen in therapeutischer Absicht werden jedenfalls von mancher
empfohlen.

Schließlich noch ein Wort zu einem weiteren
therapeutischen Anwendungsgebiet der Pertubation,
nämlich der Nachbehandlung operativ eröffneter Tuben. Diese neigen aus naheliegenden Gründen im
postoperativen Verlauf und noch viel mehr in den
folgenden Monaten zum neuerlichen Verschluß, was
wir vor einigen Jahren beweisen konnten. Dieser
kann durch früh postoperativ begonnene und über
Monate ausgeführte wiederholte Pertubationen verhindert werden. Dazu nimmt man Gas allein, oder
es können auch Flüssigkeiten instilliert werden, die
eine Adhäsionsbildung verhindern.

Zusammenfassend ist zu sagen, daß die Tubendurchgängigkeitsprüfung mit der heutigen Technik
unter den entsprechenden Voraussetzungen einen
nahezu gefahrlosen Eingriff darstellt. Ihre Ergebnisse
geben uns wichtige Auskünfte über die Passage im
Tubenrohr und sind die Basis der Indikationsstellung
zu plastischen Operationen an den Tuben. Hinsichtlich
eines Einblickes in die hochdifferenzierte Funktion
der Tube aber sind unsere Untersuchungsmöglichkei-
ten noch immer sehr dürftig.

Anschrift des Verfassers: Dr. H. L e e b, I. Universitäts-Frauenklinik,
Spitalgasse 23, 1090 Wien.

Aus der II. Universitäts-Frauenklinik Wien
(Vorstand: Prof. Dr. H. Husslein)

Die Bedeutung der Laparoskopie in der Sterilitätsdiagnostik

Von A. Kratochwil

In der Gegenwart wird eine ungewollte Kinderlosigkeit von der Mehrzahl der betroffenen Ehepaare
nicht mehr als schicksalsbedingt hingenommen. Vor
allem sind es die Ehefrauen, welche auf die Klärung
der möglichen Ursachen drängen. Wie wir heute
wissen, sind die ursächlichen Faktoren in 40% beim
Mann und in 50% bei der Frau gelegen.

Im Vordergrund der weiblichen Sterilitätsursachen steht neben den ovariellen Störungen vor allem
die Unwegsamkeit der Eileiter in ungefähr 30 bis
38% der Fälle (Bickenbach und Döring;
Döring). Es wird daher im Rahmen der Sterilitätsdiagnostik, nach Ausschluß der anderen Faktoren, immer notwendig sein, sich Klarheit über die Funktion
der Tuben zu verschaffen. Es gibt zwar viele Mitteilungen über die Tubenfunktion, aber nur wenige
Möglichkeiten, sie zu beurteilen, weshalb man sich
zunächst auf die Prüfung der Tubendurchgängigkeit
beschränkt.

Aufschluß darüber ist zunächst mit der Pertubation nach Rubin zu erhalten. Diese einfache
Methode erlaubt aber nur die Feststellung der Durchgängigkeit oder des Tubenverschlusses, wobei letztere

gelegentlich durch einen Tubenspasmus vorgetäuscht
werden kann. Ein solcher Spasmus kann auch bei der
Hysterosalpingographie auftreten, weshalb bei nega-
tiver Durchgängigkeit die Prüfung nach Verabreichung von spasmolytischen Substanzen gefordert
wird. Mit der Hysterosalpingographie läßt sich im
Gegensatz zur Pertubation die Lokalisierung eines
Passagehindernisses besser vornehmen. Allerdings ist
es einfacher, schwere Veränderungen zu erkennen, als
z. B. Adhäsionen, welche den Eiauffangmechanismus
oder den Eitransport beeinträchtigen.

Da aber gerade diese geringgradigen Veränderungen die Fertilität stark einzuschränken vermögen
und auf der anderen Seite die besten Behandlungs-
resultate gewährleisten, wird es notwendig sein, diese
Ursachen durch Einsatz anderer Hilfsmittel zu erkennen. Früher wurden diese leichten Veränderungen
erst bei einer Probelaparotomie erkannt. Seit der
Einführung der Endoskopie in unser Fachgebiet durch
D e c k e r hat sich diese Methode besonders in der
Sterilitätsdiagnostik ihren festen Platz erobert.

Der Weg durch die Bauchdecken, wie er vor
allem von P a l m e r propagiert wurde, bietet gegenüber dem hauptsächlich im angelsächsischen Raum
verbreiteten vaginalen Vorgehen den Vorteil der
größeren Sterilität und vor allem der besseren Übersicht, die bei diesem Vorgehen der einer Probelaparotomie entspricht. Da bei jeder Laparoskopie die Portio
angehackt und ein Hysterosalpingographiebesteck
eingeführt wird, kann nach Instillation eines Kontrastmittels — meist wird Indigokarmin verwendet —
die Tubendurchgängigkeit unter Sicht geprüft werden.

Von noch wesentlich größerer Bedeutung als die
Durchgängigkeitsprüfung unter Sicht und die genaue
Lokalisation des Stops ist die exakte Beurteilungs-
möglichkeit der anatomischen Verhältnisse. Diese Beurteilung ist vor allem dann notwendig, wenn eine
Operation geplant ist. In Unkenntnis dieser anatomischen Verhältnisse wurde vor Einführung der Laparoskopie zu häufig laparotomiert, und da das Abdomen
schon eröffnet war, wurden oft auch Eingriffe bei
wenig Erfolg versprechenden Situationen vorgenommen. Durch die Laparoskopie ist es aber möglich, die
Probelaparotomie zu vermeiden und die Operation
auf aussichtsreiche Fälle zu beschränken.

Es herrscht heute völlige Übereinstimmung, daß
Operationen nur dann gute Resultate zeigen, wenn
der Eingriff möglichst klein ist und schonend durch-

geführt wird. Die besten Resultate sind dabei durch
Lösung zarter Adhäsionen zu erzielen. Solche Adhäsionen können zwischen Ovar und Tubenostium gelegen sein und dadurch den Übertritt des Eies behindern. Knickungen der Tube durch solche Ver-
wachsungsstränge behindern den Eitransport. Leichte,
aber auch massive Adhäsionsstränge finden sich vor
allem als Ausdruck abgelaufender Adnexentzündungen, wobei in der Anamnese und im Untersuchungs-
befund Hinweise auf diese Möglichkeit vielfach gänzlich fehlen. Von besonderer Bedeutung ist auch die
Tatsache, daß sich solche Adhäsionsstränge häufig
nach vorangegangenen chirurgischen Eingriffen finden. In einem relativ hohen Prozentsatz konnte
Clyman solche Veränderungen nach Appendek-
tomien nachweisen. Wegen dieser möglichen Ausbildung von Adhäsionssträngen sollte die Indikation
zur Appendektomie bei Mädchen und jungen Frauen
vielleicht etwas strenger gestellt werden.

Nach Adhäsiolyse zarter peritubarer Adhäsionen
sind in 30 bis 40% der Fälle Graviditäten zu erzielen.
Etwas geringer, nämlich 26% (Vara), liegen die
Chancen beim intramuralen Tubenverschluß mit
Implantation der Tube. Nach Vara sind diese Ergeb-
nisse der Tubenimplantation zu verbessern, wenn ein
Kunststoffkatheter eingeführt und 4 bis 6 Wochen in
situ belassen wird. Noch geringere Aussichten bestehen bei der Verklebung des Fimbrientrichters.
Durch die meist gleichzeitig bestehende Hydrosalpinx
wird das Flimmerepithel infolge des Flüssigkeits-
druckes zerstört. Die Erfolgsquote der notwendigen
Stomatoplastik liegt aber nur bei 11 bis 18%. Die
Resektion von Tubenabschnitten und die End-zu-End-
Vereinigung der restierenden Anteile bieten um so
weniger Erfolg, je kleiner der verbleibende Tuben-
anteil ist. Der Erfolg einer solchen Operation hängt
auch davon ab, ob es gelingt, den Fimbrientrichter zu
erhalten oder nicht. Praktisch aussichtslos sind Operationen bei massiven Adhäsionen, welche die Tube und
das Ovar umschließen. In die gleich Gruppe gehören
auch die Sklerosen der Tubenwand, welche bei der
Laparoskopie durch ihre Farbe und die Starrheit der
Tuben bei der Bewegung des Uterus mittels des
Hysterosalpingographiebesteckes leicht erkannt werden.

In den letzten 4 Jahren wurde bei 81 Patientinnen
die Laparoskopie wegen Sterilität vorgenommen. Bei
43 von ihnen bestand eine primäre, bei 38 eine sekun-

däre Sterilität. Aufgeschlüsselt nach Tubendurchgängigkeit und adhäsiven Veränderungen (Tab. 1), fand sich eine einseitige Behinderung der Tubenpassage in 14 Fällen, eine beidseitige in 35 Fällen, während ein Ventilverschluß bei 9 Frauen zu verzeichnen war. Bei 39 Patientinnen waren diese Veränderungen mit ausgedehnteren Adhäsionen vergesellschaftet. Normale anatomische Verhältnisse fanden sich nur rund in einem Viertel der Fälle. Dabei war die Zahl der normalen Genitalbefunde bei primärer Sterilität doppelt so hoch als bei sekundärer.

Von den 60 Patientinnen, die pathologische Veränderungen aufwiesen, wurden aber nur 16 operiert, das entspricht 26˙6⁰/o. Eine Tubostomie wurde in 18 Fällen durchgeführt. Zu einer Salpingolysis konnten sich nur 2 Patientinnen entschließen. Bei weiteren 3 Patientinnen lagen so schwere Veränderungen vor, daß beide Tuben exstirpiert werden mußten.

Entscheidend für jede Therapie ist ihr Erfolg. Wie ist es nun darum bestellt? Im Laufe der weiteren Kontrollen wurde bei diesen 81 laparoskopierten Patientinnen nur 9 Graviditäten verzeichnet; von diesen endeten nur 3 mit einer normalen Geburt, während die übrigen 6 Patientinnen abortierten. Noch unerfreulicher wird die Bilanz, wenn die Anzahl der Schwangerschaften zu den durchgeführten Operationen in Beziehung gesetzt wird, denn nur bei 2 operierten Fällen kam es zur Schwangerschaft und Geburt. In diesen beiden Fällen wurden lediglich zarte Adhäsionen gelöst. Auch R a u s c h e r und Mitarbeiter berichten über die besten Resultate bei kleinen Eingriffen, wie der Lösung peritubarer Adhäsionen mit einer Erfolgsquote von 42⁰/o, während diese bei größeren Eingriffen auf 1˙8⁰/o absinkt.

Man könnte annehmen, daß diese etwas entmutigenden Resultate nur auf die kleine Zahl zurückzuführen sind. Aber auch große Sammelstatistiken spiegeln keine wesentlich besseren Resultate wider. G r e e n h i l l, der 2113 Fälle von plastischen Tubenoperationen zusammenstellte, berichtet nur über 405 Graviditäten, das entspricht 19˙1⁰/o. Das heißt, daß nur jede fünfte Operation von Erfolg begleitet ist. Dieser Erfolg wird noch weiter dadurch eingeschränkt, daß nur in 15˙1⁰/o ein lebendes Kind geboren wurde. Die Ergebnisse von S i e g l e r und H e l l m a n n mit 513 Graviditäten nach 2285 Tubenplastiken liegen in den gleichen Grenzen. Aus diesen

Tabelle 1

| | Normaler Befund | Tubenverschluß | | | Adhäsionen | Operationen | | | | Partus | Abortus |
		einseitig	beidseitig	Ventil		Adhäsio-lyse	Tubostomie	Implanta-tion	Exstir-pation		
Primäre Sterilität 43	15	7	17	4	17	1	6	1	3	2	4
Sekundäre Sterilität 38	7	8	18	5	20	2	2	1		1	2
	22	15	35	9	37	3	8	2	3	3	6

eher enttäuschenden Resultaten läßt sich ableiten, daß die Wiederherstellung und Erhaltung der Tubendurchgängigkeit zwar wichtig ist, aber allein für sich nicht für den Eintritt einer Gravidität genügt. Auf diese Tatsache haben auch schon L e e b und R a u - s c h e r und Mitarbeiter hingewiesen.

Da aus der Statistik von G r e e n h i l l nicht nur die geringe Erfolgsquote der Operationen, sondern auch ein erhöhtes Risiko einer Tubenschwangerschaft im Anschluß an diese Operation zu verzeichnen ist, soll man sich bei der Indikationsstellung zur Operation entsprechende Zurückhaltung auferlegen. Vor allem sollen zur Operation nur Fälle ausgewählt werden, bei denen die endoskopische Untersuchung nur geringgradige Veränderungen ergeben hat. Sodann sollte die Operation nur bei Frauen vorgenommen werden, die jünger als 35 Jahre sind. Schließlich wird es auch zu unserer Aufgabe gehören, die Frauen über die Erfolgsaussichten und das bestehende Risiko aufzuklären und ihnen durch eine Aussprache ihr Los aufzuzeigen und ihnen zu helfen, ihr Vertrauen zu sich selbst wiederzugewinnen.

L i t e r a t u r : Clyman, M. J.: N. Y. State J. Med., 66 (1966), S. 1867. — Cohen, J.: Gaz. méd. France, 71 (1964), S. 3075. — Doering, G. K.: Gynaecologia, Basel, 161 (1966), S. 1. — Derselbe: Dtsch. med. Wschr., 91 (1966), S. 1047. — Fikentscher, R.: Wien. med. Wschr., 116 (1966), S. 329. — Greenhill, J. P.: Amer. J. Obstetr. Gynec., 72 (1956), S. 5/6. — Huber, A.: Wien. med. Wschr., 116 (1966), S. 338. — Kelly, J. V. und Rock, I.: Amer. J. Obstetr. Gynec., 72 (1956), S. 523. — Kratochwil, A.: Wien. med. Wschr., 116 (1966), S. 337. — Leeb, H.: Wien. med. Wschr., 114 (1964), S. 830. — Derselbe: Wien. med. Wschr., 116 (1966), S. 332. — McEwen, D. C.: Fertility steril., N. Y., 17 (1966), S. 39. — Oberheuser, F.: Med. Welt (1964), S. 2348. — Rauscher, H. und Leeb, H.: Zbl. Gynäk., 87 (1965), S. 817. — Vara, P.: Am. chir. gynaec. Fem., 54 (1965), S. 225.

Anschrift des Verfassers: Dr. A. K r a t o c h w i l, II. Universitäts-Frauenklinik, Spitalgasse 23, A-1090 Wien.

Aus dem Frauenambulatorium
der Steiermärkischen Gebietskrankenkasse Graz
(Leiter: Prof. Dr. E. Tscherne)

Ovulationsauslösung

Von **E. Tscherne**

Mit 5 Abbildungen

Im Jahre 1926 teilten Z o n d e k und A s c h-
h e i m die aufsehenerregende Beobachtung mit, daß
durch Implantation von Hypophysenvorderlappen-
gewebe im Ovarium von infantilen Mäusen und Ratten
Follikelreifung, Follikelsprung und Gelbkörperbildung ausgelöst werden konnten. Sie schrieben diese
Wirkung 2 hypophysären Hormonen zu, von welchen
das Follikelreifungshormon für das Heranreifen der
Follikel und das Luteinisierungshormon für den Follikelsprung und die Gelbkörperbildung verantwortlich
sein sollte. Es ist erstaunlich, wie sehr sich diese Konzeption nach den modernsten Erfahrungen an der
Frau als richtig erwiesen hat.

Die praktische Ausnützung dieser tierexperimen-
tellen Ergebnisse für die amenorrhoische und ovula-
tionslose Frau war allerdings bis vor kurzem nur in
bescheidenem Ausmaß möglich, vor allem deshalb,
weil es kein verläßliches Follikelstimulierungshormon
(FSH) gab. Das aus dem Harn trächtiger Stuten her-
gestellte pregnant mare-Serum oder PMS enthielt wohl
FSH, aber in unsicheren und ungenügenden Mengen.
Dagegen standen die Luteinisierungshormon- oder
LH-Präparate, die aus Schwangerenharn erzeugt werden und wegen ihrer Herkunft aus der Plazenta auch

als human chorionic gonadotropin- oder HCG-Prä-
parate bezeichnet werden, schon immer in ausreichender Dosierung zur Verfügung. Nach einer alternie-
renden PMS-HCG-Therapie konnten immerhin bei
manchen Fällen von langjähriger Amenorrhoe und
Sterilität beachtliche Erfolge erzielt werden (R y d-
b e r g und Mitarbeiter, 1936; H a m b l e n und D a-
v i s, 1939; Übersicht T s c h e r n e, 1957); die verläßliche Behandlung schwerer hypogonadotroper
Amenorrhoen mit dem Ziel einer Ovulation war aber
erst nach Herstellung sicher wirksamer FSH-Präpa-
rate möglich. Diese Präparate werden heute aus Lei-
chenhypophysen (G e m z e l l und Mitarbeiter;
B e t t e n d o r f und Mitarbeiter), aus tierischen Hypophysen (S c h ä f e r) oder aus dem Harn alter
Frauen (D o n i n i) erzeugt. Voraussetzung für eine
erfolgreiche Ovulationsauslösung mit diesen Präparaten ist, daß das Fehlen der Ovulation wirklich eine
zentrale, also eine hypophysäre oder diencephale Ursache hat und daß ein reaktionsfähiges Ovarium vorhanden ist. Primär ovarielle Störungen, wie sie bei
Chromosomenanomalien vorkommen, mit Harngona-
dotropinwerten von über 50 Mäuseuterus-Einheiten,
sprechen auf eine solche Behandlung nicht an. Zweite
Voraussetzung ist eine genügend langdauernde und
genügend hochdosierte Gonadotropinverabreichung.
Die Wirkung dieser Therapie auf das Ovarium der
Frau geht am besten aus der Abb. 1 hervor.

Sie zeigt, wie bei einer seit 9 Jahren amenorrhoi-
schen und sterilen Patientin, bei welcher die Gesamt-
ausscheidung der Östrogene von 8 μg/24 Stunden ein
Fehlen der Ovarialtätigkeit ergeben hat, nach einer
Behandlung mit hypophysärem FSH nach G e m z e l l
(täglich 3 mg) die Östrogene ansteigen und nach einer
einmaligen HCG-Dosis von 3000 i. E. auch ein Preg-
nandiolanstieg erfolgt, die Gelbkörperphase aber nur
9 Tage andauert. Erst bei Verstärkung der HCG-Gabe
um 3mal 2000 i. E. kommt es zu einer 14tägigen
Corpus-luteum-Phase und im vierten artifiziellen Zyklus zur Konzeption.

Wie sehr in diesen Fällen eine langdauernde und
hochdosierte Behandlung mit wirksamen Präparaten
nötig ist, soll noch der folgende von mir mit Menopausengonadotropin behandelte Fall zeigen:

Bei der 26jährigen Patientin bestand seit 10 Jahren
im Anschluß an eine Gehirnerschütterung eine Amenorrhoe
und seit 5 Jahren eine Sterilität bei kleinem Uterus mit
engem Muttermund ohne Cervixsekretion ; Scheidenabstrich

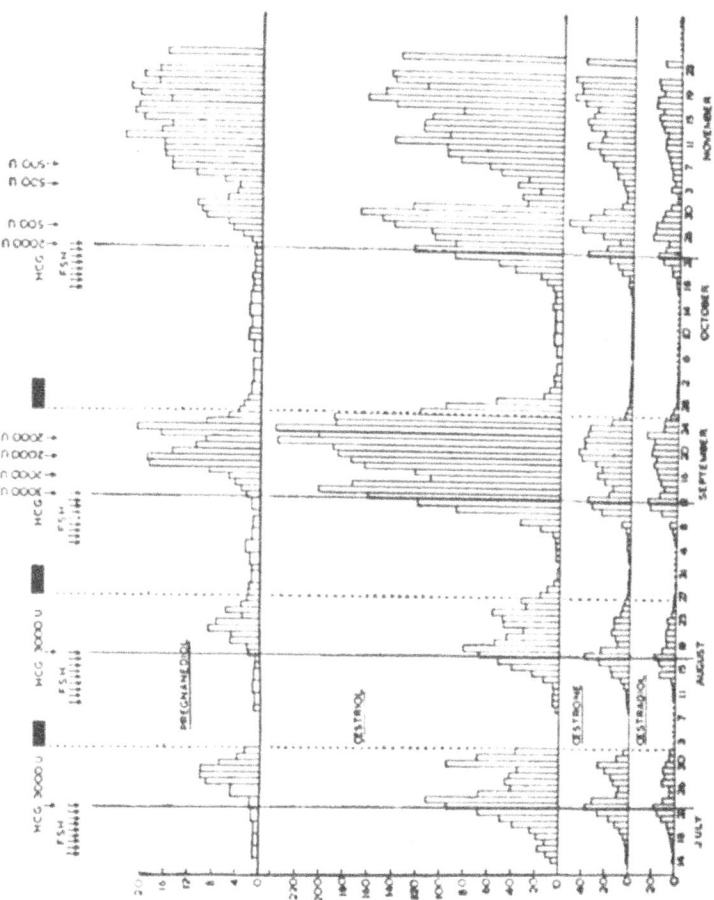

Abb. 1. Östrogen- und Pregnandiolausscheidung bei hypogonadotroper Amenorrhoe seit 9 Jahren nach FSH-HCG-Behandlung (Aus Brown: The normal menstrual cycle; in Proc. Sympos.: Recent advances in ovarian and synth. steroids. Sydney 1964)

atrophisch, Östrogene unter 80 i. E. Auf eine ungenügend
dosierte Gonadotropinbehandlung tritt keine nennenswerte
Ovarialreaktion aus. Erst auf eine Behandlung mit Pergonal, dem aus Menopausenharn hergestellten FSH-Prä-
parat, das durch 12 Tage in einer Gesamtmenge von
11.170 FSH-Einheiten gegeben wird, und anschließend
4mal 10.000 i. E. Pregnyl (HCG-Präparat) kommt es zu
einem deutlichen Anstieg der Östrogene und des Pregnan-
diols und nach einem 14tägigen Hyperthermieplateau
zu einer Blutung aus einer Sekretionsphase. Das Auftreten einer kleinfaustgroßen Ovarialzyste zeigt neben
einem Östrogenwert von 2000 i. E., daß in diesem Zyklus
überdosiert wurde. Nach einer 2monatigen Pause, die wieder amenorrhoisch mit monophasischen Basaltemperaturen
verläuft, wird eine neuerliche Pergonal-Pregnyl-Behand-
lung durchgeführt, die Pregnyldosis aber auf 25.000 i. E.
vermindert; es kommt jetzt zu normalen Östrogen- und
Pregnandiolwerten und wieder zu einer Menstruation. Auf
eine dritte Kur mit Pergonal-Pregnyl und eine vierte Kur
mit Humegon (einem Menopausengonadotropin der Orga-
non) und Pregnyl treten wieder Menstruationen auf, und
auf eine fünfte Humegon-Pregnyl-Kur kommt es zur
Schwangerschaft und schließlich zur Geburt eines gesunden Knaben.

In einem zweiten Fall von 5jähriger Amenorrhoe
und Sterilität bei einem chromophoben Hypophysen-
adenom konnte ich durch eine Pergonal-Pregnyl-Be-
handlung schon im ersten Behandlungszyklus eine
Ovulation mit Konzeption und schließlicher Geburt
eines gesunden Mädchens erreichen.

Wie verläßlich die Ovulationsauslösung mit den
neuen FSH-Präparaten ist, geht am besten aus einem
Bericht von Lunenfeld und Mitarbeitern hervor,
die bei 100 Fällen von hypogonadotroper, langdauern-
der Amenorrhoe mit Pergonal und HCG 65 Schwangerschaften erzielten. Die erforderlichen FSH-Dosen
schwankten zwischen 6000 und 24.000 E., die HCG-
Dosen zwischen 25.000 und 45.000 i. E.

Die Gonadotropintherapie hat nur 2 Gefahren-
momente. Das eine ist die Möglichkeit überstürzter
Ovarialreaktionen mit Ovarialrupturen und Blutungen in die Bauchhöhle. Béclère hat 22 derartige
Fälle aus der Literatur zusammengestellt und P. Müller hat auf Grund des Studiums von 26 solchen
Zwischenfällen darauf hingewiesen, daß sie fast immer
nur bei polyzystischen Ovarien, also eigentlich bei
falscher Indikationsstellung, zu beobachten waren.
Eine genaue Auswahl der Fälle und eine exakte
Kontrolle während der Gonadotropinbehandlung, mit
vaginalen Untersuchungen mindestens jeden dritten

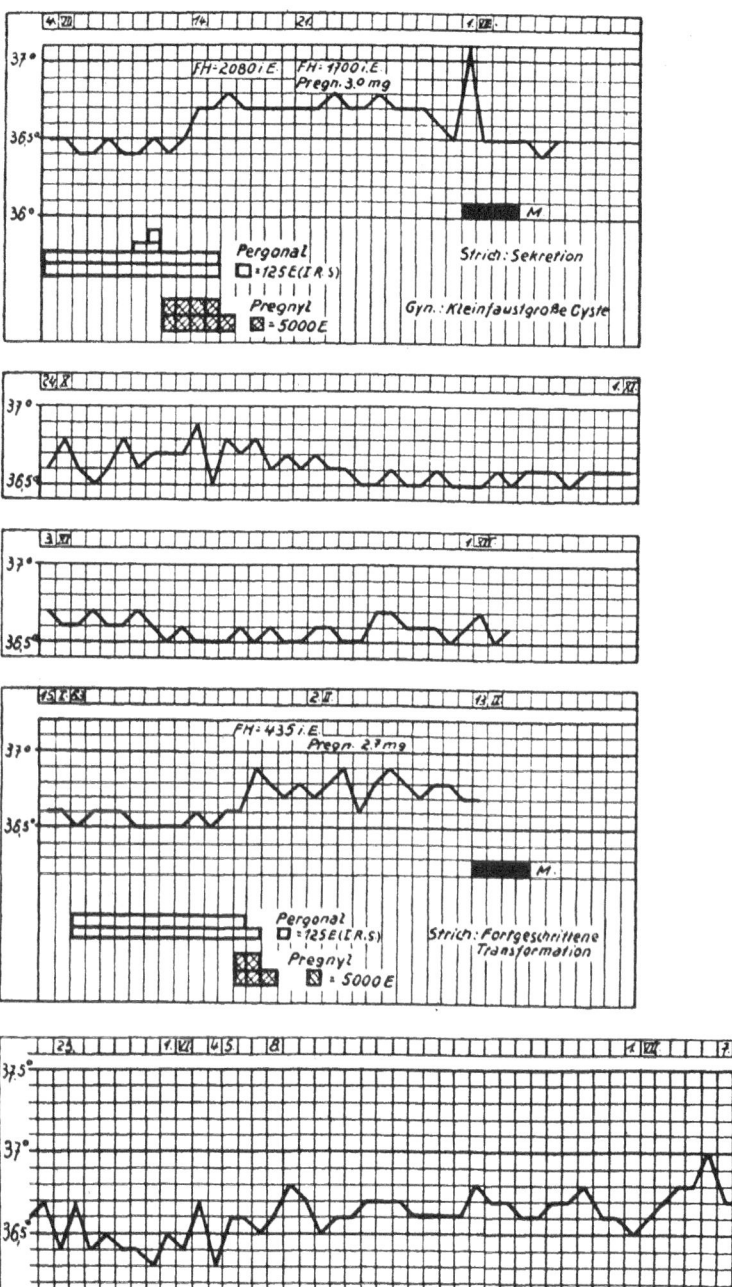

Abb. 2. Konzeption bei diencephaler Amenorrhoe von 10 Jahren nach HMG-HCG-Behandlung. [Aus Tscherne, E.: Geburtsh. u. Frauenhk., 25 (1965), S. 843]

6

Tag, ist jedenfalls dringend erforderlich. Bei Anstieg der Morgentemperaturen soll die Behandlung nach Staemmler sofort abgesetzt werden.

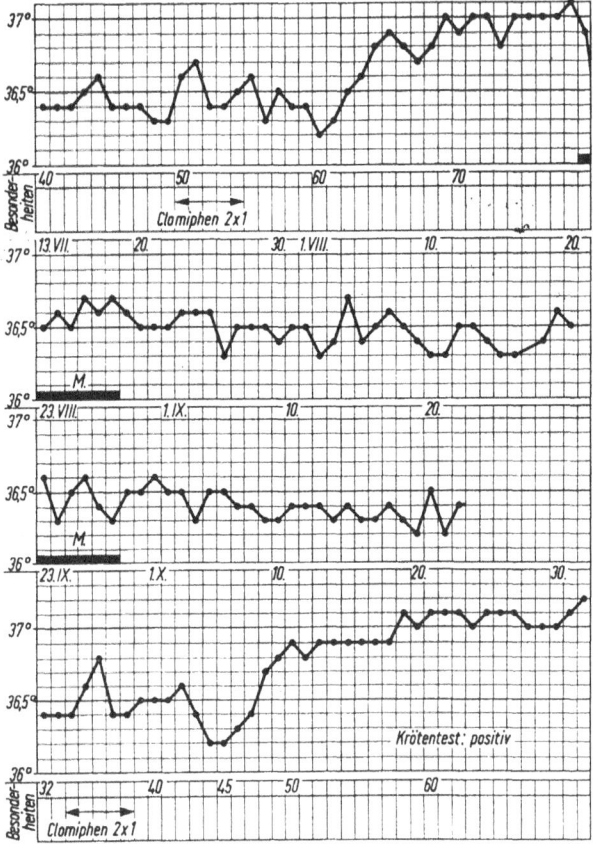

Abb. 3. Ovulation und Konzeption nach Clomiphenbehandlung bei sekundärer Amenorrhoe
(Aus Tscherne, E.: Menstruation und Menstruationsstörungen. In: Schwalm-Döderlein: Klinik der Frauenheilkunde und Geburtshilfe)

Der zweite Nachteil der Gonadotropinbehandlung ist das häufige Auftreten von Mehrlingsschwangerschaften, das bisher kaum vermieden werden kann. Die Behandlung mit hypophysärem Humangonadotropin scheint dadurch noch mehr belastet zu sein wie die mit Menopausengonadotropin.

Neben der Gonadotropintherapie, die bei hypogonadotropen Amenorrhoen das einzig verläßliche
Mittel zur Ovulationsauslösung darstellt, steht uns
heute im Clomiphen ein Stoff zur Verfügung, der auf
sehr einfache Weise imstande ist, einen Follikelsprung
zu provozieren. Es handelt sich dabei um ein von
der Firma Merrell in Tabletten von 50 mg hergestell-
tes, leider noch immer nicht im Handel befindliches,
schwaches Stilbenpräparat, das in Fällen, bei welchen
eine gewisse Follikelreifung vorhanden ist, im allgemeinen schon nach Gaben von 5mal 2 Tabletten zum
Follikelsprung führt (G r e e n b l a t t; H o c h u l i;
Z a n d e r und B u n t r u). Die folgende Beobachtung
zeigt den Erfolg einer solchen Clomiphenbehandlung.

Bei der Patientin war bis zum Alter von 24 Jahren
nur etwa 5mal eine spontane Blutung aufgetreten. Wegen
dringenden Kinderwunsches seit einem Jahr bei monophasischen Morgentemperaturen erhält sie durch 5 Tage 2mal
täglich eine Clomiphentablette von 50 mg; 7 Tage später
Anstieg der Basalkurve und Blutung nach 17tägigem
Hyperthermieplateau. Weiterhin 2 spontane Blutungen,
aber nach monophasischen Temperaturen. Daher neuerlich
durch 5 Tage 2mal täglich eine Clomiphentablette; nach
7 Tagen Temperaturanstieg und Konzeption. Termin-
gerechte Geburt eines gesunden Knaben.

Anläßlich der Überprüfung der Clomiphenwirkung bei den verschiedenen Formen der Ovarialinsuffizienz stellten B e t t e n d o r f und Mitarbeiter bei
28 Frauen fest, daß bei hypogonadotroper Ovarialinsuffizienz, also bei ihrer schweren Form, nach
Clomiphen in keinem Fall bisphasische Reaktionen
auftraten, daß es aber bei 17 Frauen mit normogonadotroper Ovarialinsuffizienz 13mal zu einer Blutung
nach biphasischem Basaltemperaturverlauf kam. Voraussetzung für eine Clomiphenwirkung ist also eine
gewisse endogene Gonadotropinproduktion.
Wenn wir uns die Wirkung der beiden Methoden
noch einmal am Zyklusschema der Frau vergegenwär-
tigen, so ist die Gonadotropinbehandlung als Ersatz-
therapie bei jener schweren Form der Ovarialinsuffizienz nötig, bei welcher FSH- und LH-Wirkung fehlt;
sie ist durch eine hochgradige Hypoplasie, das Fehlen
jeder Cervixsekretion, einen atrophischen Scheidenabstrich und durch fehlende oder ganz niedrige Gonadotropinwerte im Harn gekennzeichnet. Das Clomiphen wirkt dagegen nur bei der LH-Insuffizienz; bei
dieser leichteren Form der ovariellen Störung sind
Zeichen einer Östrogenwirkung in Form eines entsprechenden Smears und einer gewissen Cervixsekre-

tion vorhanden. Es spricht nur die monophasische
Basaltemperatur für ein Ausbleiben der Ovulation.
Die Clomiphenbehandlung stellt hier eine Stimula-
tionstherapie dar, die das Zwischenhirn zur Bildung
und Ausscheidung eines LH-releasing-Factors anregt,
wobei das dadurch aus der Hypophyse sezernierte LH
aber nur an einem Ovarium zur Wirkung gelangt, in
welchem ein endogener FSH-Einfluß schon zu einer
Follikelreifung geführt hat.

Neben diesen beiden erfolgreichsten Methoden
der Ovulationsauslösung gibt es noch eine Reihe von
Behandlungen, welchen aber nur gelegentlich und
meist nur bei normogonadotroper Ovarialinsuffizienz
ein Erfolg beschieden ist.

Der Vorschlag von K u p p e r m a n, in Analogie zum Hohlweg-Effekt an der Ratte durch einen
intravenösen Östrogenstoß eine Ovulation auszulösen,
hat sich bei Nachprüfungen im allgemeinen als nicht
wirksam erwiesen. G i t s c h hat in sehr exakten
Untersuchungen gezeigt, daß bei einem monophasischen
Zyklus, der sich über 12 und mehr Monate erstreckte,
in keinem Falle ein Follikelsprung durch diese Methode zu erzielen war.

Erfolgreicher war der Versuch von A r t n e r,
B r a i t e n b e r g und G i t s c h, bei monophasischen
Zyklen und Amenorrhoen durch 2mal täglich 10 mg
Äthinylnortestosteron (Primolut N) in der zweiten
Zyklushälfte durch mehrere Monate den durch die
dauernde Östrogenwirkung bestehenden parasympa-
thischen Dauertonus aufzuheben und so die vegetative Rhythmik wiederherzustellen. Bei 19 Frauen mit
monophasischen Zyklen kam es 1mal zur Gravidität
und 9mal zu biphasischen Zyklen, bei 58 sekundären
Amenorrhoen wurden 5 Graviditäten und 18 biphasi-
sche Zyklen beobachtet. Die Methode wird aber wohl
nur bei normogonadotroper Ovarialinsuffizienz von
Erfolg sein.

Entsprechend dem Hohlwegschen Desensibilisie-
rungseffekt an der Ratte, der darin besteht, daß nach
Absetzen einer langdauernden Hypophysenhemmung
durch Östrogene eine vermehrte Gonadotropinsekretion eintritt, hat B u s c h b e c k bei langdauernden
Amenorrhoen nach einer intensiven, über 5 Monate
ausgedehnten Östrogen-Gestagen-Behandlung und
nach plötzlichem Abbruch dieser Therapie in mehreren Fällen ein spontanes Angehen des Zyklus erreicht.

Daß für diese Methode ausnahmsweise auch nied-
rigere Dosen genügen können, zeigt ein Fall von C.

May, der bei einer 24jährigen Frau mit primärer Amenorrhoe nach einer 60tägigen Anovlaranwendung, bei der alle 10 Tage eine Tablette zugelegt wurde, einen regelmäßigen Zyklus und 2 Monate später eine Schwangerschaft beobachtete.

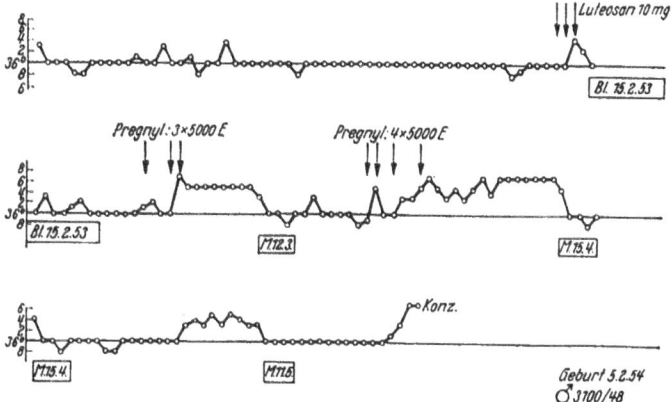

Abb. 4. Ovulation und Konzeption bei Follikelpersistenz nach HCG-
Behandlung
[Aus Tscherne, E.: Arch. Gynäk. (1957), S. 297]

Bei Fällen von Follikelpersistenz, bei welchen eine FSH-Wirkung geradezu vorherrschend ist und die durch einen Wechsel von längerdauernden Amenorrhoen mit Hyperplasieblutungen gekennzeichnet sein können, gelingt es oft mit Choriongonadotropin allein, einen biphasischen Zyklus zu erzielen. Daß es sich dabei wenigstens bei einem Teil der Fälle um eine Ovulation und nicht nur um eine Thekaluteinisierung handelt, konnten Bergman und Wahlen zeigen, die bei der Operation solcher Frauen in 8 von 10 Fällen frisch gesprungene Follikel fanden. Der folgende Fall zeigt den Effekt einer ausschließlichen HCG-Behandlung.

30jährige Patientin mit Sterilität von 7 Jahren, bei der Amenorrhoen und Hyperplasieblutungen abwechseln. Histologisch mehrmals glanduläre Hyperplasie. Eine intermittierende Progesteronbehandlung mit 25 mg Luteosan am 24. Zyklustag führt wohl jeweils eine rechtzeitige Blutung herbei und verhindert die starke Hyperplasieblutung, es erfolgt aber keine Dauerregulierung und keine Ovulation. Erst auf 3mal 5000 i. E. Pregnyl ab dem 14. Zyklustag kommt es zu einem Hyperthermieplateau und 14 Tage später zu einer normalen Blutung. Nach

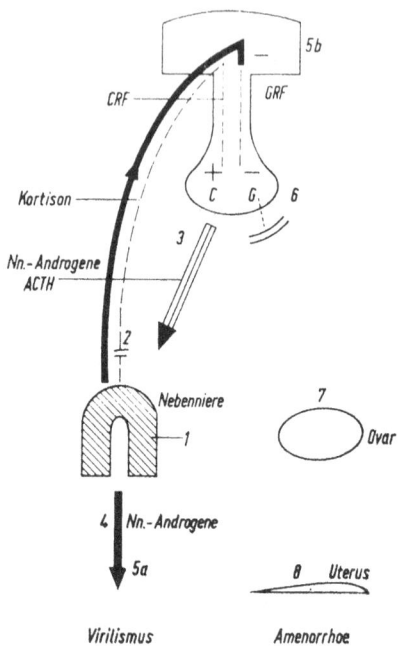

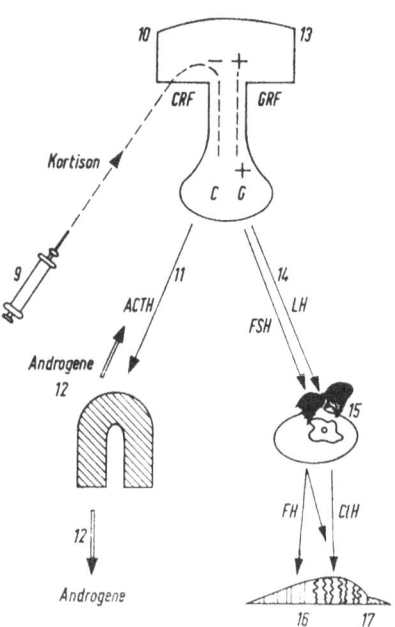

Abb. 5. Amenorrhoebehandlung bei adrenogenitalem Syndrom
(Aus Tscherne, E.: Menstruation und Menstruationsstörungen. In:
Schwalm-Döderlein: Klinik der Frauenheilkunde und Geburtshilfe)

4mal 5000 i. E. Pregnyl im nächsten Zyklus spricht die
Basaltemperatur wieder für einen Follikelsprung. Dann
ohne weitere Behandlung spontane Ovulation und im
nächsten Zyklus Konzeption.

Es gibt schließlich noch eine Möglichkeit der
Ovulationsauslösung. Bei Fehlen des Follikelsprungs
infolge einer Störung in einem anderen Funktions-
kreis kann durch Wiederherstellung des Gleichgewichtes die gonadotrope Hypophysenfunktion von
einer Hemmung befreit und die Ovulation ermöglicht
werden. Das eindrucksvollste Beispiel dieser Art ist
das adrenogenitale Syndrom (AGS). Es handelt sich
dabei um Frauen, die durch eine vermehrte Körper-
behaarung auffallen und die über seltene oder
fehlende Regelblutungen klagen. Ursache dieses Zu-
standes ist eine Störung in der Biosynthese der Neben-
nierenglukocorticoide. Die verminderte Cortison-
bildung führt zu einer vermehrten ACTH-Ausschüt-
tung aus der Hypophyse. Die Nebenniere kann dadurch gerade so viel Cortison bilden, als nötig ist,
den Bedarf zu decken. Dabei werden aber große
Mengen androgener Zwischenstufen erzeugt, die peri-
pher den Virilismus auslösen und zentral zu einer
Hemmung der gonadotropen Hypophysenfunktion und
damit zum Ausbleiben des Follikelsprungs und zu
Amenorrhoe und Sterilität führen. Gibt man einer
solchen Patientin Östrogene, dann kommt es wohl zur
Blutung aus dem Endometrium, nicht aber zur Zyklus-
regulierung, weil die übergeordnete gonadotrope
Funktion, die durch die Nebennierenandrogene schon
stillgelegt ist, durch die Östrogene eher noch mehr
gehemmt wird. Mittel der Wahl ist hier das Dexa-
methason, das durch Hemmung der ACTH-Sekretion
die Bildung der Nebennierenandrogene verhindert
und die gonadotrope Hypophysenfunktion von ihrer
Hemmung befreit.

Wenn ich damit die wichtigsten Möglichkeiten
der Ovulationsauslösung erwähnt zu haben glaube
und diese Möglichkeiten noch einmal kurz zusammen-
fasse, so ist bei der durch hohe Gonadotropinwerte
im Harn zu diagnostizierenden hypergonadotropen
Ovarialinsuffizienz jede Therapie aussichtslos. Bei
der hypogonadotropen Ovarialinsuffizienz ist eine
Ovulation nur durch eine genügend langdauernde und
hochdosierte alternierende Behandlung mit FSH und
LH erfolgreich. Bei der normogonadotropen Ovarialinsuffizienz ist das Clomiphen das aussichtsreichste
Mittel zur Erreichung eines Follikelsprungs. Bei leich-

teren Fällen kann durch eine mehrmonatige orale Gestagenbehandlung in der zweiten Zyklushälfte gelegentlich ein Follikelsprung erzielt werden. Bei der Follikelpersistenz kann eine ausschließliche HCG-Therapie eine Ovulation auslösen. Beim adrenogenitalen Syndrom gelingt es durch Wiederherstellung des hormonalen Gleichgewichtes mittels Dexamethasons die Hypophyse von der hemmenden Wirkung der Nebennierenandrogene zu befreien und so eine Ovulation zu ermöglichen.

Die genaue Klärung der Ursache einer fehlenden Ovulation ist für die Therapie also von entscheidender Bedeutung.

Literatur: Artner, J., Braitenberg, H. und Gitsch, E.: Berichte III. Weltkongreß Int. Fed. Gyn. Geb. Wien (1961), S. 296. — Béclère, Cl.: Compt. rend. Soc. frç. gynéc., 29 (1959), S. 271. — Bergman, P. und Wahlen, P.: Hormoner, Uppsala, 16 (1953). — Bettendorf, G., Apostolakis, M. und Voigt, K. T.: Berichte III. Weltkongreß Int. Fed. Gyn. Geb. Wien (1961), S. 76. — Bettendorf, G., Breckwoldt, M. und Czygan, P. J.: Geburtsh. u. Frauenhk., 25 (1965), S. 673. — Buschbeck, H.: Geburtsh. u. Frauenhk., 22 (1962), S. 818. — Donini, P., Puzzuoli, D. und Montezemolo, R.: Acta endocr., 46 (1964), S. 321. — Gemzell, C. A.: J. Clin. Endocr., Springfield, 18 (1958), S. 1333. — Greenblatt, R. P., Roy, S., Mahesh, V. B., Barfield, W. M. E. und Jungk, E. C.: Amer. J. Obstetr. Gynec. 84 (1962), S. 900. — Hamblen, E. C.: Endocrinology of women. Springfield, Ill.: Ch. C. Thomas. 1945. — Hochuli, E.: Geburtsh. u. Frauenhk., 24 (1964), S. 457. — Kupperman, H. S., Epstein, J. A., Blatt, M. H. P. und Stone, A.: Amer. J. Obstetr. Gynec., 75 (1958), S. 301. — Lunenfeld, B., Rabau, E., Pordavid, N. und Ser, D.: Minerva ginec., Torino, 19 (1967), S. 502. — May, C.: Med. Klin., 59 (1964), S. 1139. — Müller, P.: Gynaecologia, 152 (1961), S. 341. — Rydberg, E.: Die therapeutische Anwendung gonadotroper Hormone. In: Antoine: Klinische Fortschritte in der Gynäkologie. Wien-Innsbruck: Urban & Schwarzenberg. 1954. — Schäfer: Zit. nach Dörner, G. und Daume, E.: Klin. Wschr., 39 (1931), S. 1260. — Tscherne, E.: Wien. klin. Wschr., 69 (1957), S. 890. — Derselbe: Geburtsh. u. Frauenhk., 25 (1965), S. 843. — Derselbe: Menstruation und Menstruationsstörungen. In: Schwalm-Döderlein: Klinik der Frauenheilkunde. München-Berlin-Wien: Urban & Schwarzenberg, 1967. — Zander, J. und Buntru, G.: Geburtsh. u. Frauenhk., 23 (1963), S. 871. — Zondek, B. und Aschheim, S.: Zschr. Geburtsh., Stuttgart, 90 (1926), S. 372.

Anschrift des Verfassers: Prof. Dr. E. Tscherne, Brandhofgasse 13, A-8020 Graz.

Probleme der Geburtenregelung

Von **G. K. Döring**

Erlauben Sie mir bitte eine kleine Korrektur am Thema: Ich nehme an, daß damit die Empfängnisregelung gemeint ist. Der Begriff der Geburtenregelung ist viel weiter gefaßt als der Begriff Empfängnisregelung und beinhaltet auch die Abtreibung, die ja in allen Ländern heute noch in großem Umfang zur Geburtenregelung benutzt wird. Ich setze Ihr Einverständnis voraus und werde mich nur mit der E m p f ä n g n i s r e g e l u n g befassen.

Es gibt verschiedene Gründe für die Notwendigkeit der Aufklärung über Empfängnisverhütung: Erstens gibt es einen b e v ö l k e r u n g s p o l i t i s c h e n A s p e k t in Ländern mit einer hohen Geburtenquote, in denen der Bevölkerungszuwachs nach Absinken der Sterbeziffer so beträchtlich ist und so schnell erfolgt, daß ein großer Teil der Bevölkerung Hunger und Not leidet. Zweitens gibt es einen g e s u n d h e i t s p o l i t i s c h e n A s p e k t. Dieser Gesichtspunkt spielt eine große Rolle in Ländern wie Österreich oder Deutschland, in denen die Bevölkerungszahl bei einer Geburtenquote von 18'8 bzw. 18'3 pro 1000 Einwohner zwar ausgeglichen ist, diese ausgeglichene Bevölkerungszahl aber mit einer erschreckend hohen Abtreibungsquote erkauft wird, die etwa 10 pro 1000 Einwohner und Jahr beträgt. Die

Verminderung der Zahl der Abtreibungen ist das
gesundheitspolitische Ziel, das mit Hilfe der Empfängnisregelung erreicht werden kann. Der dritte,
s o z i a l m e d i z i n i s c h e   G e s i c h t s p u n k t betrifft die Interessen der einzelnen Familie: Für diese
geht es darum, die Abstände zwischen den Geburten
zu vergrößern und die Kinderzahl nach der körperlichen und seelischen Leistungsfähigkeit der Mutter
und nach den Lebensumständen der Familie einzu-
richten. Gegen dieses Ziel werden heutzutage keine
ernstzunehmenden Bedenken mehr vorgebracht.
W e l c h e   P r o b l e m e   e r w a c h s e n   f ü r
d e n   A r z t   i n   d e r   P r a x i s   a u s   d i e s e r   E n t-
w i c k l u n g,   a u s   d e r   n o t w e n d i g e n   B e-
s c h ä f t i g u n g   m i t   d e r   E m p f ä n g n i s v e r-
h ü t u n g?
1. Es gibt strenge medizinische-Indikationen zur
Empfängnisverhütung. Das gilt ausnahmslos für alle
Erkrankungen, die im Falle einer Konzeption die
Frage einer Schwangerschaftsunterbrechung aufwer-
fen. Das gilt meines Erachtens in gleicher Weise für
diejenigen Frauen, die nicht in der Lage sind, ein
lebensfähiges Kind zur Welt zu bringen, also z. B. bei
einer schweren Sensibilisierung der Mutter gegen den
Rhesusfaktor, wenn bereits eines oder mehrere Kinder tot geboren worden sind und wenn der Ehemann
homozygot rhesuspositiv ist. Wenn in diesen Fällen
auch keine Bedenken gegen eine operative Sterili-
sation vorhanden sind, so fällt dieser Entschluß doch
oft schwer, wenn es sich um eine junge Frau handelt.
In diesen Fällen, in denen eine strenge medizinische Indikation zur Empfängnisverhütung besteht,
halte ich die Unterlassung einer konkreten Unterweisung über die Möglichkeiten einer zuverlässigen
Kontrazeption für eine fahrlässige ärztliche Hand-
lungsweise. H a r m s e n spricht hier sogar von einem
ärztlichen Kunstfehler.
2. Es haben sich in den letzten Jahren w e i t e r-
g e f a ß t e   m e d i z i n i s c h e   I n d i k a t i o n e n zur
Empfängnisverhütung ergeben. In dieses Kapitel ge-
hören einige realtiv neue Erkenntnisse, die weitver-
breiteten Vorstellungen widersprechen. Es handelt
sich um Gefahren für Mutter und Kind, die nach jeder
Geburt aktuell werden und deren Prophylaxe eine
temporäre Empfängnisverhütung erfordert.
Dabei handelt es sich einmal um die Gefahren
zu kurzer Geburtenabstände. Zu kurze Abstände zwischen den Schwangerschaften haben einen nachteili-

gen Einfluß auf das Schicksal der Frucht. Beträgt der Abstand zwischen 2 Geburten weniger als 2 Jahre, dann kommt es vermehrt zu Aborten und zu Frühgeburten. Aus dieser Feststellung muß man die Konsequenzen ziehen, jede Frau nach einer Geburt auf die Vorteile einer konzeptionsfreien Zeit von 1 bis 2 Jahren hinzuweisen. Bei diesem Hinweis fragen die meisten Frauen nach empfehlenswerten Möglichkeiten der Empfängnisverhütung. Wie notwendig diese Unterweisung ist, wenn Geburtenabstände von mindestens 2 Jahren erreicht werden sollen, ergibt sich aus folgenden von Taylor mitgeteilten Zahlen: Ohne empfängnisverhütende Maßnahmen sind 53% aller Frauen bereits 3 Monate nach der ersten Menstruation post partum wieder schwanger, und 7 Monate nach der ersten Regel sind es sogar 74%. In das gleiche Kapitel gehört die Berücksichtigung der erhöhten Müttersterblichkeit bei Vielgebärenden. Die Vorstellung, mit der Zahl der Geburten nähmen die Gefahren für Mutter und Kind ab, ist ebenso weitverbreitet wie falsch. Die Gefahren nehmen im Gegenteil zu. Es ist durch eine größere Zahl von Untersuchungen einwandfrei nachgewiesen, daß von der fünften oder sechsten Schwangerschaft an fast alle Komplikationen vermehrt auftreten und daß die Müttersterblichkeit auf das 4- bis 5fache ansteigt.

Auch für das Kind nehmen die Gefahren mit der Geburtenzahl der Mutter nicht ab, sondern zu. Das geht z. B. eindeutig aus den Zahlen der von Butler und Bonham bearbeiteten englischen Landesstatistik hervor. Auch Radovich fand bei Vielgebärenden (5 und mehr Geburten) die Kindersterblichkeit doppelt so hoch wie bei Mehrgebärenden (2 bis 4 Geburten) und 6mal so hoch wie bei Erstgebärenden.

Aus diesen Beobachtungen, daß zu kurze Geburtenabstände vermehrt zu Komplikationen in der Schwangerschaft führen und daß die Gefahren für das Leben von Mutter und Kind bei Vielgebärenden signifikant erhöht sind, muß man meines Erachtens den Schluß ziehen, daß nach jeder Geburt die Beratung über eine temporäre Empfängnisverhütung medizinisch indiziert ist!

Darüber hinaus vertrete ich entschieden die Meinung, daß auch ohne das Vorhandensein einer medizinischen Indikation die Beratung über Empfängnisverhütung eine ärztliche Aufgabe ist. Wenn eine Frau ihren Arzt um Aufklärung über kontrazeptive Maßnahmen bittet, dann soll der Arzt die gewünschte Auskunft geben. Wo soll sich eine Frau zuverlässige Informationen auf einem für sie so wichtigem Gebiet besorgen, wenn nicht bei dem Arzt ihres Vertrauens!

Nachdem die Aufklärung über eine wirksame und unschädliche Empfängnisverhütung die einzige erfolgversprechende Prophylaxe der Abtreibung ist, handelt es sich dabei um eine ärztliche Tätigkeit im Rahmen der ständig an Bedeutung gewinnenden p r o p h y l a k t i s c h e n   M e d i z i n.

Ich bin davon überzeugt, daß der Arzt in der Praxis zur Durchführung dieser Aufgabe bestens geeignet ist. Nicht zuletzt deshalb, weil er auf einem bereits vorhandenen Vertrauensverhältnis aufbauen kann. Anderseits besteht kein Zweifel, daß die Aufklärung über Empfängnisverhütung in öffentliche Beratungsstellen abwandern wird, wenn der Arzt in der Praxis dieser Aufgabe nicht gewachsen sein sollte. Die Beispiele in einigen Nachbarländern zeigen, daß derartige Beratungsstellen in der Lage sind, zur Aufklärung der Bevölkerung über die Methoden der Empfängnisverhütung beizutragen. Ich persönlich halte aber die Aufklärung durch den frei gewählten Arzt des Vertrauens für eine bessere Lösung als die mehr oder weniger anonyme Betreuung in einer öffentlichen Beratungsstelle. Voraussetzung ist jedoch die Bereitschaft aller Ärzte, sich diesem brennenden Problem, der Verbreitung von Informationen auf diesem Gebiet, nicht zu verschließen. Das ist um so notwendiger als der durchschnittliche Stand der Aufklärung der Bevölkerung über Fragen der Fortpflanzung in der Bundesrepublik — ich weiß nicht, ob das bei Ihnen anders ist — bedauerlich schlecht ist.

W e l c h e   e m p f ä n g n i s v e r h ü t e n d e n   M i t t e l   k a n n   d e r   A r z t   e m p f e h l e n?

Bei der großen Zahl verschiedener Mittel und Methoden ist es nicht möglich, Ihnen hier ausführlich und vergleichend über die Unschädlichkeit, Wirksamkeit und Annehmbarkeit aller Methoden vorzutragen. Diese Grundkenntnisse muß man sich aus den vorhandenen Monographie aneignen.

Ich möchte mit Nachdruck auf die Notwendigkeit hinweisen, ärztlicherseits nur zuverlässige Mittel zu empfehlen! Das ist aus dem Grund erforderlich, weil bei Mißerfolgen der Empfängnisverhütung in den meisten Fällen der Entschluß zur Abtreibung ziemlich rasch gefaßt wird. Über diese Zusammenhänge gibt es

zahlenmäßige Belege aus England. Man muß daraus
die Konsequenz ziehen und nur zuverlässige Mittel
verordnen. Als die zuverlässigste Methode der Empfängnisverhütung gelten die Ovulationshemmer. Ihre Versagerquote ist kleiner als 1 pro 100 Anwendungsjahre,
und die wenigen Versager können bei näherer Prüfung der Umstände fast ausnahmslos als Fehler in
der Anwendung erklärt werden. Die weitaus größte
Verbreitung haben die konventionellen Ovulationshemmer, bei denen die gleiche Kombination aus
Östrogen und Gestagen 20 oder 21 Tage lang in jedem
Zyklus genommen wird. Man schätzt, daß etwa 12 Millionen Frauen in der ganzen Welt regelmäßig Ovulationshemmer benutzen. Außer den konventionellen
Ovulationshemmern existieren verschiedene Modifikationen, wie z. B. die 2-Phasen-Methode, bei der zunächst 15 Tage lang nur ein Östrogen und nur in den
letzten 5 Tagen der Behandlung eine Östrogen-Ge-
stagen-Kombination genommen werden. Als weitere
Modifikation ist die alleinige Behandlung mit Gesta-
genen zu nennen, deren empfängnisverhütender Effekt
weniger auf eine Unterdrückung der Ovulation als auf
die Veränderungen im Bereich der Cervix uteri zurückzuführen ist.

Das Höchstmaß an Zuverlässigkeit bieten nur die
konventionellen Ovulationshemmer. Die im Laufe der
Jahre gegen sie vorgebrachten medizinischen Bedenken — Gefahr der Thrombose, der Embolie, der Kar-
zinomentstehung — sind inzwischen mit Hilfe umfang-
reicher Erhebungen entkräftet worden. Im Jahre 1966
kamen sowohl ein Bericht der Weltgesundheitsorganisation als auch der im Auftrag der Food and Drug
Administration erstellte Hellman-Report zu dem
Schluß, daß alle bisher gesammelten Erfahrungen gegen eine gesundheitsschädliche Wirkung der Ovulationshemmer sprechen. Daraufhin wurde bekanntlich
die von der Food and Drug Administration früher
empfohlene Begrenzung in der Dauer der Anwendung
von Ovulationshemmern auf 4 Jahre fallengelassen.
Wir bestellen alle Frauen, die Ovulationshemmer nehmen, in 6monatigen Abständen zu einer gynäkologischen Kontrolluntersuchung, zu der auch die Ent-
nahme eines Vaginalsmears gehört. Dieses Vorgehen
entspricht auch den Empfehlungen der WHO.

Als zweite, wegen ihrer hohen Zuverlässigkeit
empfehlenswerte Methode der Empfängnisverhütung
ist die „strenge Form der Temperaturmethode" zu

nennen. Bekanntlich zeigt die von einer geschlechts-
reifen Frau morgens vor' dem Aufstehen gemessene
Körpertemperatur während des Menstruationszyklus
einen biphasischen Verlauf mit niedrigen Werten während der ersten beiden Wochen, einem Anstieg um
3 bis 6 Zehntelgrade etwa in der Mitte des Zyklus und
einer erhöhten Temperatur bis zu den folgenden Menses. Von der „strengen Form der Temperaturmethode"
spricht man, wenn als unfruchtbare Tage nur die Zeit
vom dritten Tag der erhöhten Temperatur bis zu den
folgenden Menses gewertet wird. In dieser Zeit ist bisher nie eine Konzeption beobachtet worden. Die Versagerquote der strengen Form der Temperaturmethode
ist bei Einrechnung aller Patientenfehler nur 1 pro
100 Anwendungsjahre. Wenn ein Ehepaar bereit ist,
den Rest des Zyklus abstinent zu leben. dann ist diese
Methode durchaus empfehlenswert.

Noch nicht empfehlenswert dagegen sind die seit
einigen Jahren in vielen Ländern stark propagierten
„Intrauterinpessare neuer Art", wie z. B. die Margulis-
Spirale, die Lippes-Schleife u. dgl. Meine Ablehnung
dieser Mittel gründet auf medizinischen Bedenken.
Einmal ist die Versagerquote ein Vielfaches der vorher
genannten Methoden. Zum anderen kommt es bei rund
16% der Frauen zur Spontanausstoßung dieser Spira-
len und Schleifen und bei weiteren 12% der Frauen
müssen sie aus medizinischen Gründen vom Arzt
wieder entfernt werden, meist wegen Schmerzen, Blutungen oder auch wegen Adnexentzündungen. Zu-
sammengerechnet heißt das, daß die Anwendung der
neuen Intrauterinpessare bei mehr als 30% der damit
behandelten Frauen mit einem Mißerfolg endet. Unter
diesen Umständen sind diese Mittel nicht zu empfehlen
— ganz abgesehen von der Unklarheit, die darüber
besteht, ob Nidationshemmer zu den Abortiva gerechnet werden müssen.

Alle anderen gebräuchlichen empfängnisverhüten-
den Methoden sind mit einer größeren Versagerquote
belastet und aus diesem Grund nicht empfehlenswert.

Gibt es einen bevorzugten Zeitpunkt für die Aufklärung einer Frau
über Empfängnisverhütung?

Ich möchte diese Frage bejahen — es ist das
Wochenbett. Nach einer Geburt und auch nach einer
Fehlgeburt sind Frauen diesen Fragen besonders auf-
geschlossen, nicht zuletzt im Hinblick auf das Ein-
halten optimaler Geburtenabstände. Man kann sogar
sagen, daß die ausführliche Aufklärung über Emp-

fängnisverhütung heute zur optimalen Schwangerenbetreuung gehört. Die Kombination von umfassender
ärztlicher Schwangerenbetreuung und guter Aufklärung über empfehlenswerte Methoden der Empfängnisverhütung läßt das angestrebte Ziel: gesunde Mütter, gesunde Kinder und eine der Leistungsfähigkeit der
Mutter angemessene Kinderzahl am ehesten erreichen!

Anschrift des Verfassers: Prof. Dr. G. K. Döring, Sanatoriums-
platz 2, D-8000 München 90.

Aus der Internen Abteilung
des Mautner-Markhofschen Kinderspitals der Stadt Wien
(Vorstand: Prof. Dr. H. G. Wolf)

Pränatale und neonatale Schädigungen durch Arzneimittel

Von **H. G. Wolf**

Mit 2 Abbildungen

In den letzten Jahren ist eine Fülle von Erkenntnissen auf dem Gebiet der medikamentösen Schädigungen des Fetus und des Neugeborenen erarbeitet worden, so daß es sinnvoll erscheint, die gesicherten Tatsachen in einer kurzen Übersicht, unter Berücksichtigung neuerer Arbeiten, darzustellen. Die Einteilung ergibt sich nach den zeitlichen Verhältnissen in Störungen während des intrauterinen (pränatalen) Lebens, ferner unmittelbar um die Geburt (paranatal) und schließlich während der Neugeborenenperiode (Abb. 1).

Im Bereich der pränatalen Periode sind prinzipiell 2 Schädigungsmöglichkeiten zu unterscheiden. Während der Frühschwangerschaft — im ersten Trimenon — kommt es zu teratogenetischen Auswirkungen bestimmter Medikamente, es entstehen also Mißbildungen. Dagegen sind es nach dem dritten Schwangerschaftsmonat toxische Wirkungen auf den Fetus, also Vergiftungen. Dieses Prinzip gilt für alle pränatalen Erkrankungen (Thalhammer) und läßt sich im folgenden auch für Medikamente zeigen.

2

Unter den ursächlichen Faktoren für die Entstehung menschlicher Mißbildungen kann man heute etwa 20⁰/o einfach mendelnde Erbfaktoren, 10⁰/o Chromosomenmutationen, 10⁰/o Viruserkrankungen und 1⁰/o spezielle äußere Einflüsse (Medikamente u. a.) annehmen, der Rest ist unbekannt (F r a s e r, P i t t u. a.). Bei der Mehrzahl muß an eine Kombination äußerer und innerer (genetischer) Faktoren gedacht werden, wobei die Art der Mißbildung bei verschiedenen Ursachen ganz gleichartig sein, aber auch umgekehrt die gleiche Ursache zu verschiedenartigen Mißbildungen führen kann.

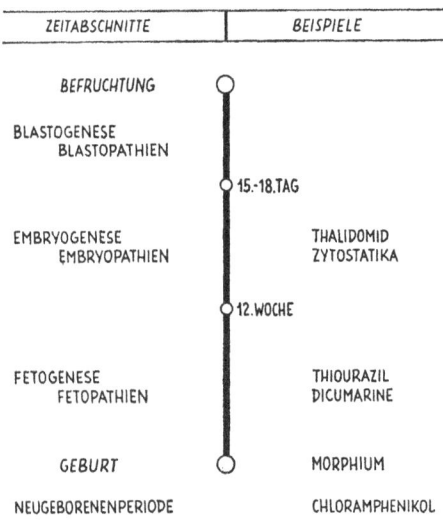

Abb 1. Schematische Darstellung der wesentlichen Zeitabschnitte von der Befruchtung bis zur Neugeborenenperiode mit typischen Beispielen medikamentöser Schädigungen (nach K a u f m a n n, H. J.: Mschr. Kinderhk. 115 [1967], S. 154)

Diese grundsätzlichen Schwierigkeiten bei der Erforschung ätiologischer Probleme der Entstehung von Mißbildungen werden nun noch dadurch vergrößert, daß das Tierexperiment nur mit großem Vorbehalt herangezogen werden kann (D e g e n h a r d t, K l e i s s). Einerseits müssen mit großer Mühe spezielle Inzuchtstämme gesucht werden, die spezifische Wirkungen eines bestimmten Medikamentes erkennen lassen, anderseits können Mißbildungen durch Medikamente erzeugt werden, die beim Menschen nicht teratogen wirken. Aus der verwirrenden Vielfalt diesbezüglicher Beobachtungen hat B r e n t vor kurzem die für die Humanpathologie nach dem heutigen Stand der Kenntnisse gesicherten Tatsachen zusammengestellt (Tab. 1), und zwar vom forensischen Gesichtspunkt aus, also nach besonders strengen Kriterien.

Tabelle 1. *Zusammenstellung der derzeitigen Kenntnisse aller Schädigungsmöglichkeiten während der Schwangerschaft beim Menschen (nach B r e n t)*

Schädigung gesichert	Schädigung wahrscheinlich
Thalidomid-Embryopathie	Rötelnsyndrom bei Kontakt,
Virilisierung durch Androgene	ohne Virusisolierung
Medikamentöse fetale Hämolyse	Taubheit durch Streptomycin
	Virilisierung durch Progestine
Fluoreszierende Zahnverfärbung (Tetrazykline)	Zytostatika
Syndrome bei Toxoplasmose	Strahlen > 50 r (10. bis
und Zytomegalie	14. Tag)
Angeborene Lues	Hypoglykämie (Insulin)
Kropf durch Thyreostatika	
Rötelnsyndrom (mit Virusisolierung)	
Virusinfektion mit Lebendvakzine	

Schädigung unwahrscheinlich	Keine Schädigung
Mehrzahl aller Medikamente	Mongolismus
Hypoxieperioden	Andere Trisomien
Physisches Trauma	Translokationen
Psychisches Trauma	Andere Chromosomenaberrationen
Strahlen < 25 r	
Aktive Immunisierung mit Totvakzine	Defekte (Verdoppelung) von X, Y und Autosomen
	Vererbbare Bildungsfehler und Stoffwechselstörungen

Zweifellos hat die von 1959 bis 1962 abgelaufene Thalidomid-Katastrophe (etwa 7000 Beobachtungen allein in der Bundesrepublik Deutschland!) den größten Einfluß auf die Erforschung der hier in Rede stehenden Probleme gehabt. Vom klinischen Standpunkt hatten zunächst K o s e n o w und P f e i f f e r sowie W i e d e m a n n auf das gehäufte Vorkommen einer bestimmten Mißbildungskombination hingewie-

sen, die dann von W e i c k e r und H u n g e r l a n d
den Namen Thalidomid-Embryopathie erhielt. De-
taillierte Beschreibungen (W i e d e m a n n; W e i k-
k e r; L e n z 1963; L e n z und K n a p p) lassen
erkennen, daß es sich um ein im Rahmen der Dys-
meliesyndrome differentialdiagnostisch gut abgrenz-
bares Syndrom handelt (siehe auch S c h ö n e n b e r g).
Bildungsfehler der Extremitäten — Amelie, Phoko-
melie und Mikromelie bis zu geringen Veränderungen
des radialen bzw. tibialen Strahles — sind kombiniert
mit Mißbildungen der Ohren und (seltener) Augen
sowie sehr häufig mit einem Mittelgesichtshämangiom
(Nävus Unna). Dazu treten Mißbildungen innerer Organe, insbesondere des Magen-Darm-Traktes, des Herzens und des Urogenitaltraktes.

L e n z kommt das Verdienst zu, im Thalidomid,
einem ausgezeichneten Mittel gegen Schwangerschafts-
erbrechen, den ätiologischen Faktor für diese Mißbildungsepidemie gefunden und damit die Katastrophe
beendet zu haben. Die zahlreichen Präparate (Conter-
gan, aber auch Distaval, Isomin, Kedavon, Neurose-
dyn, Sedoval u. a. — in Österreich Softenon) wurden
aus dem Handel gezogen und durch den um etwa
9 Monate verschobenen Rückgang der Mißbildungsrate der schlüssige Beweis für die Ätiologie geliefert
(Abb. 2). Durch ausgedehnte Erhebungen (W e i c k e r
und Mitarbeiter u. a.), bei denen die verschieden-
artigsten Substanzen als ursächlich ausgeschlossen
werden konnten, und durch gleichartige Beobachtungen in verschiedenen Teilen der Welt wurde die
Ätiologie untermauert, ebenso durch die exakte zeit-
liche Festlegung der Einnahme und deren Zusammenhang mit der Mißbildungsart. Es steht fest, daß Thalidomid nur dann teratogenetisch wirksam ist, wenn
seine Anwendung zwischen dem 21. und 44. Tag nach
der Befruchtung erfolgt und daß die Art der Mißbildung vom genauen Zeitpunkt der Einnahme abhängt (L e n z). Auch für die Mißbildungen der inneren Organe konnten derartige sensible Phasen er-
rechnet werden (K n e i p e).

Es kann also heute kein Zweifel mehr bestehen,
daß Thalodomid beim Menschen teratogen wirksam
ist, wenn auch bestimmte Detailfragen noch unge-
klärt sind (R e t t). Dies betrifft z. B. den genauen
Wirkungsmechanismus (H e l l m a n n, T u c h m a n n-
D u p l e s s i s), aber auch die Frage nach einer mit-
verursachenden sekundären Noxe (K i r c h m a i r).
Auf die bei der Bearbeitung zu beachtenden statisti-

schen Probleme (S c h e u c h) kann hier nur hingewiesen werden.

In den Jahren 1950 bis 1959 trat eine andere
medikamentöse Schädigung gehäuft auf, die durch

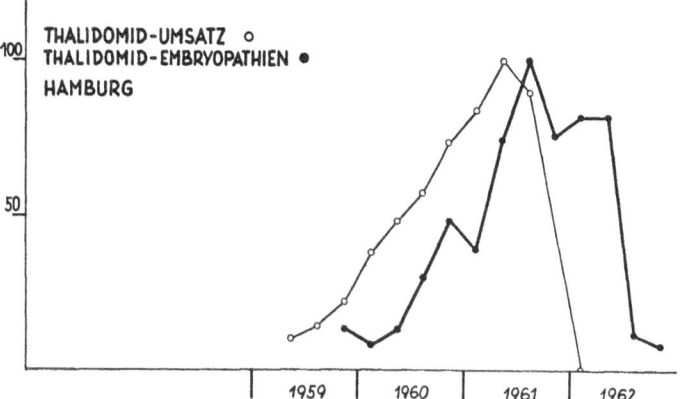

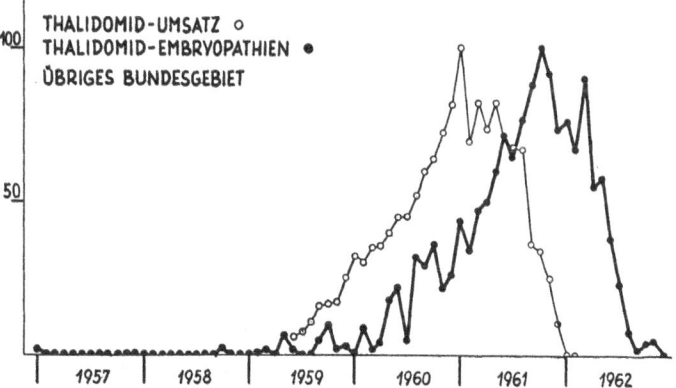

Abb. 2. Thalidomidumsatz und Mißbildungsrate. Oben: Hamburg, Mißbildungen, drittes Quartal 1961 = 100; Conterganumsatz erstes Quartal
1961 = 100. Unten: BRD (ohne Hamburg). Mißbildungen mit thalidomid-
positiver Anamnese Oktober 1961 = 100, Thalidomidumsatz Januar
1961 = 100 (aus Lenz, W.: Pädiatr. Pädol., 1 [1965], S. 38)

W i l k i n s aufgeklärt und damit als vermeidbar beendet wurde. Oral verabreichte synthetische andro-
gene und gestagene Testosteronderivate vom Typ
des Progestins, verwendet zur Therapie des habituel-
len Abortus, führten zur Virilisierung des äußeren

Genitales bei weiblichen Feten. Alle Übergänge von Fusionierung der Labioskrotalfalten (beidseitiger „Kryptorchismus") mit penisartiger Klitoris bis zu einfacher Klitorishypertrophie beim Neugeborenen wurden beobachtet. Damit ist die Differentialdiagnose zum angeborenen adrenogenitalen Syndrom gegeben, die durch die normalen 17-Ketosteroide im Harn und die fehlende Progredienz gestellt werden kann.

Der positive Sexchromatinbefund ist ein weiteres wichtiges diagnostisches Hilfsmittel. Eine wesentliche therapeutische Maßnahme liegt in der Trennung fusionierter Labioskrotalfalten (vor dem dritten Lebensjahr). Auch bei diesen Beobachtungen zeigte sich, daß die Fusion der Labioskrotalfalten ausschließlich bei Einnahme von Progestin bis zum dritten Schwangerschaftsmonat eintrat, später kam es nur zur (reversiblen) Klitorishypertrophie.

Ähnlichkeit mit der nicht in diesen Rahmen gehörenden Strahlenschädigung des Embryos (Y a m a z a k i) zeigen die Beobachtungen, die bei der Verabreichung von Zytostatika, insbesondere von Folsäureantagonisten (Aminopterin, W a r k a n y und Mitarbeiter), gemacht wurden. Bei dem (illegitimen) Versuch von Schwangerschaftsunterbrechungen (W i n d o r f e r) kommt es immer wieder einmal zum Überleben der Kinder, die dann in Abhängigkeit vom Zeitpunkt der Verabreichung des Medikamentes teilweise schwere Mißbildungen aufweisen können.

Auch hier ist die Beweisführung nicht einfach: Neben dem Fehlen erblicher Faktoren muß eine Übereinstimmung zwischen Einnahmezeit und sensibler Phase der entsprechenden Organentwicklung bestehen, im Tierexperiment sollten ähnliche Mißbildungen erzeugt werden können, und schließlich sollte die Zahl der Beobachtungen groß genug sein, um Rückschlüsse zuzulassen.

Zum Abschluß dieser gesicherten teratogenetischen Auswirkungen von Medikamenten — Thalidomid, Progestine, Zytostatika — sei noch eine bisher nicht geklärte Beobachtung angeführt, nämlich das „Syndrom der kaudalen Regression" (P a s s a r g e und L e n z; R u s n a k und D r i s c o l l). Es handelt sich um Agenesien des kaudalen Anteils der Wirbelsäule, vor allem des Kreuzbeines, aber auch in Einzelfällen bis zur Brustwirbelsäule, bei Kindern diabetischer Mütter, wobei die Ätiologie — Diabetes der Mutter, Insulin, Hypoglykämie, Ketonkörper — noch völlig offen ist.

Nicht unerwähnt soll bleiben, daß nach dem
heutigen Stand unserer Kenntnisse die Vorhersage
der teratogenen Wirksamkeit einer bestimmten Substanz beim Menschen unmöglich ist, so daß nur die
strengste Einschränkung medikamentöser Behandlungen in der Schwangerschaft einen gangbaren Weg
zur Verhütung einer neuerlichen Mißbildungsepidemie
nach Art des Thalidomidunglücks darstellt.

Innerhalb des zweiten pränatalen Abschnittes ist
die Schädigung des Fetus prinzipiell gleichartig wie
bei der Mutter, vorausgesetzt, daß die Dosis hoch
genug liegt, die via Plazenta übertritt. Auch hier
soll nur über neuere Erkenntnisse berichtet werden,
da Vergiftungen mit toxischen Stoffen, wie z. B. CO,
schon seit langem bekannt sind.

Unter den Antibiotika sind die Tetrazykline zu
nennen, deren Verabreichung während dieser Schwan-
gerschaftsperiode zu denselben Schädigungen der
Milchzähne führt (M a c a u l a y und L e i s t y n a;
S w a l l o w) wie während der Gabe im frühen Säuglingsalter (siehe unten). Die Substanz wird in jedes
verkalkende Gewebe eingebaut, zeigt im UV-Licht
hellgelbe Fluoreszenz und führt zur Wachstumshem-
mung (C o h l a n und Mitarbeiter). Chloramphenikol,
dessen toxische Wirkung beim Neugeborenen bedeutungsvoll ist, schädigt den Fetus nicht, da es via
Plazenta wieder ausgeschieden werden kann. Strepto-
mycinbehandlung Schwangerer kann wahrscheinlich
zu Hörstörungen des Kindes führen, bei exakter Dosierung ist das Risiko jedoch klein (V a r p e l a und
H i e t a l a h t i).

Besonders wichtig sind Wechselwirkungen im
Bereich der Hormone, die sowohl endogen — Hyper-
parathyreoidismus der Mutter und neonatale Tetanie
— als auch exogen verursacht werden können. In
diesem Zusammenhang sind vor allem die Thyreostatika von Interesse, die bei Verabreichung während
der Schwangerschaft eine reaktive Neugeborenenstruma hervorrufen. Das gilt für J, sogar für jodhaltige Kontrastmittel und Tablettenüberzüge, aber vor
allem auch für die Thiourazile (B o n g i o v a n n i;
C o n e l l y und Mitarbeiter; C o h l a n). Im allgemeinen sind die entstehenden Strumen euthyreot, bei
höheren Dosen der Thyreostatika kann es aber auch
zu Hypothyreosen kommen und damit zu den bekannten bleibenden Hirnschädigungen dieser Erkrankung!

Bei der Therapie mit Antikoagulantien, insbesondere mit Kumarinpräparaten, kann es zu schweren,

unter Umständen tödlichen Blutungen beim Fetus
kommen (M e r z und B r e i t n e r). Heparin passiert
wahrscheinlich (hohes Molekulargewicht) die Plazenta
nicht und stellt vielleicht einen Ausweg bei vitalen
Indikationen dar.

Damit kommen wir zu jenen Medikamenten, deren Auswirkung auf den Neugeborenen durch ihre
unmittelbar pränatale Verabreichung gegeben ist
(K a u f m a n n). Dabei kommt es zu Erscheinungen,
die auch bei entsprechender Applikation in der Neugeborenenperiode auftreten. Da die Indikationen aber
in Zuständen der letzten Schwangerschaftszeit gegeben
sind, werden die Nebenwirkungen unmittelbar post
partum sichtbar und müssen erkannt werden.

Hier sind blutdrucksenkende Mittel anzuführen,
die bei Schwangerschaftstoxikosen eingesetzt wurden.
Hexamethoniumbromid bedingt einen paralytischen
Ileus (H a l l u m und H a t c h u e l), der bis zum
Ende der zweiten Lebenswoche unbeeinflußbar bestehen bleibt und dessen tödlicher Ausgang nur selten
abgewendet werden kann. Die Reserpinvergiftung dagegen, die zu wäßrig-schleimiger Nasenabsonderung,
thorakalen Einziehungen, Zyanose und Lethargie führt
(B u d n i c k und Mitarbeiter), ist im allgemeinen gutartig. Die atemdepressive Wirkung der Morphin- und
Barbitursäurederivate ist seit langem bekannt.

Von besonderem Interesse ist, vor allem neuerdings wieder in den USA (C o b r i n i k und Mitarbeiter), das Problem des Entzugssyndroms bei Neugeborenen morphium- oder heroinsüchtiger Mütter,
dessen klinisches Bild M e n n i n g e r - L e r c h e n -
t h a l schon 1934 dargestellt hat. Erscheinungen von
Seiten des Zentralnervensystems, Unruhe, Extremi-
tätentremor und ein schrilles, hohes, langdauerndes
Schreien sind neben intensivem Kauen und Saugen
an den Händen als charakteristisch beschrieben. Die
Therapie muß der Ätiologie Rechnung tragen; Chlor-
promazin und Opiumtinktur in fallenden Dosen haben
sich bewährt (C o b r i n i k und Mitarbeiter).

Für die exogene Entstehung von Hyperbilirubinämien (Sulfonamide, Vitamin K) und Hämolysen
(Naphthalin) bzw. Blutungssyndromen (Salizylate,
Antikoagulantien) gelten unmittelbar pränatal dieselben Voraussetzungen wie im frühen Säuglingsalter.

In der Neugeborenenperiode besteht für die
Verabreichung von Medikamenten eine besondere Situation, die zur Forderung einer eigenen „Pharmako-
logie des Neugeborenen" geführt hat. Die funk-

tionelle Unreife des Organismus, im allgemeinen
in guter Übereinstimmung mit Frühgeburtlichkeit
und Reife (K r e t c h m e r), bedingt einen in
allen Phasen andersartigen Stoffwechsel. Die relative Unfähigkeit, gewisse Substanzen zu metaboli-
sieren, aber auch herabgesetzte Resorptions- und Aus-
scheidungsverhältnisse sind neben der Körpergröße
und -oberfläche wesentliche Faktoren, die für Applikation und Dosierung eigene Untersuchungen erfordern, die erst am Anfang stehen (v. H a r n a c k,
S u t h e r l a n d).

Tabelle 2. *Klinische Erscheinungen beim Neugeborenen nach
kurz vor oder nach der Geburt verabreichten Medikamenten
(nach P e l z)*

Symptom bzw. Syndrom	Arzneimittel
1. Atemdepression	Äther, Barbiturate, Zyklopropan, Morphin, Paraldehyd, Pethidin
2. The Grey syndrome	Chloramphenikol
3. Hämolytische An- ämie mit toxischer Innenkörperbildung	Naphthalin, Phenazetin, Sulfon- amide, Vitamin K (wasserlöslich, synthetisch)
4. Hyperbilirubinämie .	Polyvinylpyrrolidin, Para-Amino- Salizylsäure, Sulfonamide, Vit- amin K (wasserlöslich, synthe- tisch)
5. Kreislaufkollaps	Borsäure, Privin- und Tyzine-Na- sentropfen
6. Morbus haemorrha- gicus	Antikoagulantien, Antikonvulsiva, Phenobarbital, Salizylate, Sul- fonamide
7. Methämoglobinämie	Azetanilid, Nitrate, Para-Amino- Salizylsäure, Phenazetin, Pheno- thiazin, Sulfonamide
8. Paralytischer Ileus..	Hypotensiva (Rauwolfia-Alkaloide)
9. Taubheit	Streptomycin
10. Thrombozytopenie .	Para-Amino-Salizylsäure, Chinin, Chinidin, Sedormid

So konnten H a r n a c k und Mitarbeiter zeigen,
daß eine auf die Körperoberfläche bezogene Dosierung von Oxacillin beim Neugeborenen 8mal höhere

Tabelle 3. *Empfohlene Dosierung und Verabreichungsart gebräuchlicher Antibiotika beim Neugeborenen (nach Yaffé)*

Antibiotikum	Tagesdosis (mg/kg)	Applikation	Intervalle (Stunden)	Indikation, Bemerkungen
Bacitracin	1000/900 E./kg	intramuskulär	12	Resistente Staphylokokken
Chloramphenikol	25	peroral/intramuskulär	12	Blutspiegel
Colistinsulfat	5	peroral	6	Pseudomonas
Na-Colistinmethat	1·5	intramuskulär	8—12	
Erythromycin	40	peroral	6	
	10	intramuskulär	12	
Kanamycin	15	intramuskulär	12	Resistente Staphylokokken, Koli
Neomycin	50	peroral	6	Koli
Novobiocin	20—25	peroral	8—12	Resistente Staphylokokken, Proteus
Penicillin G	20.000 E./kg	intramuskulär/intravenös	12	Clearance 20%
Phenoxymethylpenicillin	90.000 E./kg	peroral	8	Depotpenicillin kontraindiziert
Polymyxin	1·5	intramuskulär	8—12	
Streptomycinsulfat	10—20	intramuskulär	12	maximal 10 Tage
Tetrazykline	15	intramuskulär	12	Wachstumshemmung
	100	peroral	6	Zahnschädigung

Blutspiegel erzielte als bei älteren Kindern und Erwachsenen. Die Eliminations-Halbwertszeit ist zudem
noch 4mal so lang wie beim Erwachsenen. Erst nach
der vierten Lebenswoche gleichen sich diese Werte.
Es wird daher notwendig sein, für die wesentlichen Medikamente der Neugeborenenzeit die Grundlagen zu schaffen, um Nebenwirkungen zu vermeiden.
Die bisher genauer bekannten Nebenwirkungen von
Arzneimitteln beim Neugeborenen sind in Tab. 2
(nach P e l z) zusammengestellt. Von größter praktischer Bedeutung sind hier die Antibiotika; das
schwere, meist tödliche Vergiftungsbild durch Überdosierung von Chloramphenikol (B r e t s c h n e i d e r
und Mitarbeiter) mit Vasomotorenkollaps und aschgrauer Zyanose (grey syndrome) wurde durch unzureichende Glukuronidierung und damit fehlende Entgiftung des Chloramphenikols hervorgerufen; die
kompetitive Beanspruchung der Glukuronidierung ist
auf der anderen Seite die Ursache insuffizienter Bilirubinelimination und damit Kernikterusgefahr. Ähnliche Verdrängungen im Bereich der Albuminfraktion
des Plasmas lassen die Sulfonamide zu Hyperbilirubinämien führen; auch die Langzeitsulfonamide!
Auch andere Stoffwechselvorgänge, wie Enzymaktivitäten in den Erythrozyten, sind labiler als später
und daher für exogene Schädigungen (Hämolyse,
Methämoglobinämie) sehr anfällig.

Tetrazykline führen (siehe oben) bei längerer
Anwendung zu Zahnveränderungen (K i e n i t z),
Oxytetrazyklin wahrscheinlich am seltensten. Nach
wie vor ist Penicillin das am wenigsten toxische
Antibiotikum; wegen der verzögerten Elimination sind
Depotpräparate nicht erforderlich. Die zahlreichen
Einzelerkenntnisse haben zur Aufstellung verschiedener Dosierungstabellen geführt (K a u f m a n n),
von denen als Tab. 3 jene von Y a f f é wiedergegeben sei. Abschließend soll noch kurz auf die Möglichkeiten des Übertrittes von Medikamenten durch
die Muttermilch hingewiesen werden. Eine entsprechende Zusammenstellung aus jüngster Zeit findet
sich bei K n o w l e s.

Z u s a m m e n f a s s u n g: An Hand neuerer Literaturangaben wird eine Übersicht über pränatale
und neonatale Arzneimittelschäden gegeben. Im einzelnen werden diskutiert: die medikamentöse Teratogenese, fetale Vergiftungen und Arzneimittelnebenwirkungen kurz vor und nach der Geburt. Die Notwendigkeit besonderer Vorsicht und detaillierter

12

Kenntnisse bei Verabreichung von Medikamenten in diesen Zeitperioden wird unterstrichen und die Bedeutung einer Neugeborenen-Pharmakologie hervorgehoben.

Literatur: Bongiovanni, A. M.: Helvet. paediatr. acta, 15 (1960), S. 399. — Brent, R. L.: J. Pediatr., S. Louis, 71 (1967), S. 288. — Bretschneider, R., Stur, O. und Zweymüller, E.: Dtsch. med. Wschr., 85 (1960), S. 1444. — Budnick, I. S., Leikin, S. und Hoeck, L. E.: Amer. J. Dis. Child., 90 (1955), S. 286. — Cobrinik, R. W., Hood, R. T., Jr. und Chusid, E.: Pediatrics, 24 (1959), S. 288. — Cohlan, S. Q., Bevelander, G. und Tiamsic, T.: Amer. J. Dis. Child., 105 (1963), S. 453. — Connelly, J. P., Reynolds, S., Crawford, J. und Talbot, N. B.: Clin. Pediatr., N. Y., 3 (1964), S. 587. — Degenhardt, K. H.: In: Erkrankungen durch Arzneimittel, herausgegeben von R. Heintz. Stuttgart: G. Thieme. 1966. — Derselbe: Wien. med. Wschr., 117 (1967), S. 382. — Fraser, F. C.: J. chron. Dis., 10 (1959), S. 97. — Hallum, J. und Hatchuel, W.: Arch. Dis. Childh., London, 29 (1954), S. 354. — Harnack, G.-A. v.: In: Erkrankungen durch Arzneimittel, herausgegeben von R. Heintz. Stuttgart: G. Thieme. 1966. — Harnack, G.-A. v., Naumann, P., Blunck, W., Mai, K. und Wintzer, G.: Dtsch. med. Wschr., 89 (1964), S. 2321. — Hellmann, K.: Wien. med. Wschr., 117 (1967), S. 415. — Kaufmann, H. J.: Dtsch. med. Wschr., 85 (1960), S. 1090. — Derselbe: Pädiatr. prax., 4 (1965), S. 1. — Derselbe: Mschr. Kinderhk., 115 (1967), S. 154. — Kienitz, M.: Pädiatr. prax., 5 (1966), S. 347. — Kirchmair, H.: Wien. med. Wschr., 117 (1967), S. 418. — Kleiss, E.: Dtsch. med. Wschr., 92 (1967), S. 1507. — Knowles, J. A.: J. Pediatr., S. Louis, 66 (1965), S. 1068. — Kosenow, W. und Pfeiffer, R. A.: Ausstellung 59. Tagung der Dtsch. Ges. Kinderhk., Kassel 1960. — Kretchmer, N.: Pediatrics, 23 (1959), S. 638. — Lenz, W.: Fortschr. Med., 81 (1963), S. 148. — Derselbe: Pädiatr. Pädol., 1 (1965), S. 38. — Lenz, W. und Knapp, K.: Dtsch. med. Wschr., 87 (1962), S. 1232. — Macaulay, A. und Leistyna, J. A.: Pediatrics, 34 (1964), S. 423. — Menninger-Lerchenthal, E.: Mschr. Kinderhk., 60 (1934), S. 182. — Merz, W. R. und Breitner, J.: Geburtsh. u. Frauenhk., 16, (1956), S. 426. — Passarge, E. und Lenz, W.: Pediatrics, 37 (1966), S. 672. — Pelz, L.: Pädiatr. prax., 7 (1968), S. 7. — Pitt, D. B.: Austral. N. Zealand J. Obstetr. Gynec., 2 (1962), S. 82. — Rett, A.: Wien. med. Wschr., 115 (1965), S. 21. — Derselbe: Wien. med. Wschr., 117 (1967), S. 367. — Rusnak, S. L. und Driscoll, S. G.: Pediatrics, 35 (1965), S. 989. — Scheuch, E. K.: Wien. med. Wschr., 117 (1967), S. 402. — Schönenberg, H.: Pädiatr. prax., 7 (1968), (im Druck). — Sutherland, J. M.: In: Praxis der Antibiotikatherapie im Kindesalter, herausgegeben von W. Marget und M. Kienitz. Stuttgart: G. Thieme. 1966. — Swallow, J. N.: Lancet (1964),

S. 611. — Thalhammer, O.: Pränatale Erkrankungen des Menschen. Stuttgart: G. Thieme. 1967. — Tuchmann-Duplessis, H.: Wien. med. Wschr., 117 (1967), S. 379. — Varpela, E. und Hietalahti, J.: Ann. paediatr. Fenniae, 11 (1965), S. 38. — Warkany, J., Beaudry, P. H. und Hornstein, S.: Amer. J. Dis. Child., 97 (1959), S. 274. — Weicker, H.: und Hungerland, H.: Dtsch. med. Wschr., 87 (1962), S. 992. — Weicker, H., Bachmann, K. D., Pfeiffer, R. A. und Gleiss, J.: Dtsch. med. Wschr., 87 (1962), S. 1597. — Wiedemann, H.-R.: In: Teratogenesis. Basel-Stuttgart: Schwabe & Co. 1963. — Wilkins, L.: J. Amer. Med. Ass., 172 (1960), S. 1028. — Windorfer, A.: Med. Klin., 48 (1953), S. 293. — Yaffé, S. J.: Clin. Pediatr., N. Y., 4 (1965), S. 639. — Yaffé, S. J. und Back, N.: Pediatr. Clin. N. America, 13 (1966), S. 527. — Yamazaki, J. N.: Pediatrics, 37 (1966), S. 877.

Anschrift des Verfassers: Prof. Dr. H. G. Wolf, Vorstand der Internen Abteilung des Mautner-Markhofschen Kinderspitals der Stadt Wien, Baumgasse 75, A-1030 Wien.

Aus der Urologischen Abteilung
der Chirurgischen Universitätsklinik Innsbruck

Klinik, Pathologie und Therapie
der extratestikulären Fertilitätsstörungen

Von H. Marberger

Mit 4 Abbildungen

Die männliche Keimdrüse hat bei der Fortpflanzung als Produktionsstätte des Samens und männlichen Keimdrüsenhormons, das die gesamte Geschlechtsfunktion beherrscht, die wichtigste Aufgabe. Für die Fruchtbarkeit des Mannes sind jedoch nicht nur normale Spermiogenese und Androgenproduktion, sondern eine Reihe anderer Voraussetzungen notwendig. Der im Hoden produzierte Samen muß die ableitenden Samenwege durchlaufen, dort einen Reifungsprozeß mitmachen. Der gereifte Samen wird beim Geschlechtsakt mit dem Sekret der sogenannten Anhangsdrüse, dem Samenplasma, das gleichzeitig Vehikel und Lebenselement der Samenzellen darstellt, in die Harnröhre befördert und von dort in die Scheide ausgestoßen.

Ebenso vielfältig und komplex wie die ineinandergreifenden extratestikulären Reproduktionsvorgänge ist das Spektrum der Störungen, die dabei auftreten können. Die extratestikulären Fertilitätsstörungen verdienen nicht nur beim Andrologen, sondern auch beim Praktiker und Spezialisten vieler Zweige der Medizin weit mehr Beachtung, als man ihnen allgemein schenkt, weil sie einerseits die häufigsten Ur-

sachen der Subfertilität darstellen und andererseits
viele von ihnen vermeidbar oder korrigierbar sind.
Auf der Suche nach einer geeigneten Einteilung
und Abgrenzung des Themas stieß ich auf eine Skizze
im Urologiebuch von M a r s h a l l, die mir als Leit-
faden geeignet schien. Auf der Skizze sind die zur
Fortpflanzung nötigen Organsysteme dargestellt, und
zwar das Nervensystem einschließlich Großhirn,
Keimdrüse, ableitende Samenwege und männliche Adnexe und schließlich die Kopulationsorgane. Danach
kann man die extratestikulären Fertilitätsstörungen
in 3 Gruppen zusammenfassen:

1. in neurogene;

2. in Störungen infolge Mißbildungen oder Erkrankungen der ableitenden Samenwege und Adnexe;

3. in Störungen infolge Mißbildung oder Erkrankung der Harnröhre oder der Kopulationsorgane.

Die Möglichkeit, den Begattungsakt zu vollziehen, der im allgemeinen die Voraussetzung natür-
licher Fortpflanzung darstellt, ist vom normalen Aufbau und von der normalen Funktion der Geschlechts-
organe, aber auch vom störungsfreien Zusammenspiel
komplizierter Aktionen des peripheren und zentralen
Nervensystems abhängig. Beim Menschen kontrolliert
das Hirn den Begattungsakt. Libido, Potenz und
Orgasmus mögen zwar durch chemische Wirkstoffe
gesteuert werden, die Produktion und Aktivierung
dieser Stoffe ist jedoch weitgehend von psychischen
Einflüssen abhängig. An der Steuerung der Einzel-
phasen des Geschlechtsaktes, Exzitation, Erektion,
Emission, Ejakulation und Detumeszenz, ist ein großer
Teil des gesamten Nervensystems, besondere sensible
Endorgane, das Hirn, das Rückenmark, der periphere
Nervenapparat, auf dem efferente und afferente Im-
pulse von und zu den Genitalorganen laufen, mitbeteiligt.

Dementsprechend gibt es eine Unzahl von verschiedenen neurogenen Störungen der Fortpflanzung,
die sich in groben Gruppen zusammenfassen lassen.
Auf der Tabelle sind die wichtigsten dargestellt.

Libido und Potenz sind uralte Probleme der
Menschheit. Das Schrifttum darüber füllt Biblio-
theken. Ich möchte dazu nur etliche praktische Dinge
anführen. Bei 90% der jungen Männer, die wegen
einer Potenzstörung zu uns kommen, ist die Ursache
der Störung psychogen. Sie beruht auf einer hypo-
chondrischen Überwertung einer ungefährlichen Er-

krankung des Genitaltraktes oder entsteht aus Angst-
und Schuldgefühlen, Konflikten mit dem Geschlechts-
partner. Die Mehrzahl dieser Leute sind Kranke mit
einer sogenannten unspezifischen Prostatavesikulitis.
Die psychogene Potenzstörung ist manchmal vorübergehend, kann von einem guten Arzt mit normalem
Menschenverstand korrigiert werden, andere bedürfen
psychiatrischer Behandlung. Die Erfahrung mit den
Prostatitiskranken, wir hatten allein in diesem Jahr
bereits 167 an unserer Klinik zur Behandlung, lehrte
uns, daß eine passagere Potenzstörung bei Prostatavesikulitis nicht nur den Patienten außerordentlich
belastet, sondern auch die Grundkrankheit zu verschlechtern und zu verlängern vermag.

Echte Impotenz erweist sich jedoch in Einzelfällen bei eingehender Untersuchung als erstes Sym-
ptom einer ernsten Erkrankung, einer Durchblutungs-
störung z. B., eines Diabetes, eines Krankheitspro-
zesses in den für die Reproduktion wichtigen Zentren
des Lumbal- und Sakralmarkes. Die Erfassung dieser
Fälle ist oft schwierig. Neben exakter klinischer Untersuchung bedienen wir uns gewisser diagnostischer
Kunstgriffe. Patienten mit psychogener Impotenz vermögen meist zwar keinen richtigen Geschlechtsver-
kehr auszuüben, sind jedoch imstande, durch Masturbation zum Orgasmus zu gelangen; offensichtlicher
Erfolg suggestiver Therapie, Behandlung mit Hormonen, Vitaminen und Roborantien bei fehlendem
somatischem Befund sprechen gegen eine Impotenz.

Von den lokalen Läsionen des Nervensystems, die
eine Fertilitätsstörung herbeirufen, ist vor allem die
Querschnittsläsion anzuführen. T a l b o t fand, daß von
200 jungen, querschnittgelähmten Soldaten trotz guten Allgemeinzustandes nur 20 normalen Geschlechts-
verkehr mit normaler Ejakulation ausführen konnten.
Es ist abzuwarten, ob die Fortschritte in der Rehabili-
tation, vor allem Bedachtnahme auf Komplikationen
vonseiten des Urogenitaltraktes, bei Querschnittgelähmten auch hinsichtlich Sexualfunktion und Reproduktion bessere Ergebnisse bringen.

Die Auswirkungen der Grenzstrangresektion auf
die Potenz sind umstritten. Beidseitige Grenzstrang-
resektionen unter Mitnahme von L 1 führt jedoch in
manchen Fällen zu Potenzstörungen.

Von den übrigen, auf der Tabelle angeführten
Gruppen ist vielleicht auf die Möglichkeit der Potenzstörung bei der Verwendung von gewissen Medikamenten, z. B. von Ganglienblockern, hinzuweisen. Die

4

kritiklose Anwendung stark wirkender Arzneien ist im Zunehmen. In den ableitenden Samenwegen und männlichen Adnexen ist wohl am häufigsten die Ursache von Subfertilität zu suchen. Diese Organgruppe ist ein kompliziert gebautes, in komplizierten Entwicklungsvorgängen entstandenes und mit sehr komplexen Aufgaben betrautes Organsystem. Allein der anatomische

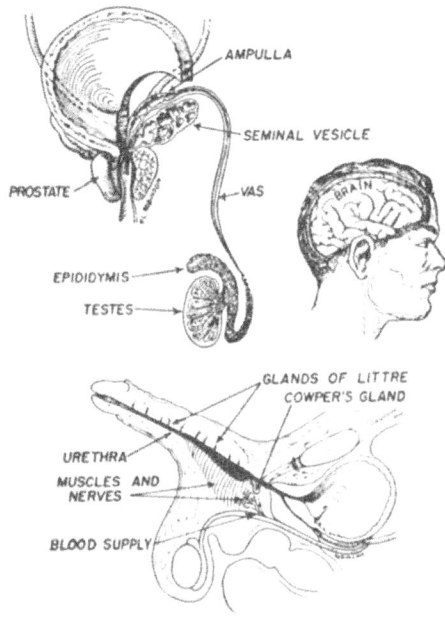

Abb. 1. Skizze der zur Fortpflanzung nötigen Organsysteme
(aus: Marshall, Textbook of Urology)

Aufbau bietet ideale Voraussetzungen für Funktionsstörungen und Beherbergung von Krankheiten. Der etwa 2 cm lange Nebenhodenschwanz z. B. besteht aus einem haarfeinen, aber mehrere Meter langen, aufgeknäuelten Kanal, in dem Millionen von Samenfäden gleichsam in Reservestellung liegen und sich auf ihre Aufgaben bei der Befruchtung oder auf den Abbau vorbereiten. Bei alten Patienten weist der Nebenhoden fast immer Veränderungen auf. Ein zweiter Wetterwinkel ist am anderen Ende des Gangsystems, dort, wo der gemeinsame Ausführungsgang die sogenannte

hintere Lamelle, einen schlecht drainierten Abschnitt
der Prostata, durchsetzt. Es ist verständlich, daß jede
Änderung der physikalischen Verhältnisse in der
Umgebung des gemeinsamen Ausführungsganges nicht
ohne Folgen für die Samenblase und die übrigen
Samenwege bleiben kann und geringfügige lokale
Einflüsse signifikante Änderungen des Samens herbei-
zuführen vermögen.

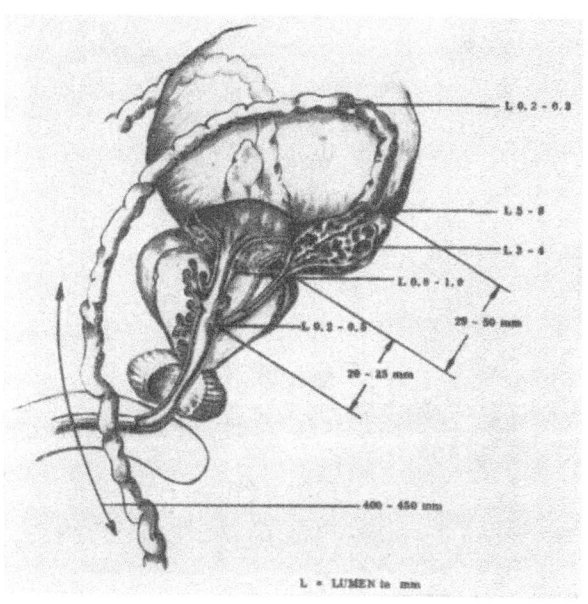

Abb. 2. Anatomische Skizze zeigt den Durchtritt des gemeinsamen Ausführungsganges aus Ampulle und Samenblase durch die hintere Lamelle
der Prostata

Bei 104 andrologisch exakt untersuchten, jungen
Männern mit unspezifischen Erkrankungen der männlichen Adnexe fanden wir in 88% pathologische
Samenanalysen. Und zwar fanden wir alle Spielarten
von Samenveränderungen je nach Mitbeteiligung eines
größeren oder kleineren Abschnittes des Systems.
Wir fanden Veränderungen des Ekjakulatvolumens,
der Spermienzahl, der Motilität und Vitalität, der physikalischen Eigenschaften des Samens und auch Veränderungen des Plasmagehaltes jener Indikatorsub-
stanzen, der Fruktose und Zitronensäure, die als
Gradmesser der Samenblasen- und Prostatafunktion

gelten. Über die Ergebnisse dieser Untersuchungen wurde bereits berichtet.

Am ausgeprägtesten waren die Veränderungen bei der Tuberkulose. Die nachweisbaren tuberkulösen Läsionen, Kavitäten der Prostata, Verschluß des Samenleiters, Veränderungen der Samenblasen, korrelierten so gut mit den Veränderungen des Samens, daß wir die Samenanalyse als diagnostisches Hilfsmittel

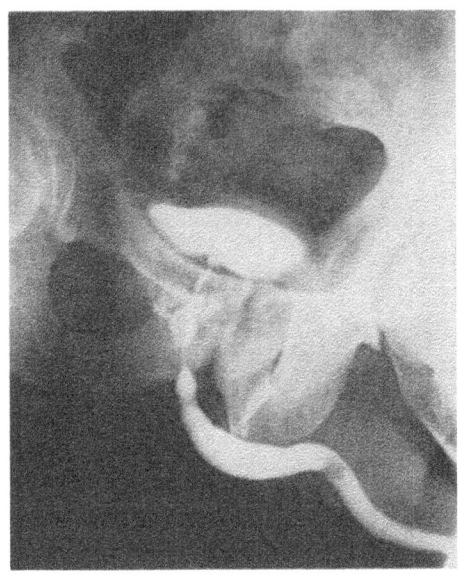

Abb. 3. Urethrozystogramm von einem Patienten mit einer Urogenitaltuberkulose. Am Injektionsbild sieht man Kavitäten in der hinteren Harnröhre

zur Abklärung und Beurteilung entzündlicher Erkrankungen der männlichen Adnexe zu Hilfe ziehen.

Die temporären Fertilitätsstörungen bessern sich von selbst oder können durch entsprechende Behandlung günstig beeinflußt werden. Eindrucksvoll war die Wiederherstellung normaler Fertilität bei jungen Männern mit Urogenitaltuberkulose, die vor der tuberkulostatischen Behandlung auf Grund wiederholter Samenanalysen als steril gelten mußten.

Die Mißbildungen der ableitenden Samenwege stellen ein beliebtes, wenn auch nicht sehr erfolgversprechendes Anwendungsgebiet chirurgisch-rekonstruktiver Eingriffe dar. Ein Blick auf ein Schema

der Entwicklungsvorgänge zeigt, daß sich bei der
Differenzierung des Urogenitaltraktes tatsächlich das
Unterste zuoberst und das Oberste zuunterst kehrt.
Man wundert sich, daß die Teile aus verschiedensten
Anlagen überhaupt zusammenfinden und begreift,
wenn die Kanälchen des Rete testis z. B. nicht immer
beidseitig Anschluß finden, wenn sich eine Naht-
stelle nicht öffnet oder gar die Entwicklung eines

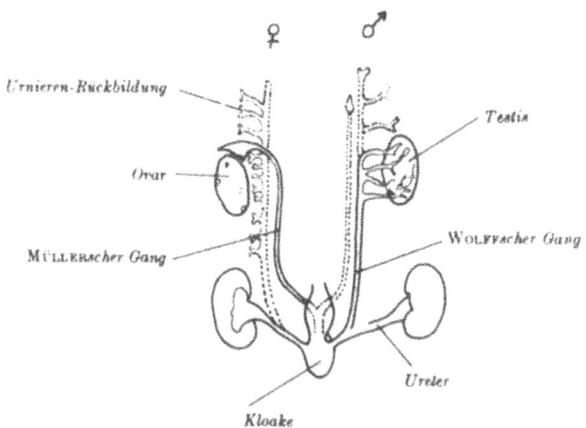

Abb. 4. Schema von der Entwicklung des Urogenitaltraktes bei Mann
und Frau

Teiles oder des gesamten Wolffschen Ganges unter-
bleibt. Bei beidseitigen Verschlüssen der ableitenden
Samenwege jeder Art fehlen die Samenfäden im
Ejakulat. Die Hodenmorphologie dagegen ist normal.
Bei ausgedehnten Defekten fehlt dem Samenplasma
das Samenblasensekret, erkennbar am fehlenden
Fruktosegehalt. Überbrückungsoperationen, Neuein-
pflanzung des gesunden Samenleiters in den Neben-
hodenkopf versprechen bei kleineren, angeborenen
Defekten gelegentlich Erfolg. Bei ausgedehnten, kom-
binierten Mißbildungen ist die Wiederherstellung der
Fruchtbarkeit nicht zu erreichen.

Nach jüngeren Mitteilungen der Literatur und
nach unseren eigenen Erfahrungen ist der Versuch
der Vasoepididymoneostomie bei begrenzten, angeborenen Defekten angezeigt.

Bei entzündlichen und traumatischen Verschlüssen der ableitenden Samenwege, z. B. nach Gonorrhoe

oder Vasoligatur, versprechen Rekanalisierungsoperationen bessere Ergebnisse, Wiederherstellung der Durchgängigkeit in etwa einem Drittel.

Auch das Kopulationsorgan, als Ursache und Sitz einer extratestikulären Fertilitätsstörung in der dritten Gruppe angeführt, ist nicht ein Organ, sondern eine Organgruppe. Penis, Harnröhre und der Blasenhals sind Harn- und Geschlechtswerkzeuge zugleich. Die Umstellung der Funktion als Teil des Harntraktes zum Reproduktionsorgan beruht in vielen, zum Teil noch wenig bekannten Teilfunktionen.

Erektion, Streckung des Gliedes durch Füllung der Schwellkörper des Penis sind die Voraussetzung für das Einführen des Gliedes, gleichzeitig erfolgt die Umformung der Harnröhre zu einem kleinkalibrigen Druckkanal, durch den der zähflüssige Samen ausgestoßen werden soll. Die Umformung der Urethra wird durch die Füllung des Schwellkörpers der Harnröhre bewerkstelligt. Dabei wird der Bulbus zum Druckkissen, mit dessen Hilfe die Perinealmuskulatur die Urethra kräftig komprimieren kann. Da die austreibende Kraft vom Muskelzylinder, der die hintere Harnröhre umgibt, und von der Perinealmuskulatur ausgeht, muß die Urethra gegen die Blase durch Kontraktur des Blasenhalses abgeschlossen werden. Schließlich ist zu erwähnen, daß vor der Ejakulation die Schleimhaut der Urethra durch die Sekretion der Littreschen Drüsen besser gleitend gemacht wird. Diese komplizierten Vorgänge sind häufig gestört. Von der neurogenen Impotenz wurde bereits gesprochen, in bezug auf vaskuläre Störungen sei hier nur erwähnt, daß wir bis jetzt noch nicht imstande sind, die Erektionsfähigkeit nach Priapismus wiederherzustellen, daß wir auch gegen Veränderungen des Schwellkörpers, die Induratio penis plastica, nur sehr insuffiziente, therapeutische Möglichkeiten zur Verfügung haben. Die hypospadische Mißbildung des Penis stellt in den ausgeprägtesten Formen ein Kohabitationshindernis dar. Mit den heute zur Verfügung stehenden, rekonstruktiven Methoden ist die Mißbildung völlig korrigierbar. Schwieriger ist die Korrektur der Epispadie, einer allerdings sehr seltenen Mißbildung.

Viel zu wenig Beachtung finden geringfügige Veränderungen des Kopulationsorganes, z. B. ein kurzes Frenulum oder eine Phimose. Ich kenne mehrere Patienten, die wegen dieser scheinbar banalen Veränderung zeit ihres Lebens kaum normalen Ge-

schlechtsverkehr ausüben konnten, nicht nur kinderlos blieben, sondern sich auch psychisch veränderten
und zu Außenseitern der menschlichen Gesellschaft
wurden. Der Genitalapparat stellt auch beim Mann
ein Tabu dar, von dessen Fehlern man auch dem Arzt
gegenüber nicht gerne spricht. Man muß daher bei
Fertilitätsstörungen auch nach solchen Ursachen suchen und sie zu korrigieren trachten.

Schließlich noch ein paar Worte zu den Veränderungen der Harnröhre als Ejakulationshindernis.
Im Schrifttum findet man kaum Hinweise dafür, daß
Veränderungen des Harnröhrenlumens, die die Miktion
kaum beeinträchtigen, sehr wohl die Ejakulation des
viskösen Samens zu verhindern vermögen, so daß
das Ejakulat erst nach dem Geschlechtsakt aus dem
erschlafften Penis ausquillt. Durch entsprechende Behandlung oder auch Beratung des Patienten ist die
Ejakulationsstörung meist zu bessern oder auszugleichen.

Ich habe versucht, einen ganz kurzen Überblick
über die wichtigsten und häufigsten Fertilitätsstörungen zu geben, und war dabei bemüht, die Bedeutung
des extratestikulären Genitalapparates hinsichtlich
Fertilität ins rechte Licht zu setzen. Dabei wollte ich
klarmachen, daß die Fortpflanzungsfähigkeit des Mannes nicht nur von einem, sondern von mehreren zu-
sammenwirkenden Organsystemen abhängig sei und
Störungen der Reproduktion dementsprechend nicht
durch einfache Laboratoriumsteste, sondern durch
eine wohlgeplante, eingehende Untersuchung zu erfassen und nur im Zusammenwirken von Spezialist
und praktischem Arzt zu bessern seien.

Literatur beim Verfasser.

Anschrift des Verfassers: Prof. Dr. H. Marberger, Urologische
Abteilung der Chirurgischen Universitätsklinik, Anichstraße 35, A-6020
Innsbruck.

Aus der Urologischen Abteilung
(Vorstand: Prof. Dr. H. M a r b e r g e r)
der Chirurgischen Universitätsklinik Innsbruck
(Vorstand: Prof. Dr. P. H u b e r)

Wärme- und Zirkulationsstörungen, Kryptorchismus

Von **J. Frick**

Mit 4 Abbildungen

Die gesonderte Besprechung der Fertilitätsstörungen auf Grund von Wärmeeinflüssen oder Zirkulationsstörungen, wie man sie beim Kryptorchismus, bei der Varikocele aber auch bei anderen Erkrankungen sieht, ist wegen der großen praktischen Bedeutung — häufiges Vorkommen und relativ günstige therapeutische Beeinflußbarkeit — gerechtfertigt.

Daß dem Skrotum ein thermoregulatorischer Effekt zufällt, weiß man bereits seit vielen Jahren. P i a n a hat schon 1891 angenommen, daß die Atrophie der Bauchhoden ursächlich mit der erhöhten Temperatur in der Bauchhöhle — der Temperaturunterschied zwischen Bauchhöhle und Skrotum beträgt 1 bis 2⁰ — in Zusammenhang stünde. Diese Annahme wurde im Tierversuch durch F u k u i und M o o r e, am Menschen durch N e l s o n und M a r b e r g e r - M a r b e r g e r voll und ganz bestätigt und der Zusammenhang genau aufgeklärt.

Auf Grund großer Statistiken beträgt der Anteil nichtdeszendierter Hoden bei der Geburt 10%, bezogen auf die Zahl der Neugeborenen, nach dem ersten

2

Lebensjahr 2%, zur Zeit der Pubertät 1% und im Erwachsenenalter 0'3%. Nach einer Statistik aus den USA haben 0'75% der erwachsenen Männer eine Retentio testis und 2‰ sind steril wegen eines beidseitigen Kryptorchismus. Diese Zahlen decken vor allem ein therapeutisch wichtiges Problem auf und zeigen, daß ein hoher Prozentsatz zwar spontan, aber zu spät deszendiert.

Man glaubt heute, daß extratestikuläre und testikuläre Störungen für das Ausbleiben des Descensus verantwortlich zu machen sind. Zu den ersteren gehören peritoneale Adhäsionen, ein zu kurz angelegter Samenstrang und Vas deferens, Entwicklungsstörungen am Processus vaginalis und am Gubernaculum oder eine Leistenhernie. Bei den testikulären Störungen handelt es sich um eine primäre Minderwertigkeit der Hoden, wie Biopsien aus dem retinierten und deszendierten Testis bei vielen Fällen von einseitigem Kryptorchismus zeigen.

Wir haben in den letzten 8 Jahren 213 Patienten mit einer Retentio testis operiert, davon waren 65% (136) einseitig und 35% (77) beidseitig. Bei etwa einem Viertel der Patienten haben wir Hodenbiopsien durchgeführt. In 89% fehlte bei den untersuchten Hoden das Keimepithel oder war hypoplastisch, nur bei 11% konnte man auf Grund der Hodenmorphologie annehmen, daß eine spätere normale Spermiogenese möglich sei. Alle diese Fälle wurden vor dem fünften Lebensjahr operiert.

In diesem Altersabschnitt sind die histologisch erfaßbaren Veränderungen noch nicht so ausgeprägt. Die Hodenkanälchen sind beim skrotal wie auch inguinal gelegenen Hoden klein, es bestehen noch keine Kanälchenlichtungen, die Sertolizellen sind zahlreich angelegt. Der einzige Unterschied besteht vielleicht in der Anlage der Keimepithelstammzellen (Abb. 1 und 2).

Dagegen zeigen die histologischen Schnitte der Probebiopsien, entnommen aus dem skrotal und inguinal gelegenen Hoden bei einem 16jährigen, deutliche Unterschiede. Im skrotalen Hoden sind die Kanälchen normal weit, die Wandmembranen sind nicht verdickt, man findet alle Reifungsstufen. Beim nichtdeszendierten Hoden sind die Hodenkanälchen kleiner als normal, die Wandmembranen sind verdickt, das Keimepithel ist nur bis zur Stufe der Spermatogonien entwickelt, die Verteilung der Leydigzellen im Zwischengewebe ist normal. (Abb. 3 und 4).

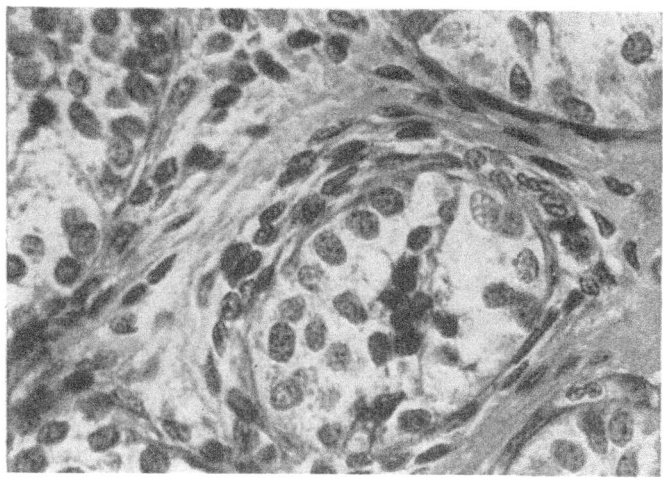

Abb. 1. Histologischer Schnitt des skrotalen Hodens eines 5jährigen Knaben:
Die Hodenkanälchen zeigen keine Lichtung, die Wandmembranen sind nicht
verdickt, Sertolizellen normal angelegt

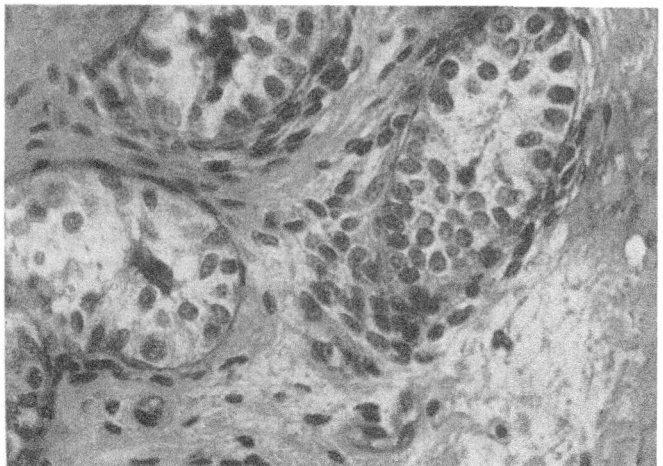

Abb. 2. Histologischer Schnitt des inguinalen Hodens vom selben 5jährigen Knaben:
Kein wesentlicher Unterschied im histologischen Bild zu Abb. 1 außer einer
geringeren Anzahl von Keimepithelstammzellen

Aus all dem vorher Gesagten ergeben sich für
uns folgende therapeutische Richtlinien. Man soll sich
nach Möglichkeit bemühen, den Hoden vor dem fünf-

4

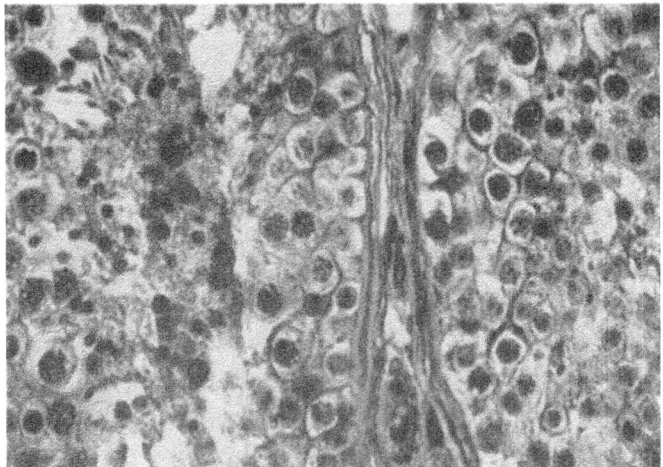

Abb. 3. Histologischer Schnitt des skrotalen Hodens eines 16jährigen Knaben: Keine Verdickung der Wandmembran, Vorhandensein aller Reifungsstufen bis zur Spermienbildung

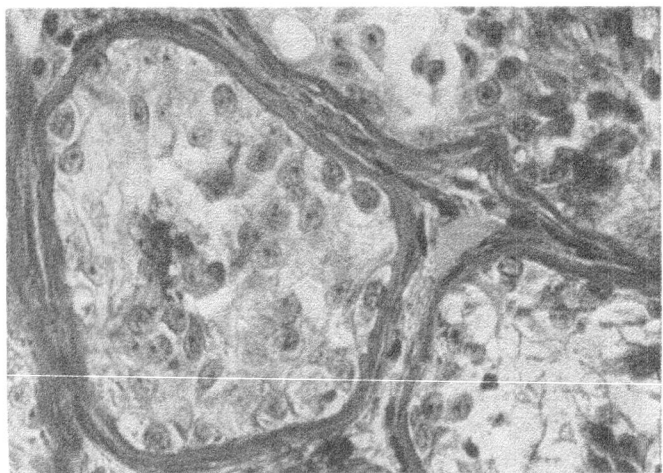

Abb. 4. Histologischer Schnitt des nichtdeszendierten Hodens beim selben 16jährigen Buben: die Kanälchenlichtungen sind klein, die Wandmembranen verdickt, Differenzierung geht nur bis zur Stufe der Spermatogonien

ten Lebensjahr ins Skrotum zu verlagern, weil nachher irreversible Schädigungen auftreten können und meist auch auftreten. Auch bei rechtzeitiger Orchidopexie kann eine Fertilitätsstörung sehr oft nicht verhindert werden, da diese Hoden minderwertig angelegt sind, trotzdem aber soll man es versuchen. Die frühere Ansicht, daß man mit der Operation zuwarten soll, bis sich die Pubertät anbahnt, weil es zu diesem Zeitpunkt zu einem spontanen Descensus kommen kann, ist nicht mehr vertretbar.

Bei der Mehrzahl der Buben mit einer Retentio testis, für die manchmal eine hormonale Ursache besteht, ist man berechtigt, der chirurgischen Therapie eine Hormonbehandlung vorangehen zu lassen, zumal sie überlegt und in entsprechender Dosierung ausgeführt kaum Schaden verursacht und weil sie doch in bestimmten Fällen in kurzer Zeit einen spontanen Descensus herbeiführen kann.

Die Ansichten über die Dosierung gehen auseinander. Wir verabreichen, wenn indiziert, bis maximal 2 × 6000 E. Gonadotropin und glauben, daß höhere Dosen nichts nützen, wohl aber die normale Entwicklung des Kindes stören können. Wenn bis 3 Monate später kein Descensus eingetreten ist, führen wir die Orchidopexie aus. Bei einer beidseitigen Retentio testis verlagern wir nie beide Hoden in einem Akt in das Skrotum, sondern immer in 2 getrennten Sitzungen in Abständen von etwa 8 Wochen.

Kurz zur Operationstechnik: Ausgiebige Mobilisation des Vas deferens und der Vasa spermatica bis zum unteren Nierenpol, Spaltung des Leistenringes und Durchtrennung des epigastrischen Gefäßbündels, anschließend Verlagerung des Hodens in ein möglichst irritationsloses Skrotalbett und perkutane Fixation am Oberschenkel. Diese Fixation wird lediglich zur Sicherung der Position des Hodens im Skrotum gegen unerwartete, gewaltsame Verschiebungen durchgeführt.

Schließlich sei noch auf einige wichtige Probleme hingewiesen, die sich bei Zirkulationsstörungen ergeben.

Zirkulationsbedingte Fertilitätsstörungen:
Hodentorsion,
Zustand nach Leistenbruchoperation,
Gefäßveränderungen bei Diabetes mellitus,
Varikocele.

Es seien im Rahmen dieser Arbeit folgende Punkte näher besprochen:

Beim Diabetes mellitus ist die Fertilitätsstörung meist nicht als Folge der Gefäßveränderung aufzu-

6

fassen, weit häufiger kommt es zu einer Sklerosierung
und zunehmenden Obstruktion der Vasa deferentia.
Tritt oberhalb der Bifurkation der Aortenver-
schluß auf, geht nach S c h e e r, L o o s e und anderen
in 90% die Potenz verloren. Bei embolischem Verschluß der Art. iliaca communis findet man je nachdem, ob die Erkrankung ein- oder beidseitig verläuft, in 60 bis 70% und bei Obliteration der Art.
iliaca interna in 40 bis 50% ein Ausbleiben der Erektion.
Daß die Stase des Blutes in der Varikocele eine
Überwärmung verursacht, kann nicht erklären, warum
bei dieser Erkrankung in 90% eine Veränderung der
Hodenmorphologie auf beiden Seiten gefunden wird.
M a c L e o d, B r o w n und Z o r g n i o t t i
konnten röntgenologisch nachweisen, daß es bei einer
Varikocele links infolge der Klappeninsuffizienz an
der Einmündungsstelle der Vena spermatica interna
in die Vena renalis zu einer retrograden Blutströmung
in der Vena spermatica interna kommt und daß zwischen dem linken ud rechten Hoden venöse Kurz-
schlüsse bestünden. Ähnliche anatomische Verhältnisse hätten sie auch bei einer rechtsseitigen Varikocele gefunden. Das retrograd herunterfließende Blut
führe reichlich aus der Nebenniere kommende Steroide
mit sich, die schließlich eine Hemmung der Spermatogenese bewirken.
M a c L e o d fand bei Samenuntersuchungen von
Patienten mit Varikocelen eine Hypozoospermie, eine
Verminderung der Motilität und vermehrte Aus-
schwemmung unreifen Keimepithels. Nach der Ligatur
der Vena spermatica interna auf der Höhe des inneren
Leistenringes kam es in 40% zur Normalisierung der
Samenanalysen.

L i t e r a t u r : Amelar, R. D.: Infertility in men.
Philadelphia: F. A. Davis Comp. 1966. — Brown, R. S.,
Dubin, L. und Hotchkiss, R. S.: Fertility and steril., N. Y.,
18 (1967), S. 46—56. — Campbell, M. F.: Urology, Vol. I.
Philadelphia and London: W. B. Saunders Comp. 1963. —
Charny, C. W. und Wolgin, W.: Cryptorchism. New York
1958. — Frick, J. und Marberger, H.: Wien. klin. Wschr.,
77 (1965), S. 213—214. — Fukui, N.: Japan Med. World,
3 (1923), S. 160. — Hanley, H. G.: Proc. Roy. Soc. Med.,
London, 59 (1966), S. 767—769. — Mac Leod, J.: J. Urol.,
67 (1952), S. 19—26. — Derselbe: Fertility and steril.,
N. Y., 16 (1965), S. 735. — Mac Leod, J. und Hotchkiss,
R. S.: Endocrinology, 28 (1941), S. 780. — Marberger, E.:
Klin. Med., 12 (1957), S. 510. — Marberger, H. und
Marberger, E.: Klin. Med., 18 (1963), S. 211—217. —
Moore, C. R. und Oslund, R.: Amer. J. Physiol., 67 (1924),

S. 595. — Nelson, W. O.: Recent Progr. Hormone Res., N. Y., 6 (1951), S. 29. — Derselbe: J. Urol., 69 (1953), S. 325—338. — Oslon, R. O. und Stone, E. P.: N. England J. Med., 240 (1949), S. 877. — Piana, C. T.: Zit. nach Dick, W.: Bruns' Beitr. klin. Chir., 165 (1937), S. 229. — Scheer, R.: Münch. med. Wschr., 102 (1960), S. 1713—1715. — Steinberger, E. und Diseon, W. J.: Fertility and steril., N. Y., 10 (1959), S. 578. — Zorgniotti, A.: Zit. bei Amelar, R. D., in: Infertility in men. Philadelphia: F. A. Davis Comp. 1966.

Anschrift des Verfassers: Dr. J. Frick, Urologische Abteilung der Chirurgischen Universitätsklinik, Anichstraße 35, A-6020 Innsbruck.

Aus der Urologischen Klinik der Universität Budapest
(Vorstand: Prof. Dr. A. Babics)

Morphologie der Samenzellen

Von **J. Molnár**

Mit 3 Abbildungen

Vor nicht allzu vielen Jahren nahm man die Zahl der Spermien pro ml für das Fertilitätsvermögen als ausschlaggebend an. Heute wissen wir — besonders nach M a c L e o d, G o l d und H o t c h k i s s, die auch als Vorkämpfer der unteren Normgrenze von 30 bis 40 Millionen/ml Samenzellen gelten —, daß in dieser Hinsicht sowohl die Motilitäts- als auch die strukturellen Werte des Ejakulates bedeutungsvoller sind.

Der Aufbau eines normalen Spermiums ist ja wohlbekannt. Vielleicht ist es von Interesse, daß auf Grund elektronenmikroskopischer Studien der Achsenfaden im Mittelstück eigentlich aus 20 Filamenten besteht, 2 davon befinden sich in der Mitte — sie sind wasser- und enzymempfindlich — und die anderen umrahmen sie in 2 Kränzen, die aus je 9 + 9 Fäden gebildet werden. Diese 9 + 9 Filamente sind gegenüber Wasser, Enzymen, schwachen Säuren und Basen resistent (M a n n). Im Schwanzteil der Samenzelle läßt sich dagegen nur mehr ein Fadenkranz nachweisen. Der ganze Filamentkomplex wird im Mittelstück von Mitochondrien spiralartig umgeben, die die Träger der Atmungsfermente, des Zytochrom-Oxydase-Systems, sind. Das Akrosom zeichnet sich viel ausgeprägter aus; den unteren Teil des Kopfes umgibt eine dichtere Membran. Einige Vakuola sind meist ersichtlich. In der Spermatide läßt sich auch der Golgische Apparat gut darstellen, aus dem eben das Akrosom entsteht.

Außer einigen so erlangten zytologischen Daten wurden bereits zytochemische Komponenten identifiziert — wenn auch vornehmlich im Tiersamen (v a n D u i j n) —, von denen man besonders die Reichhaltigkeit an Nukleinsäuren betonen muß. Im Kopf des menschlichen Spermiums überwiegen die Nukleoproteide, wobei das Arginin zirka 25% der den Proteinanteil bildenden Aminosäuren ausmacht (T h o m a s). Die Stabilität der Nukleoproteide wird durch eine säureresistente Komponente gewährleistet, die (nach P ó s a l a k y) als ein spezifisches Lipoid zu betrachten wäre. In einer beträchtlichen Menge ist auch Deoxyribonukleinsäure (DNS) zu finden. Nach M a n n wird das Spermiumchromatin hauptsächlich von Deoxyribonukleoprotein gebildet. Da sich sowohl die DNS als auch das Arginin und die erwähnte säureresistente Substanz im basalen Abschnitt des Kopfes befinden, ist dieser Teil als der zytochemisch wichtigste anzusehen.

An das Normale in der Struktur der Samenzelle sind einige Fähigkeiten gebunden, die für die Fertilisierung — indirekt zwar — notwendig sind. Ich denke in erster Linie an die Motilität. Ein Normospermium ist imstande, die Normokinese zu entfalten, d. h. die Progression von 50 μ/Sek. = 3 mm/Min. zu sichern, das wieder einen sehr bedeutsamen biologischen Wert verkörpert. Gleichfalls sichert die normale Struktur die aktive, zielbewußte und rotierende, genauer: „spiralenartige" Weiterbewegung.

Dem normalen Aufbau ist es auch zu verdanken, daß die Resistenz solcher Samenzellen gegenüber ungünstigen, namentlich chemischen Einwirkungen stärker ist.

Ich werde mich nun im weiteren mit der Struktur der pathologischen Samenzelle befassen, die ja in bezug auf die Infertilität im Vordergrund des Interesses steht.

Unter Pathospermien verstehen wir jene Samenzellen, die von der Norm abweichen. So einfach diese Bezeichnung auch sein mag, so ist es oft wirklich fraglich, ob eine Samenzelle noch als ein Normo- oder bereits als ein Pathospermium zu bewerten ist. Es sind an die 40 bis 50 Formationen, die in dieser Beziehung auch heute noch in Diskussion stehen. Einstweilen scheint es richtig, wenn man annimmt, daß alle Formen, die von dem einwandfreien Normospermium abweichen — sei dies am Kopf, Mittelstück oder Cauda —, als pathologisch zu betrachten sind.

Außer dem jetzt Gesagten scheint es begründet, eine weitere Differenzierung zwischen den sogenannten „einfachen" Patho- und den Teratospermien durchzuführen. Die ersteren haben an sich eine gewisse Regelmäßigkeit in der Struktur und weichen — wenigstens lichtmikroskopisch — von den Normospermien wenig ab. Wir neigen auch dazu anzunehmen, daß ein Teil solcher Formen nicht unbedingt genetisch geschädigt ist, sondern daß sich diese Spermien eventuell durch Einwirkungen z. B. während einer längeren Stasis im Nebenhoden-Cauda oder in den weiteren Samenwegen deformiert haben.

Dagegen sind oft ganz atypische, entstellte Samenzellen zu sehen, wie z. B. die „pin-head form" = Mikrospermien, und hier in erster Linie die teratoiden Samenzellen. Diese zeigen extreme Formabarten, Doppelbildungen, amorphe, bizarre Strukturen. Die Entstehung solcher Teratospermien ist genetisch bedingt und es ist naheliegend anzunehmen, daß so eine entstellte Samenzelle für Entwicklungsanomalien verantwortlich sein k ö n n t e.

Die erste diesbezügliche Frage wäre, ob so ein Teratospermium imstande ist, eine Fertilisierung zu ermöglichen. Die Meinungen darüber sind abweichend. Der erste Gegeneinwand könnte sein, daß ein so eine abnorme Struktur besitzendes Spermium infolge der gestörten Propulsion das Ovum gar nicht erreichen kann. Die verminderte Resistenz spricht auch gegen ein entsprechendes Weiterkommen der Samenzelle; dazu können immunologische Faktoren auch eine Rolle spielen. In Ejakulaten, in denen viele Patho-Teratospermien zu sehen sind, kann man leicht das viel frühere Aufhören der Motilität dieser Samenzellen wahrnehmen. Außerdem ist begründet anzunehmen, daß das Fertilitätsvermögen solcher Spermien früher aufgehört hat als ihre Bewegung.

Immerhin ist bewiesen, daß es doch zu einer Amphimyxis kommen kann. Nach einigen Meinungen (V o l l m a n) soll aber die Entwicklung im Blastozytenstadium ein Ende nehmen. Laut anderen Auffassungen kommt es später zu einem Spontanabortus.

4

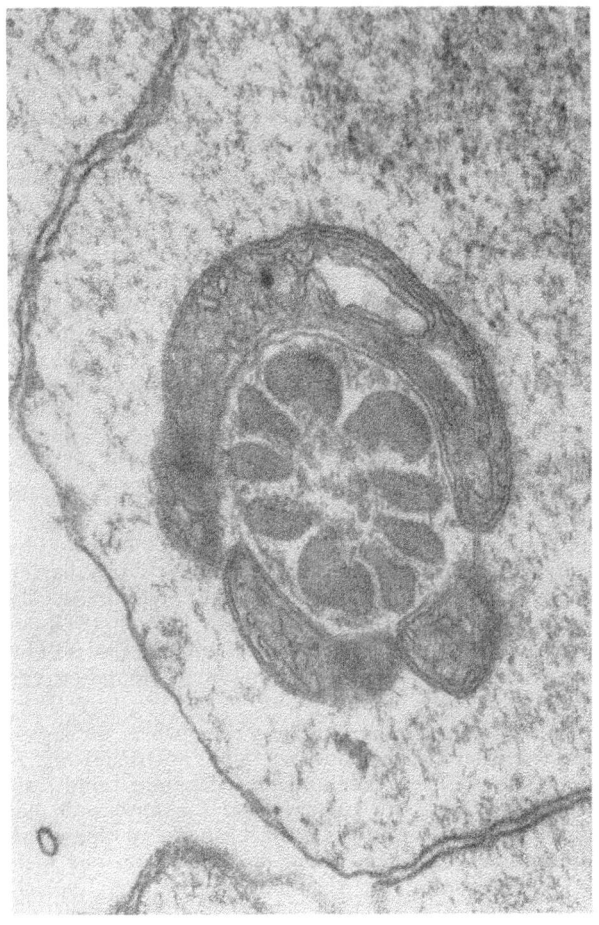

Abb. 1. Elektronenmikroskopische Aufnahme des Querschnittes vom
Mittelstück (Vergr. 23.000 ×, Röhlich)

Rugh konnte bei mit Röntgenstrahlen behandelten
Froschspermien Befruchtungen erzielen, doch entwickelten sich in der Gruppe, die 500 r erhielt, nur
50% der Embryos, in jener von 1000 r verstarben jedoch alle.

Weiterhin sind uns Angaben bekannt, wonach
nach künstlicher Insemination, bei der das Sperma
mehr oder viele Patho- und besonders Teratospermien

enthielt, die Nachkommen in einem auffallend hohen
Prozentsatz Entwicklungsanomalien aufwiesen; trat
zufällig ein Spontanabgang auf, so zeigten die Fehl-
geburtsprodukte zum Teil ähnlich schwere Defor-
mationen.

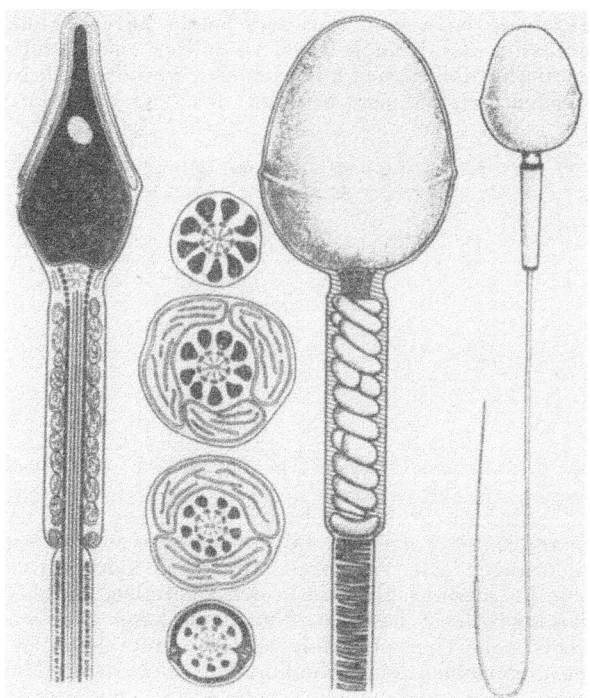

Abb. 2. Skizze der elektronenmikroskopischen Struktur der Samenzelle
nach S c h i r r e n

All das Gesagte erwägend, könnte man annehmen
— und dazu neigen auch wir —, daß in Fällen, wo der
Samen schlechte, pathologisch geformte Spermien über
den normalen, erlaubten Prozentsatz enthält, nicht
das Terato- bzw. das Pathospermium die Fertilisierung ausführt, sondern eine scheinbar normale
Samenzelle, die aber genetisch, zytologisch, chromo-
somal bereits geschädigt ist.

Welche praktischen Forderungen lassen sich aus
dem Gesagten ableiten? Zuerst ist es berechtigt anzunehmen, daß ein Ejakulat mit vielen Pathospermien

einen Faktor der konjugalen Sterilität ergeben kann.
Da sich jedoch eine Befruchtung immerhin nicht ausschließen läßt, sollte man das Risiko einer eventuellen
Entwicklungsanomalie nicht außer acht lassen. Aus
dieser Erwägung heraus raten wir den Ehepaaren
im Falle einer hochgradigen Patho-, besonders aber
Teratospermien eine vorübergehende Zurückhaltung
bezüglich des Kindersegens. Es sollten zuerst therapeutische Maßnahmen unternommen werden — die am
meisten empfohlenen erwähne ich nur ganz kurz.

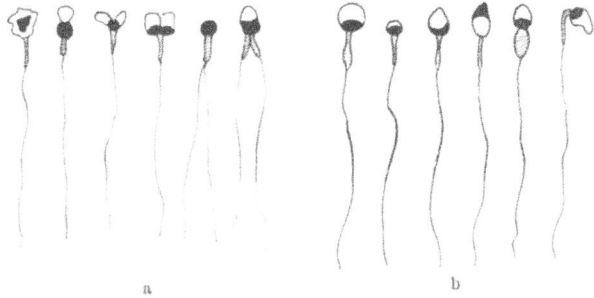

Abb. 3. a) Teratoide Samenzellen und b) „einfache" Pathospermien

Als Prinzip sollte gelten, daß man vor allem den
Genitalstatus klärt und falls behebbare lokale Veränderungen, wie Varikozele, Hydrozele oder chronische Entzündungsprozesse in den Genitalen, bestehen,
diese möglichst beseitigt. Nur dann kann eine aussichtsreiche Therapie erfolgen. Heute unternimmt man
im allgemeinen eine Konbinationsbehandlung. Meistens pflegt man ein überwiegend FSH enthaltendes
Gonadotropin, also Serum- oder human-menopausales
Gonadotropin, und Vitamin E gemeinsam zu verabreichen. Diese Gonadotropine können auch mit Arginin kombiniert werden. Das mit hohen Testosteron-
dosen ausgelöste „Rebound"-Verfahren würden wir
nicht empfehlen, da dabei neben reichlichen Ver-
sagern sogar irreversible Azoospermien aufgetreten
sind.
    Welches Therapieverfahren auch angewendet
wird, eines soll man ganz offen gestehen: die Erfolge, die Verbesserungen der strukturellen Befunde,
sind im allgemeinen sehr mäßig. Irgendwie hat man
den Eindruck, daß der richtige therapeutische Weg
bei morphologischen Defekten noch nicht gefunden
wurde.

Als letzte Folgerung möchte ich schließlich noch erwähnen, daß, falls der Gedanke einer künstlichen homologen Insemination auftaucht, wir ganz entschieden gegen dieses Verfahren sind, wenn eine hochgradige Patho- oder Teratospermie vorliegt.

Literatur: Van Duijn, C.: J. Roy. Microsc. Soc., 74 (1954), S. 69. — Hotchkiss, R. S.: Fertility in men. Philadelphia-London-Montreal: Lippincott Co. 1944. — MacLeod, J.: J. Urol., Baltimore, 66 (1951), S. 436. — MacLeod, J. und Gold, R. Z.: Fertility and steril., N. Y., 2 (1951), S. 394. — Mann, Th.: Biochemistry of semen etc. London: Methuen Co. 1964. — Pósalaky, Z.: Histochemische Untersuchungen der Spermienstruktur (ung.); Zit. bei Molnár, J.: Allgemeine Spermatologie. Budapest: Akadémiai Kiadó. 1963. — Rugh, R.: J. Contracept., 4 (1939), S. 123. — Thomas, L. E. und Mayer, D. T.: Science, 110 (1949), S. 393. — Vollman, R. F.: Persönliche Mitteilung. 1965.

Anschrift des Verfassers: Dr. J. Molnár, Urologische Klinik der Universität, Üllöi ut 78 B, Budapest VIII, Ungarn.

Aus der Landesnervenklinik Salzburg
(Vorstand: Prof. Dr. G. Harrer)

Spermatographische Untersuchungen bei entzündlichen Erkrankungen des Zentralnervensystems

Von G. Harrer und W. Laubichler

Mit 2 Abbildungen

Wenn sich Neurologen zum Thema „Fertilitäts-störungen beim Mann" zum Wort melden, so bedarf dies wohl einer näheren Begründung, da die Be-schäftigung mit diesem Problem üblicherweise nicht zum Tätigkeitsbereich des Nervenarztes gehört. Den unmittelbaren Anstoß, Spermatogramme nach ent-zündlichen Erkrankungen des ZNS anzufertigen, ha-ben wir durch die Beobachtung eines Patienten mit einem Heerfordt-Syndrom, d. h. einer neurologischen Manifestation des Morbus Besnier-Boeck-Schaumann, erhalten; bei diesem Patienten hatte die Erkrankung unter anderem zu schweren diencephalen Störungen, wie beispielsweise zu einem Diabetes insipidus, ge-führt. Anfänglich bestand eine Impotentia coeundi, die sich nach einigen Monaten besserte; eine spätere Ehe blieb infolge einer hochgradigen, therapieresistenten Oligospermie kinderlos. Als einige Jahre später ein zweiter Fall mit einem Heerfordt-Syndrom wieder eine Oligospermie bot[3] und schließlich auch bei Encephalitiden anderer Genese ein abnormes Sper-matogramm erhoben werden konnte, schien es wert,

die spermatographischen Untersuchungen fortzuset-
zen und auch auf andere Erkrankungen des ZNS
auszudehnen. Im Schrifttum finden sich derartige
Untersuchungen nur sehr spärlich[6].
Zunächst seien einige Vorbemerkungen erlaubt.
Bekanntlich wird die Sexualfunktion und damit auch
die Fertilität sehr weitgehend durch die Intaktheit
einer hypothalamischen Kerngruppe garantiert, des
Tuber cinereum bzw. des kleinzelligen medialen Fel-
des des Tubers, speziell des Nukleus infundibularis
und seiner Faserverbindungen. Im Tierexperiment,
wie vereinzelt auch bei neuropathologischen Untersuchungen am Menschen, konnten schwere Formen
eines Hypogonadismus bei Zerstörung dieser Zentren
trotz intakter Hypophyse beobachtet werden[2, 5, 7-9]. Es
handelte sich hierbei aber stets um extreme Fälle mit
sehr weitgehenden Läsionen dieser Zentren und dementsprechend schweren Ausfällen. Kaum untersucht
dürfte die Frage sein, ob nicht geringgradige Irri-
tationen dieses Kerngebietes zu subklinischen Störungen der Genitalfunktionen, etwa zu Fertilitätsstörungen ohne ersichtlicher Abnormität des Sexual-
verhaltens, führen können bzw. ob nicht bei manchen neurologischen Patienten mit pathologischem
Spermatogramm die Störung der Spermatogenese gewissermaßen einen neurologischen Herdbefund darstellt. Vor allem gilt dies für Patienten, die gleichzeitig einen Diabetes insipidus bieten, da die enge
topographische Beziehung zum Traktus supraopticus
hypophyseos und Nukleus infundibularis bekannt ist.
Gesichert ist hingegen die Möglichkeit einer Fertilitätsstörung im Rahmen einer Dysregulation der Hypophyse, die mit der Bezeichnung eines hypogonadotropen Hypogonadismus zu einem fest umrissenen Krank-
heitsbegriff wurde. Bei den hier vorgestellten Störungen im Rahmen entzündlicher Prozesse muß jedoch auch eine direkte toxische Einwirkung auf die
Gonaden bzw. eine eventuelle testikuläre Schädigung
durch die Bakteriämie oder Virämie gleichzeitig mit
der Meningoencephalitis in Betracht gezogen werden.
Ferner sei die noch kaum überprüfte Möglichkeit
einer Gonadenschädigung durch hochdosierte Antibiotika und antiphlogistische Medikamente erwähnt.
Im einzelnen ist die Genese des gestörten Spermatogrammes damit schwer zu analysieren. Es sei daher
gestattet, nur die Ergebnisse vorzustellen, ohne auf
weitere Betrachtungen über den Pathomechanismus
einzugehen.

Tab. 1 zeigt die Spermatogramme bei 22 Patienten unmittelbar vor Spitalsentlassung*. Neben der Diagnose wurde auch das Alter der Patienten und die Anzahl der Kinder vor der Erkrankung berücksichtigt. Das Ejakulat wurde nach der Gesamtmenge in ccm, der Anzahl der Spermien pro ccm und der prozentuellen Anzahl der vermutlich toten Spermien im Färbetest aufgeschlüsselt. Eine Verminderung der Beweglichkeit wurde nur eingetragen, wenn sie über das Ausmaß der toten Spermien im Eosin-Nigrosin-Färbetest hinausging. Ferner wurde die Prozentzahl der abnormen Zellen sowie der Rundzellen festgehalten und bei 6 Patienten der Fruktosegehalt in mg⁰/o bestimmt[4, 10]. Bei 8 Patienten konnten spätere Kontrolluntersuchungen angefertigt werden, die zumeist eine Besserungstendenz zeigten. Bei einem Patienten stellte sich 1 Jahr nach der Untersuchung Nachwuchs ein. Die letzte Spalte beinhaltet eine Bewertung des Spermatogrammes mit Unterteilung in zum Zeitpunkt der Untersuchung vermutlich afertile Patienten (gekreuzte Schraffierung), in vermutlich subfertile Patienten (einfache Schraffierung) und schließlich in Patienten ohne Hinweise für eine Fertilitätsstörung. Hervorgehoben sei, daß fast alle Patienten eine mehr oder weniger ausgeprägte Vermehrung der toten Zellen im Färbetest zeigten, was unter Umständen der langen Karenzzeit infolge der Erkrankung und des Spitalsaufenthaltes zuzuschreiben ist. Zwei Patienten (Fälle 8 und 22) zeigten übrigens eine Polyspermie. Erwähnt sei ferner, daß das Ausmaß der Störung nicht immer mit der Schwere des klinischen Krankheitsbildes und damit mit dem therapeutischen Aufwand konform ging. Eine Polyradikulitis Guillain Barré (Fall 19) mit Paresen aller 4 Extremitäten und einer wochenlangen hochdosierten Prednisolon- und Pyrazolidinmedikation sowie Antibiotikaverordnung zeigte bei der Entlassung ein praktisch normales Spermatogramm, das nur durch ein kleines Ejakulatvolumen auffiel. Dagegen waren 3 Fälle einer entzündlichen peripheren Fazialislähmung wie auch verschiedene Fälle einer lymphozytären Meningoence-

* Die Fälle 1 bis 7 wurden von Herrn Dr. Jentsch, Salzburg, die weiteren 15 Spermatogramme unter Einbeziehung der Eosin-Nigrosin-Färbung von uns untersucht. Frau Hofstötter, medizinisch-technische Assistentin, sei für die Mithilfe bei den spermatographischen und Frau Ing. Stöllinger für die Fruktose-Untersuchungen auch an dieser Stelle gedankt.

Tabelle 1. *Spermatogramme bei entzündlichen Erkrankungen. Untersuchung bei Spitalsentlassung*

Fall-Nr.	Erkrankung	Alter der Patienten in Jahren	Anzahl der Kinder	Ejakulat (Menge in ccm)	Spermien in Mill./ccm	Anzahl der toten Spermien in % (Eosin-Nigrosin-Färbung)	Verminderte Beweglichkeit	Pathologische Spermien in %	Rundzellen in %	Fruktose in mg%	Spätere Kontrollen	
1	Morbus Boeck des ZNS (Heerfordt-Syndrom)	25	0	2·3	3	/	+	35	/	/	—	●
2	Parainfektiöse Encephalitis	38	2	4·5	32	/	/	22	/	/	Nach 2 Jahren normalisiert	○
3	Lymphozytäre Meningo-encephalitis	42	2	4	82	/	/	ver-einzelt	/	/	—	●
4	Lymphozytäre Meningo-encephalitis	23	0	3	4·8	/	+	/	/	/	—	●
5	Lymphozytäre Meningo-encephalitis	31	1	4	1·6	/	+	/	/	/	—	
6	Lymphozytäre Meningo-encephalitis	25	0	1·5	57	/	/	8	/	/	—	●
7	Lymphozytäre Meningo-encephalitis	18	0	2	12	/	/	24	/	/	Nach 1 Jahr 6·7 Mill. pro ccm, leichte Besserung nach 2 Jahren	●
8	Parainfektiöse Encephalitis	17	0	3	197	40	/	25	7	/	—	○
9	Lymphozytäre Meningo-encephalitis	16	0	4·5	38	85	+	56	6	147	—	●

Nr.	Diagnose										Bemerkungen	
10	Lymphozytäre Meningo-encephalitis	19	0	3·8	8·5	45	+	33	7	70	Geringe Besserung nach 1 Monat 16 Mill. pro cem	●
11	Meningokokken-Meningitis	19	0	2	(Rundzellen) 9	/	bewegungslos	½ Mill. pro ccm	95	/	Nach 1 Monat weitgehend gebessert	●
12	Parainfektiöse Encephalitis	20	0	2·5	29	45	/	27	1	261	—	○
13	Hyperthyreose exogener Reaktionstyp	53	2	3·4	30	42	/	28	/	132	—	○
14	Entzündlicher Kleinhirnbrückenwinkelprozeß	30	0	8	55	66	+	28	8	/	Zunehmende Verschlechterung	●
15	Entzündlicher Kleinhirnbrückenwinkelprozeß	32	3	2·5	2·5	36	+	43	4	/	Nach 4 Monaten 72 Mill. pro cem, 41% pathologische Zellen	●
16	Fazialisparese	45	2	1·8	96	75	/	49	8	82	—	○
17	Fazialisparese	50	2	2	72	47	/	53	15	81	Nach 2 Monaten unverändert	○
18	Fazialisparese	38	2	1·5	17	50	/	42	2	/	Nach 1 Monat gebessert	●
19	Polyradikulitis Guillain-Barré	31	3	1·5	68	30	/	16	1	/	—	
20	MS-Myelitis	42	2	2	72	35	/	9	3	/	—	
21	MS-Myelitis	45	2	5	84	/	/	6	/	/	1 Jahr später Kind geboren	○
22	MS	33	2	4·7	150	45	/	29	3	/	—	

● Vermutlich zur Zeit afertil; ○ vermutlich zur Zeit subfertil.

phalitis mit geringer und kaum bedrohlich erscheinender Symptomatik teilweise schwer gestört. Besonders hervorgehoben sei Fall 10 mit einer lymphozytären Meningitis mit anfänglicher Somnolenzphase (Störung des Schlaf-Wach-Rhythmus) und passagerer linksseitiger Hemiparese. Vor der Spitalsentlassung war das Spermatogramm im Sinne einer hochgradigen Oligospermie mit 8'5 Millionen/ccm Spermien sowie pathologischen Zellformen und einem erniedrigten Fruktosegehalt schwer gestört. Nach einem Monat war es zwar gebessert, jedoch immer noch deutlich abnorm, so daß der Patient zu einer neuerlichen Durchuntersuchung aufgenommen wurde. Bei verschiedenen Stoffwechseltests (Staub-Traugott, intravenöse Insulinbelastung, einfache Dextrosebelastung, Wasserversuch nach V o l h a r d) waren Hinweise für eine vegetative Dysregulation zu erheben. Im 24-Stunden-Harn betrug die Ausscheidung der Östrogene 41 E., die Ausscheidung der 17-Ketosteroide 13'5 mg%, die Gonadotropine 9 E. Völlig überraschend war hingegen das Ergebnis der Hodenbiopsie, das neben den erwarteten Zeichen einer Spermatogenesehemmung bezüglich der Tubuli erhebliche Wucherungen der Leydigschen Zwischenzellen zeigte (Abb. 1), was in keiner Weise der eher niedrigen Gonadotropinausscheidung wie auch dem verminderten Fruktosegehalt im Ejakulat entspricht. Hervorgehoben sei ferner Patient Nr. 11 dieser Tabelle, ein 20jähriger Bundesheersoldat, der eine eitrige Meningokokken-Meningitis bot, zunächst mehrtägig in einem tiefen Koma lag und schließlich nach einer passageren Hemiparese, ohne nennenswerte subjektive Beschwerden sowie ohne organneurologische Ausfälle das Spital verließ. Das Ejakulat zeigte 9 Millionen Zellen, die fast ausschließlich aus Rundzellen bestanden; es enthielt nur 500.000 kleine, bewegungslose und stark mißgebildete Spermien. Dies war unser schwerwiegendster Befund, der sich übrigens bei diesem Patienten in einem Zweitejakulat nach 2 Stunden[1] in gleicher Weise darstellen ließ (Tab. 2). Überraschenderweise zeigte sich nach nur 3 Wochen Intervall ein praktisch völlig normales Spermatogramm und damit eine ideale Erholung der zunächst schwer gestörten Hodenfunktion. Diesem Patienten sei ein anderer Kranker nach Staphylokokkensepsis ohne neurologische Manifestation, d. h. ohne Meningoencephalitis, gegenübergestellt. Auch dieser bot zunächst eine hochgradige Oligospermie, deren Rückbildung aber einen längeren Zeitraum benötigte. Diese Gegenüberstellung erfolgt, da im Schrifttum eine Störung der Sexualfunktion nach eitriger Meningitis bisweilen mit

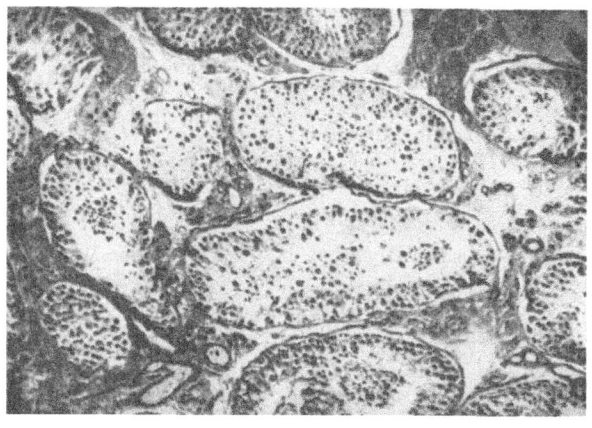

a

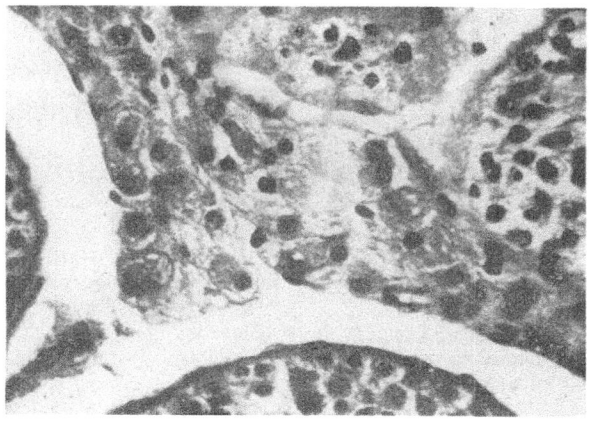

b

Abb. 1 a und b. Hodenbiopsie bei einem 19jährigen Soldaten nach lymphozytärer Meningitis (Fall 10 der Tab. 1). Spermatogenesehemmung (a) und geringe Hypertrophie der Leydigschen Zwischenzellen (b)

dem Begriff des sogenannten Schlammfanges der basalen Zysternen in Verbindung gebracht wurde. So soll die Ansammlung des Eiters in den Zysternen um das Infudibulum und die anschließende bindegewebige

8

Organisation zur Irritation der Kerne und Faserverbindungen im Infundibulum führen und damit spätere Sexualstörungen erklären. O s t e r t a g [8] wandte
dagegen ein, daß dieser Pathomechanismus auch einen
Diabetes insipidus erwarten ließe, was indessen kaum
je nach eitriger bakterieller Meningitis zu beobachten
ist. Auch die Gegenüberstellung dieser 2 Fälle würde
eher für einen extrazerebralen Weg der Hodenfunk-
tionsstörung im Rahmen des hochtoxischen Prozesses
mit Bakteriämie sprechen.

Tabelle 2

Patient Nr. 11 der Tab. 1	Patient A. W., 21 Jahre
Bundesheersoldat, 20 Jahre	St. p. Staphylokokkensepsis (keine neurologischen Manifestationen der Sepsis)
St. p. Meningokokken-Meningitis (mehrwöchige Karenz)	

Untersuchung am
6. Mai 1967:

1. Ejakulat 2 ccm.

9 Mill. Zellen/ccm, fast ausschließlich Rundzellen. Nur
500.000 sehr kleine, be-
wegungslose und mißgebildete
Spermien.
2. Ejakulat nach 2 Stunden:
2 ccm. 5 Mill./ccm. Fast ausschließlich Rundzellen.
300.000 kleine, mißgebildete,
bewegungslose Spermien/ccm.

Untersuchung am
22. Mai 1967 (7 Tage Karenz):

Ejakulat 2 ccm. 72 Mill./ccm.
76% lebend, 24% tot
(Eosin-Nigrosin-Färbung).
63% reife, 6% unreife,
4% mißgebildete Spermien,
27% Rundzellen.

Untersuchung am
9. Juni 1967 (mehrwöchige
Karenz):

Ejakulat 3 ccm. Im Nativ-
präparat völlig bewegungs-
los.
16 Mill./ccm. 50% Rund-
zellen. 50% kleine, miß-
gebildete Spermien, großteils
mit Protoplasmasaum.
70% tot, 30% lebend (Eosin-
Nigrosin-Färbung).

Untersuchung am
16. Juli 1967 (8 Tage
Karenz):

Ejakulat 3·4 ccm. Gute Beweglichkeit. 80 Mill./ccm.
50% tot, 50% lebend.
Reife 67%, unreife 15%,
mißgebildete Spermien 10%.
Rundzellen 8%.

Untersuchung am
13. September 1967 (5 Tage
Karenz):

Ejakulat 3·3 ccm. Nach
2 Stunden Beweglichkeit 10%.
65 Mill./ccm. 50% lebend,
50% tot. Reife Spermien 75%,
unreife 3%, mißgebildete 12%,
Rundzellen 10%. Fruktose
172 mg%.

Tabelle 3

Patient Nr. 7 der Tab. 1 18jähriger Bundesheersoldat	Patient Nr. 12 der Tab. 1 30jähriger Offizier-Stellver- treter
St. p. lymphozytärer Meningo- encephalitis	St. p. entzündlicher Klein- hirnbrückenwinkelprozeß
Untersuchung am 9. August 1965 (Dr. W. Jentsch):	Untersuchungen am 5. Februar 1967:
Ejakulat 2 ccm. Ph.: 7·5. Beweglichkeit nach 1 Stunde p. Ejakulat: 80% qualitativ gut. 12 Mill./ccm. 24% Fehl- formen. (18% Kopf- veränderungen, 4% Mittel- stückveränderungen, 2% Schwanzanomalien.)	Ejakulat 8 ccm. Beweglich- keit nach 1 Stunde p. Eja- kulat: 10% qualitativ aus- reichend. 66% tote, 34% lebende Spermien (Eosin- Nigrosin-Färbung). 55 Mill./ccm. 64% reife, 8% unreife, 20% mißgebildete Spermien, 8% Rundzellen.
Hormonbefund vom 27. August 1965:	Untersuchung vom 12. April 1967:
Gonadotropine 24 I. E. 17- Ketosteroide 36·8 mg% Östro- gene 67 I. E. Pregnandiol 3·8 mg.	Ejakulat 6 ccm. 35% tote, 65% lebende Spermien. 36 Mill./ccm. 32% Fehl- formen.
Untersuchung vom 23. Juni 1966 (Dr. W. Jentsch):	Untersuchung vom 26. Juni 1967 (Dr. W. Jentsch):
Ejakulat 1 ccm. 80% aus- reichende Beweglichkeit. 6·7 Mill./ccm. 20% Fehlformen.	Ejakulat 7 ccm. Ph.: 7·5. Beweglichkeit 1 Stunde. p. Ejakulat: 90% qualitativ sehr gut. 16 Mill./ccm. 22% Fehlformen.
Untersuchung vom 10. August 1967:	
Ejakulat 1·5 ccm. 30% ausreichende Beweg- lichkeit. 45% lebende, 55% tote Spermien (Eosin- Nigrosin-Färbung), 40 Mill./ccm. 56% reife, 3% unreife 36% mißgebildete Spermien, 5% Rundzellen. Fruktose 150 mg%	Hormonbefund vom 17. August 1967: Gonadotropine 27 I. E. 17-Ketosteroide 7·5 mg%, 17-Hydroxycorticoide 4·6 mg%. Östrogene 25 I. E.
	Untersuchung vom 3. Oktober 1967:
	Ejakulat 6·3 ccm. Nach 1 Stunde p. Ejakulat: zirka 70% gute Beweglichkeit. 33% tote, 67% lebende Sper- mien. 45 Mill./ccm. 5% Fehl- formen, 32% Rundzellen. Fruktose 195 mg%.
	Volhardscher Wasser- versuch vom 4. Oktober 1967: Tachyurie.

Tab. 3 zeigt 2 Patienten, bei denen genauere Längsschnittuntersuchungen durchgeführt werden konnten. Der Patient Nr. 7 der Tab. 1 wurde am längsten kontrolliert. Er bot vor 2 Jahren nach einer lymphozytären Meningitis, die mit einer latenten Hemiparese ausheilte, eine hochgradige Oligospermie. Der Hormonbefund war damals mit einer deutlichen Erhöhung der 17-Ketosteroidausscheidung und der Östrogene abnorm. Ein Jahr nach der Encephalitis war der Ejakulatbefund eher verschlechtert. Nach 2 Jahren ist das Spermatogramm zwar deutlich gebessert, zeigt jedoch immer noch eine Oligospermie mit verminderter Beweglichkeit und einer erhöhten Anzahl toter Spermien wie auch Fehlformen. Ebenso ist der Fruktosegehalt für einen 20jährigen eher an der unteren Grenze der Norm. Patient Nr. 12 bot hingegen nach einem entzündlichen Kleinhirnbrückenwinkel-Prozeß, der ausheilte, ohne subjektive Beschwerden oder neurologische Ausfälle zu hinterlassen, ein zunächst wenig abnormes Spermatogramm, das in erster Linie wegen Bewegungsarmut und Überwiegen toter Spermien im Färbetest 2 Monate später nachkontrolliert wurde. Ein weiteres Spermatogramm, wiederum 2 Monate später, zeigte eine hochgradige Oligospermie. Die Ausscheidung der Hormonmetaboliten erschien nicht signifikant verändert. In einem weiteren Spermatogramm nur 8 Monate nach der primären Erkrankung war der Befund wieder weitgehend normalisiert, obwohl Anzeichen einer vegetativen Funktionsstörung im Wasserversuch wie im übrigen auch in der Dextrosedoppelbelastung angedeutet erschienen. Den bisher besprochenen Patienten seien 11 weitere Kranke gegenübergestellt (Tab. 4), die ein bis mehrere Jahre nach der Encephalitis bzw. Meningoencephalitis untersucht wurden. Bei Patient Nr. 1 handelt es sich um jenen Kranken, der uns veranlaßte, systematisch spermatographische Untersuchungen durchzuführen. Die alten, vermutlich pathologischen Spermatogramme konnten von dem damals untersuchenden und behandelnden Dermatologen leider nicht mehr aufgefunden bzw. rekonstruiert werden, der Patient selbst hatte bereits resigniert und wollte sich keiner neuerlichen Kontrolle unterziehen. Zwei Patienten hatten in ihrer Kindheit Encephalitiden, die mit schweren Defektsymptomen, bei einem mit Diabetes insipidus, Fettsucht und Gynäkomastie, ausheilten. Bei diesem ist hervorzuheben, daß der abnorme Ejakulatbefund sich nur auf den Zellgehalt bezog, der Fruktosegehalt

Fall-Nr.	Erkrankung	Lebensalter in Jahren	Zeitraum zwischen Erkrankung und Untersuchung (Jahre)	Anzahl der Kinder	Ejakulat (Menge in ccm)	Spermien in Mill./ccm	Anzahl der toten Spermien in % (Eosin-Nigrosin-Färbung)	Verminderung der Beweglichkeit*	Pathologische Zellen in %	Rundzellen in %	Fruktose in mg%	Beschwerden, Ausfälle	
1	Morbus Boeck des ZNS (Heerfordt-Syndrom)	29	7	0	auswärts mehrfach untersucht und trotz Hormonkuren afertil							Diabetes insipidus, Impotentia generandi	●
2	Meningoencephalitis im 7. Lebensjahr	16	9	0	1·4	15	61	+	30	28	264	Debilität, Diabetes insipidus, Fettsucht, Gynäkomastie	●
3	Meningoencephalitis im 6. Lebensjahr	38	32	0	1·5	60	53	/	15	2	247	Hemichorea, Impotentia coeundi	○
4	Lymphozytäre Meningoencephalitis	32	5	2	1·2	90	36	/	23	5	58	—	○
5	Lymphozytäre Meningoencephalitis	51	9	2	1·2	80	20	/	7	3	438	Vergeßlichkeit, Konzentrationsschwäche, Kopfschmerzen	
6	Entzündlicher Kleinhirnbrückenwinkelprozeß	41	5	2	1	55	40	/	33	1	184	Kopfschmerzen, vegetative Labilität	○
7	Lymphozytäre Meningoencephalitis	30	2	1	2·7	96	47	+	11	7	?	Impotentia generandi?	
8	Entzündlicher Kleinhirnbrückenwinkelprozeß	33	1	0	4·5	128	18	/	11	6	?	Kopfschmerzen, vegetative Labilität	
9	Lymphozytäre Meningitis	35	1	2	1·5	160	16	/	5	2	?	—	
10	Lymphozytäre Meningitis	29	2	1	1·5	40	55	/	39	5	150	Kopfschmerzen, Vergeßlichkeit, Konzentrationsschwäche	○
11	Eitrige Meningitis	39	4	2	2·6	110	30	/	21	2	242	Epiconus-Syndrom	

* Qualitativ verminderte Beweglichkeit. — ● Vermutlich zur Zeit afertil; ○ vermutlich zur Zeit subfertil.

war normal, wie im übrigen trotz der Körperbauano-
malie das Genitale (Penislänge, Hodengröße) grob
anatomisch unauffällig war. Insgesamt wären von den
11 untersuchten Patienten somit 2 als vermutlich afertil und 4 als vermutlich subfertil einzustufen, wobei
1 Kranker (Fall 7) tatsächlich eine kinderlose Ehe
führte, aber bisher noch keine Schritte zur Abklärung
unternommen hatte. Er war, wie die meisten anderen
Patienten dieser Tabelle, zu einer Nachkontrolle an-
geschrieben und einberufen worden.

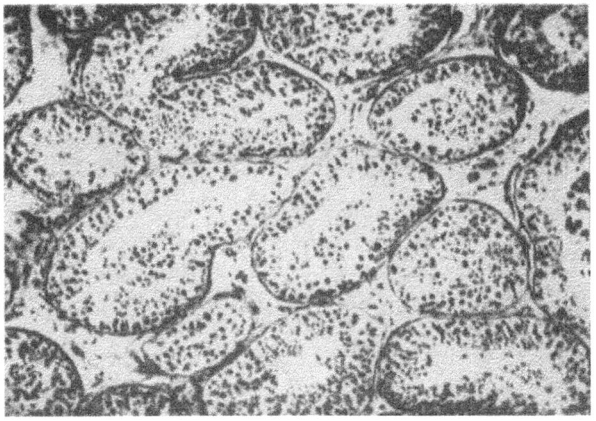

Abb. 2. Hodenbiopsie bei einem 35jährigen Mann nach lymphozytärer
Meningitis. Spermatogenesehemmung, fehlende Reaktion der Leydigschen
Zwischenzellen bei erhöhter Gonadotropinausscheidung über 100 E.

Abschließend sei das Ergebnis einer Hodenbiopsie (Abb. 2) bei einem 35jährigen Mann, Vater von
5 Kindern, 1 Jahr nach lymphozytärer Meningitis mit
passagerer linksseitiger Hemiparese und Papillen-
ödem mitgeteilt. Der Patient war seit der Encephalitis
fast impotent, der Coitus war nur unter Ausnützung
spontaner morgendlicher Erektionen durchführbar,
nur selten gelangen Kohabitationen mit Ejakulat und
Orgasmus. Zu Untersuchungszwecken konnte ein Ejakulat nicht gewonnen werden. Der Hormonbefund
zeigte eine hochgradig erhöhte Gonadotropinausscheidung über 100 E., erhöht war ferner die Östrogen-
ausscheidung mit 80 E., während die 17-Ketosteroid-
ausscheidung mit $17.4 \text{ mg}^0/_0$ und die 17-Hydroxy-
corticoidausscheidung mit $9.7 \text{ mg}^0/_0$ weniger auffällig
war. Es schien somit das typische Bild eines hyper-

gonadotropen Hypogonadismus gegeben, die Hodenbiopsie zeigte allerdings ein morphologisch intaktes
Gewebe, das lediglich das Bild einer gewissen Spermatogenesehemmung bot, die Leydigschen Zwischenzellen waren trotz des hohen Gonadotropingehaltes in
keiner Weise vermehrt. Die subjektiven Beschwerden
wie auch der hochpathologische Hormonbefund sind
somit schwer durch das Ergebnis der beidseitig durchgeführten Hodenbiopsie zu erklären, es ist vielmehr
anzunehmen, daß das Hodengewebe die Sensibilität
für Gonadotropine weitestgehend verloren hat.

Z u s a m m e n f a s s u n g : Bei entzündlichen Erkrankungen des Zentralnervensystems — auch solchen
relativ leichter Art — zeigten sich in einem überraschend hohen Prozentsatz der Fälle Veränderungen
des Spermatogrammes im Sinne einer Verminderung
der Ejakulatmenge, Verminderung der absoluten
Spermienzahl, einer Herabsetzung ihrer Beweglichkeit sowie einer vermehrten Anzahl von toten Spermien und von Fehlformen. Damit übereinstimmend
wurden auch entsprechende Veränderungen bei der
Hodenbiopsie festgestellt. Die verschiedenen Möglichkeiten der Entstehungsweise dieser in der Mehrzahl reversiblen Veränderungen werden diskutiert. Es
ist zu vermuten, daß ein nicht unerheblicher Anteil
von Fällen männlicher Sterilität „ungeklärter" Genese
auf durchgemachte entzündliche Erkrankungen des
Zentralnervensystems, vor allem neurotrope Virus-
infektionen, zurückzuführen ist.

L i t e r a t u r : [1] Bauer, H.: Wien. med. Wschr., 116
(1966), S. 321—324. — [2] Bustamente, M., Spatz, H. und
Weisschedel, E.: Dtsch. med. Wschr. (1942), S. 289—298.
— [3] Harrer, G. und Laubichler, W.: Wien. med. Wschr.,
115 (1965), S. 285—288. — [4] Joël, Ch.: Studien am mensch-
lichen Sperma. Basel: Benno Schwabe. 1953. — [5] Koos,
W. und Laubichler, W.: Die Tumoren des 3. Ventrikels bei
Kindern und Jugendlichen, unter spezieller Berücksichti-
gung der metabolischen und endokrinen Störungen. Wien.
Zschr. Nervenhk. (in Druck). — [6] Nikolowski, W.: Med.
Mschr. (1949), S. 843—847. — [7] Nowakowski, H.: Verh.
Dtsch. Ges. inn. Med., 61 (1954), S. 49—56. — [8] Ostertag,
B.: Zschr. menschl. Vererb. Konstit., 33 (1956), S. 330 bis
354. — [9] Spatz, H.: In: Zentrale Steuerung der Sexual-
funktionen. Berlin: Springer. 1955. — [10] Vasterling, H. W.:
Praktische Spermatologie. Stuttgart: Thieme. 1960.

Anschrift der Verfasser: Prof. Dr. G. H a r r e r und Dr. W.
L a u b i c h l e r, Neurologische Abteilung der Landes-Nervenklinik Salzburg,
Ignaz-Harrer-Straße 79, A-5020 Salzburg.

Aus der Abteilung für Haut- und Geschlechtskrankheiten
der Landeskrankenanstalten Salzburg
(Vorstand: Dr. W. Jentsch)

Andrologische Untersuchungen in der Praxis

Von **W. Jentsch**

Die Kenntnis der Tatsache, daß bei Vorliegen einer kinderlosen Ehe die Untersuchung des Ehemanns ebenso wichtig ist wie die bereits selbstverständlich gewordene Untersuchung der Ehefrau hat in letzter Zeit doch mehr und mehr Berücksichtigung bei den praktizierenden Ärzten gefunden. Noch nicht voll berücksichtigt wird hingegen die Tatsache, daß die Untersuchung des Mannes auf Zeugungsfähigkeit, da sie gegenüber den viel größeren diagnostischen Eingriffen bei der Frau ungefährlich und schmerzlos ist, sogar am Anfang jeder Sterilitätsdiagnostik stehen soll. Ebenso findet man leider noch vielfach die Ansicht vorherrschend, daß die Feststellung lebender oder toter Spermatozoen im Nativpräparat durch einen raschen Blick in das Mikroskop im Rahmen einer gehetzten Sprechstunde zur Beurteilung der Fertilität eines Mannes ausreicht. Dieses Referat soll nun dazu dienen, einerseits die Möglichkeiten einer exakten Fertilitätsuntersuchung innerhalb der Praxis aufzuzeigen, anderseits aber auch auf die Grenzen, die dabei gesetzt sind, hinzuweisen.

Zunächst sei kurz auf die immer wieder aufgeworfene Frage eingegangen, wer, d. h. welche Fachsparte, die Untersuchung des Mannes vornehmen soll.

Allgemein sei darauf geantwortet: jeder Arzt, der sich mit der Problematik der männlichen Fertilität beschäftigt hat und innerhalb seiner Tätigkeit auch die Zeit für die eingehende Bearbeitung aufbringt. Es erscheint mir dabei eine zweitrangige Frage, ob es der Dermatologe, der Urologe, ein Praktischer Arzt oder der Gynäkologe sein soll; diese Entscheidung wird immer von den örtlichen Verhältnissen abhängen, d. h. vor allem von der Möglichkeit der Zusammenarbeit. Wir haben in unserem Bereich mit der Zusammenarbeit zwischen Gynäkologen und Dermatologen als Andrologen äußerst günstige Erfahrungen gemacht und dabei sogar den Eindruck gewonnen, daß sich der so oft schwer zur Untersuchung zu bewegende Mann noch lieber zum Dermatologen oder Urologen begibt, als sich in das Wartezimmer eines Frauenarztes zu setzen! Bei richtiger Zusammenarbeit bietet auch die eventuell notwendige zusätzliche Konsultation der Ehefrau im Rahmen der Sexualanamnese beim Andrologen keine Schwierigkeiten.

Welche Möglichkeiten sind nun innerhalb der andrologischen Praxis gegeben? Diese Möglichkeiten werden als die „einfache Fertilitätsuntersuchung" der „erweiterten Fertilitätsuntersuchung" bzw. den biochemischen Untersuchungen, die ein Speziallaboratorium voraussetzen, gegenübergestellt und beruhen in einer genauen Erhebung der Anamnese, der klinischen Untersuchung sowie der genauen makroskopischen und mikroskopischen Untersuchung des Ejakulats.

Schon das persönliche Gespräch mit dem Patienten und die gerichtete Anamnese, die selbstverständlich auch eine genaue Sexualanamnese beinhalten muß, ergeben manchmal Anhaltspunkte für mögliche Ätiologie und Pathogenese einer Fertilitätsstörung, in vielen Fällen allerdings führen sie trotz Vorliegen schwerster Hodenschäden nicht zur Aufklärung der Ursache. Besondere Berücksichtigung sollen in der einschlägigen Anamnese finden: die berufliche Tätigkeit des Patienten, wobei konzentrierte geistige Arbeitsleistungen, psychische Spannungsmomente, ungünstige physikalische Arbeitsbedingungen (z. B. Wärmestrahlung) spermatogenetischen Einfluß nehmen können. Von früher durchgemachten Erkrankungen spielen, um nur einige zu nennen, schwere fieberhafte Infektionskrankheiten, venerische Erkrankungen, und hier vor allem die Gonorrhoe mit ihren Komplikationen, eine wesentliche Rolle. Der diesbezüglich immer wieder angeführte Mumps ohne Begleitorchitis ergab in unserem Untersuchungsmaterial in der Gegenüberstellung fertiler Patienten zu verminderter Fertilität keinen signifikanten zahlenmäßigen Unterschied. Verletzungen verbunden mit Störungen im Bereich des ZNS sowie Operationen im Perigenitalbereich (Herniotomie) können oft spätere Hodenparenchymschäden bedingen.

Die nun folgende körperliche Untersuchung soll sich nicht allein auf die Genitalregion beschränken, sondern soll den gesamten Organismus erfassen, so können Wachstumsanomalien, Eigenartigkeiten des Behaarungstyps, weiters das Vorliegen einer hyperthyreoten Struma mit ihrer Symptomatik u. dgl. m. schon wichtige Hinweise geben und den praktizierenden Andrologen veranlassen, zusätzlich Untersuchungen, wie Gonadotropinbestimmung, Blutzuckerbelastung, Grundumsatzbestimmung, Lipid- und Cholesterinspiegel, Chromatintest, anzuordnen. Diese angeführten Zusatzuntersuchungen gehören in vielen Fällen zur Abklärung einer exakten Fertilitätsdiagnose dazu. Besondere Aufmerksamkeit ist dann natürlich der Untersuchung des Genitals zuzuwenden. Neben dem meist rasch ersichtlichen Vorliegen einer eventuell anatomisch bedingten Kohabitationsunfähigkeit lassen sich bei entsprechender Erfahrung auch schon aus dem Tastbefund des Testis hinsichtlich Größe und Konsistenz Anhaltspunkte für das Vorliegen einer Fertilitätsstörung gewinnen. Auf eine vorliegende Hydro- oder Varikocele ist selbstverständlich besonders zu achten. Nebenhodenverdickungen weisen meist auf abgelaufene Entzündungen hin und geben Hinweise für mögliche Verklebungen und damit ein Abflußhindernis. Selbstverständlich ist auch die rektale Untersuchung der Prostata und der Samenbläschen durchzuführen.

Immer noch die wichtigste Untersuchung und innerhalb der andrologischen Praxis die dominierende Möglichkeit ist neben den biochemischen Untersuchungen die makroskopische und mikroskopische Untersuchung des Ejakulats. Das Ejakulat wird in der Regel durch Masturbation, wozu ein verschließbarer Raum innerhalb der Sprechstunde zur Verfügung stehen muß, in ein für diesen Zweck bestimmtes Meßglas gewonnen. Schwierigkeiten treten dabei kaum auf. Nur in seltenen Ausnahmefällen ist die Gewinnung durch Coitus interruptus notwendig, wobei das Ejakulat ebenfalls direkt in das in diesem

Fall mitgegebene Meßglas zu entleeren ist und inner-
halb einer halben bis dreiviertel Stunde, ohne das
Präparat allzu großen Temperaturschwankungen aus-
zusetzen, bei dem Untersucher abgegeben werden soll.
Diese Vorgangsweise stellt aber, wie gesagt, unbe-
dingt die Ausnahme dar. Die Ejakulatsgewinnung
durch Coitus condomatus ist abzulehnen, da es durch
Kontakt mit spermiziden Substanzen zu einer falschen
Beurteilung kommen kann. Weiters ist zur genauen
Beurteilung die Einhaltung einer gewissen sexuellen
Karenzzeit notwendig, die in der Regel zwischen 5 und
10 Tagen betragen soll.

Im einzelnen werden nun bei der morphologischen makroskopischen Untersuchung des Ejakulats
folgende Einzelheiten beurteilt:

Die Ejakulatsmenge. In der Regel liegt die
Ejakulatsmenge zwischen 3 und 4 ccm, doch können
hier erhebliche Schwankungen vorkommen. Kleine
Ejakulatsmengen können einerseits durch unvollständige Ejakulation bedingt sein, sie enthalten dann
relativ viel Spermien, anderseits kann eine kleine
Ejakulationsmenge durch endokrine Störungen der
Samenblasen oder Prostata bedingt sein. In diesen
Fällen finden sich dann in dem dünnflüssigen Ejakulat meist nur wenige oder keine Spermatozoen. Das
normale Ejakulat ist unmittelbar nach der Gewinnung
zähflüssig und flockig, und erst nach zirka 20 Min.
tritt eine Verflüssigung des Ejakulats ein. Zu beurteilen ist makroskopisch weiterhin die Farbe des
Ejakulats, die normalerweise weißlich bis gelblich
individuell verschieden erscheint. Durch verschiedene
Beimengungen, wie reichlich Leukozyten, kann das
Ejakulat ein eiterähnliches Aussehen erhalten bzw.
kann die Beimengung von Blutkörperchen eine
bräunlich-rötliche Farbe verleihen. Derartige Veränderungen können auf Verletzungen, Ulzerationen
oder Tumorbildungen hindeuten. Zu beachten ist weiterhin der typische Geruch des Ejakulats, der durch
das Prostatasekret hervorgerufen wird und bei Pro-
stataatrophie fehlen kann. Der p_H-Wert des Ejakulats,
gemessen mit Spezialindikatorpapier am frisch gewonnen Ejakulat, liegt normal zwischen 7·2 und 7·6.
Änderungen im p_H-Wert können Hinweise auf akute
Erkrankungen von Prostata und Bläschendrüsen, einer
doppelseitigen Epidydimitis oder auf Verschluß der
samenableitenden Wege geben.

Nach Verflüssigung des Ejakulats, also mindestens 20 Min. nach der erfolgten Ejakulation, wird

zunächst ein einfaches Nativpräparat angefertigt, um
einerseits eine Übersicht über das Vorhandensein von
Spermatozoen, von verschiedenen Beimengungen und
von dem Vorhandensein von Rundzellen zu erhalten,
anderseits durch prozentuelle Schätzung oder Beimengung von Farbstoffen, wie z. B. 0'5% Eosin, eine
Differenzierung von beweglichen und unbeweglichen
Speramtozoen treffen zu können. Dabei ist auch die
Qualität der Fortbewegung zu berücksichtigen. Der
Eosintest hat auch in weiterer Hinsicht für die Praxis
Bedeutung, zumal nachgewiesen werden konnte, daß
die ungefärbten beweglichen Spermatozoen auch im
gefärbten Ausstrichpräparat normalkonfigurierten
Spermatozoen entsprechen (S c h i r r e n). Die Bestimmung der Zahl der Spermatozoen erfolgt nun
durch Auszählung in der Thoma-Zeiß-Zählkammer, indem zuvor eine entsprechende Verdünnung des Ejakulats hergestellt wurde. Hierzu sei erwähnt, daß die
Zahl der Spermatozoen nicht nur von der vorhin erwähnten sexuellen Karenz, sondern auch von anderen Schwankungen abhängig sein kann, daher bei
Vorliegen eines pathologischen Befundes man sich nie
mit der Durchführung einer einzigen Untersuchung
begnügen darf!

Mit der Anlage eines gefärbten Ausstrichpräpa-
rats, die technisch der eines Blutausstriches entspricht,
besteht die Möglichkeit, eine morphologische Differenzierung von pathologisch geformten und von normalen
Spermatozoen zu treffen, anderseits lassen sich Sper-
miogenesezellen von anderen zellulären Elementen
unterscheiden, die im vorher gemachten Nativpräparat in ihrer Gesamtheit als Rundzellen in Erscheinung getreten sind (vor allem Kopfdeformitäten,
Farbabweichungen, zytoplasmatische Anhänge u. a.
werden berücksichtigt).

Selbstverständlich bestehen auch innerhalb der
andrologischen Praxis die Möglichkeiten, in weiterer
Folge die verschiedenen Penetrationsversuche zur
weiteren Abklärung der Ursache einer kinderlosen
Ehe durchzuführen.

Verbleibt noch für die innerhalb der andrologischen Praxis auszuführenden Möglichkeiten ein Wort
über die Hodenbiopsie zu sagen. Bei diesem heute als
allgemein gefahrlos anerkannten Eingriff wird ein
kleinstes Gewebestück dem Hoden zur histologischen
Beurteilung entnommen. Wir haben innerhalb unserer
Praxis die Indikation dazu vorwiegend auf Fälle
beschränkt, bei denen eine vorliegende Aspermie die

Abklärung gegenüber einem Verschluß der samenableitenden Wege verlangte, bzw. um bei hochgradiger
Oligospermie die Aussichten auf einen Therapieerfolg
beurteilen zu können. Die Eingriffe wurden ohne
Komplikationen unter streng sterilen Vorkehrungen
ambulant in der Praxis ausgeführt.

Wenn man bedenkt, daß bei kinderlosen Ehen
in 40 bis 60%, in unseren eigenen Fällen in 55'5%,
die Ursache beim Manne liegt, so ist damit die Wichtigkeit der notwendigen gewissenhaften Tätigkeit auf
diesem Gebiet unterstrichen. Ich glaube aber auch,
gezeigt zu haben, daß die Möglichkeiten innerhalb der
andrologischen Praxis dafür gegeben sind. Mit den
aufgezählten Untersuchungen sind allerdings die
Grenzen der Praxis erreicht, die Fertilitätsuntersuchung jedoch noch nicht abgeschlossen. Biochemi-
sche Untersuchungen in Speziallabors haben zu folgen. Dazu stellt, wie S c h i r r e n es ausdrückt, der
in der Praxis tätige Androloge lediglich die Weichen.

Anschrift des Verfassers: Dr. W. J e n t s c h, Sterngäßchen 6, A-5020
Salzburg.

Aus der Lehrkanzel für Urologie
an der Chirurgischen Universitätsklinik Innsbruck
(Leiter: Prof. Dr. H. Marberger)

Immunbiologisch bedingte Fertilitätsstörungen des Mannes

Von K. Bandhauer

Mit 1 Abbildung

Bereits um die Jahrhundertwende wiesen L a n d - s t e i n e r, M e t c h n i k o f f und M e t a l n i k o f f die antigenen Eigenschaften des menschlichen Samens nach. In den folgenden Jahren wurden vor allem im Tierexperiment immunbiologische Einflüsse auf die Fertilität und Sterilität untersucht. Neben zahlreichen anderen Erkenntnissen zeigte es sich, daß durch aktive und passive Immunisierung mit auto- und isologen Samen, Samenplasma, Samenzellen und Hodenextrakten bzw. durch entsprechende Antiseren sowohl bei männlichen als auch bei weiblichen Versuchstieren eine temporäre oder dauernde Sterilität induziert werden kann (V o i s o n; W e i l u. a.). Diese Sterilität war entweder durch Bildung von im wesentlichen art- und organspezifischen Antiseren mit spermagglutinierenden Eigenschaften oder durch eine direkte Schädigung des germinativen Anteils der Hodentubuli mit nachfolgender Aspermatogenese bedingt (G u y e r; K e n n e d y).

In der Humanmedizin wurde der Zusammenhang zwischen immunologischen Reaktionen und Fertilitätsstörungen erst durch die Beobachtungen von R ü m k e und W i l s o n augenscheinlich. Beide Au-

toren berichteten unabhängig voneinander über spermagglutinierende Autoantikörper im Blutserum von je
2 sterilen Männern.

Seither wurden solche Spermagglutinine von verschiedenen anderen Untersuchergruppen bei sterilen
oder subfertilen Männern, aber auch im Serum steri-
ler Frauen nachgewiesen (B a n d h a u e r; N a k a -
b a y a s h i und Mitarbeiter; R ü m k e und H e l -
l i n g a; S e g a l und Mitarbeiter u. a.). Während es
sich bei den Männern um Autoantikörper gegen den
eigenen Samen handelt, sind es bei der Frau Iso-
antikörper, wahrscheinlich auf Grund pathologischer
Resorptionen von Samenbestandteilen in der Vagina.

Die Bildung der Autoantikörper gegen den eigenen Samen beim Mann widerspricht nicht dem von
B u r n e t und F e n n e r, B i l l i n g h a m u. a. nachgewiesenen Phänomen der sogenannten Immun-
toleranz, nach dem jeder Organismus im wesentlichen
seine eigenen Immunmechanismen während der adaptiven Phase, die bei den meisten Tierarten etwa zum
Zeitpunkt der Geburt oder knapp nachher abgeschlossen ist, aufbauen muß. Die reifen Samenfäden
bilden sich ebenso wie einzelne Fraktionen des Samen-
plasmas (z. B. die saure Phophatase) erst nach der
Pubertät, also lange Zeit nach Abschluß der adaptiven
Phase. Ein Übertritt solcher Substanzen unter pathologischen Bedingungen in die Blut- oder Lymphbahn
kann also, trotzdem sie körpereigen sind, zur Ausbildung von Autoantikörpern führen.

Die Antigen-Antikörper-Reaktion manifestiert
sich am augenscheinlichsten in der sogenannten Sper-
magglutination, einer Zusammenballung lebender
Spermien zu kleine Häufchen, wobei die Beweglichkeit
der Samenfäden an Ort und Stelle erhalten bleibt
(Abb. 1). Die Agglutination kann dabei Kopf : Kopf,
Schwanz : Schwanz und in einer gemischten Form auftreten. Die Ursachen und Auswirkungen dieser verschiedenen Agglutinationstypen sind in ihren letzten
Ursachen noch nicht bekannt. Jedenfalls stehen die
zusammengeballten Spermien der Befruchtung nicht
mehr zur Verfügung, und je nach Ausmaß der Agglutination resultiert eine vollständige oder teilweise
Unfruchtbarkeit des Samens. Die an sich schon große
Problematik immunologischer Fertilitätsstörungen wird
aber noch durch die Tatsache kompliziert, daß sich die
Spermagglutinine im Serum nur in zirka 30% auch im
Samenplasma nachweisen lassen. Die Samenanalyse
allein kann deshalb nur in etwa einem Drittel der

Fälle Hinweise auf mögliche immunolgische Ursachen
von Fertilitätsstörungen geben. In welcher Weise dieser Samen bzw. diese Spermien durch die Antikörper
geschädigt werden, ist derzeit noch nicht bekannt.
Tyler hat aber mit photooxydierten spermagglutinierenden Antiseren gezeigt, daß diese wohl die
Fertilität eines Samens reduzieren können, ohne aber
eine Agglutination zu verursachen.
Der Nachweis spermagglutinierender Antikörper läßt sich relativ einfach führen. Zur Verfügung
stehen der Mikro- und Makrospermagglutinationstest
nach Kibrick. Im Prinzip wird dabei das Serum
des Patienten in verschiedenen Verdünnungen mit
dem Samen eines sicher fertilen Spenders, dessen
Samenfäden eine gute Motilität aufweisen, gemischt.
Beim Vorhandensein von Spermagglutininen im Serum kommt es meist nach 5, spätestens aber nach
10 Min. zu einer Agglutination der Samenfäden, die
im Mikroskop gut nachweisbar ist.
Der Makrotest ist komplizierter, läßt aber eine
genauere Titerbestimmung zu.
Steigende Verdünnungen des auf Spermagglutinine zu untersuchenden Serums werden dabei in
Teströhrchen mit einem Gelatine-Samen-Gemisch (fertiler Spender) inkubiert und dann die Spermagglutina-
tion abgelesen. Die genaue Technik wurde bereits an
anderer Stelle beschrieben (Bandhauer, 1966;
Kibrick und Mitarbeiter).
Diese beiden Methoden sind nach unserer Erfahrung an bisher 556 Patienten die einfachsten und
aussagekräftigsten für die Aufdeckung immunologischer Fertilitätsstörungen, obwohl sie vom Standpunkt
der Sensibilität aus als grobe Tests zu bezeichnen sind.
Von den sensibleren Methoden hat sich uns der
Hämagglutinationstest nach Boyden gut bewährt,
dessen Technik ebenfalls bereits beschrieben wurde
(Bandhauer, 1966; Boyden). Er ist aber auf-
wendiger und an ein entsprechendes Laboratorium gebunden. Präzipitierende Antikörper waren im Serum
unserer Patienten weder mit dem Präzipitationsröhr-
chentest noch mit der Doppeldiffusionsmethode nach
Ouchterlony nachweisbar. Diese Tests, die sich
uns in der experimentellen Abklärung immunologischer Sterilitätsfragen, wie z. B. der Erforschung der
Zahl der verschiedenen Antigenfraktionen des Samen-
plasmas und deren Entstehungsorte, gut bewährt haben, führen wir in der klinischen Abklärung nicht
mehr durch.

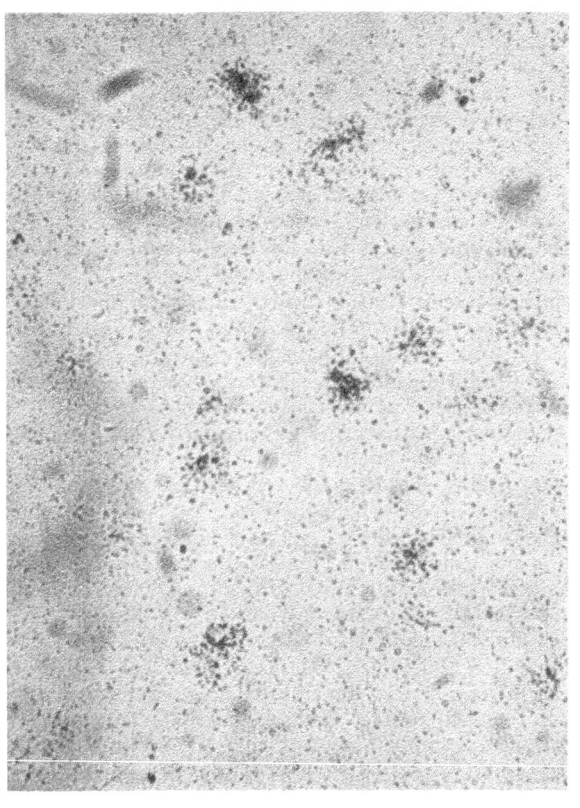

Abb. 1. Positiver Mikrospermagglutinationstest bei einem 31 Jahre alten Patienten mit beidseitiger chronischer Epididymitis (gemischter Agglutinationstyp)

Tabelle 1. *Ergebnisse der Untersuchungen
über spermagglutinierende Antikörper*

Diagnose	Zahl der untersuchten Patienten	Zahl der Patienten mit spermagglutinierenden Antikörpern im Serum
Akute und chronische Entzündungen der Prostata und Samenblasen	124	5
Akute und chronische Entzündung des Nebenhodens	112	20
Fertilitätsstörung (ohne klinisch-morphologischen Befund am Genitaltrakt)	113	4
Fertilitätsstörung mit länger zurückliegender Epididymitis	12	3
Länger zurückliegende Vasoligatur ohne Entzündung	34	—
Kongenitale Aplasie des Ductus deferens	2	—
Hodentrauma	7	—
Transurethrale ER (Prostatahypertrophie)	30*	2
Transurethrale ER (Prostatakarzinom)	20*	—
Suprapubische Prostataektomie (Prostatahypertrophie)	24*	—
Hodenbiopsien	28*	—
Kontrollgruppe (Patienten ohne Veränderungen am Genitaltrakt)	50	—
	556	34**

* Die Sera der Patienten wurden vor, unmittelbar nach
und 10 Tage nach der Operation auf spermagglutinierende
Antikörper untersucht.
** In 9 Fällen wurde eine Kopf : Kopf-, in 6 eine Schwanz :
Schwanz-Agglutination, beim Rest ein gemischter Agglutinationstyp gefunden.

Von klinischem Interesse erschien die Frage,
unter welchen Bedingungen und an welchen Stellen
des männlichen Genitaltraktes die Antigene in
die Blut- und Lymphbahn übertreten und damit
eine Autoimmunisierung induzieren können. Die Vasoligatur wurde angeschuldigt, durch eine Rückstauung

von Samenfäden im Nebenhoden zu einer vermehrten Resorption und auf diese Weise zu einer Immunisierung zu führen (R ü m k e und H e l l i n g a; P h a d k e und P a d u k o n e). Diese Ansicht ist sicher problematisch, da eine bloße quantitative Vermehrung eines an sich physiologischen Prinzips — die Resorption von Samenfäden bzw. von Bestandteilen derselben kann als physiologischer Vorgang angesehen werden — kaum zu so schwerwiegenden Folgen, wie es eine Autoimmunisierung darstellt, führen dürfte.

In eigenen Untersuchungen konnten wir nachweisen, daß offensichtlich weniger die Quantität physiologischer Resorptionsvorgänge als vielmehr pathologische Resorptionen im Rahmen von Entzündungen für die Autoimmunisierung verantwortlich zu machen sind (Tab. 1).

Bei 556 auf spermagglutinierende Antikörper untersuchten Patienten fanden wir in 34 Fällen Spermagglutinine mit einem Titer über 1 : 32. Davon hatten 28 klinisch und anamnestisch eindeutige entzündliche Veränderungen im Bereich des Genitaltraktes. 20 Patienten boten die Symptomatik einer akuten oder chronisch rezidivierenden Nebenhodenentzündung. In 2 Fällen traten die Antikörper nach transurethralen Resektionen der Prostata auf. 34 Patienten mit länger zurückliegenden Vasoligaturen ohne Hinweise auf entzündliche Veränderungen im Bereich des Nebenhodens hatten keine Spermagglutinine im Serum. Mittels des Hämagglutinationstestes wurden die Sera von 149 Patienten untersucht (Tab. 2). Dabei wurden bei 9 Patienten hämagglutinierende Antikörper mit einem Titer über 1 : 64 gefunden. Bei allen diesen 9 Patienten ließen sich ebenfalls entzündliche Veränderungen im Bereich des Genitaltraktes nachweisen.

Gemeinsame sperm- und hämagglutinierende Antikörper fanden sich bei 7 Patienten.

Die Bedeutung entzündlicher Prozesse im Bereich des Reproduktionsapparates, vor allem des Nebenhodens, für die Autoimmunisierung gegen Samen, Samenplasma und Samenfäden geht am besten aus der Tatsache hervor, daß nach Abklingen der akuten entzündlichen Erscheinungen oder nach chirurgischer Entfernung des chronisch entzündeten Anteiles des Genitaltraktes der Antikörpertiter deutlich absank oder die zirkulierenden Antikörper überhaupt verschwanden. Dies scheint auch bisher die einzige wirk-

same therapeutische Möglichkeit bei immunologisch
bedingten Fertilitätsstörungen des Mannes zu sein.
Die Verabreichung von Cortison als immundepresso-
rische Maßnahmen hatte dagegen weder nach den
Erfahrungen von R ü m k e, noch nach unseren eigenen einen therapeutischen Effekt.

Tabelle 2. *Ergebnisse der Untersuchungen
über hämagglutinierende Antikörper*

Diagnose	Zahl der untersuchten Patienten	Zahl der Patienten mit hämagglutinierenden Antikörpern im Serum
Akute und chronische Entzündungen der Prostata und Samenblasen	17	—
Akute und chronische Entzündungen des Nebenhodens	31	7
Fertilitätsstörung (ohne klinisch-morphologischen Befund am Genitaltrakt)	34	1
Fertilitätsstörung mit länger zurückliegender Epididymitis	4	1
Transurethrale ER (Prostatahypertrophie)	5*	—
Transurethrale ER (Prostatakarzinom)	5*	—
Hodenbiopsien	3*	—
Kontrolle	50	—
	149	9

* Die Sera der Patienten wurden vor, unmittelbar nach
und 10 Tage nach der Operation auf hämagglutinierende
Antikörper untersucht.

In seltenen Fällen sind Spermagglutinine aber
auch bei Patienten ohne morphologische Veränderungen im Bereich des Genitaltraktes nachweisbar. Die
Kausalgenese ist in diesen Fällen noch unbekannt.

Zusammenfassung

Humorale, spermagglutinierende Autoantikörper
gegen körpereigenen Samen bzw. gegen Bestandteile
desselben können in einzelnen Fällen als Ursache
einer Fertilitätsstörung des Mannes angesehen werden.

Diese Möglichkeit soll besonders bei sonst nicht abklärbarer männlicher Sterilität in Betracht gezogen werden. Der zur Abklärung dieser Immunoreaktionen besonders geeignete Mikrospermagglutinationstest ist technisch einfach. Die ergänzenden Makrospermagglutinations- und Hämagglutinationsmethoden können in entsprechend eingerichteten Laboratorien ohne Schwierigkeiten druchgeführt werden.

Die letzten Ursachen der Autoantikörperbildung sind noch weitgehend unbekannt, obwohl die Bedeutung entzündlicher Veränderungen im Bereich des Reproduktionsapparates, vor allem des Nebenhodens, und der dadurch geänderten Resorptionsverhältnisse auf Grund eigener Untersuchungsergebnisse bei 556 Patienten augenscheinlich ist.

Literatur: Bandhauer, K.: Klin. Med., 4, 18 (1963), S. 204. — Derselbe: Urol. int., 21 (1966), S. 247. — Billingham, R. E., Brent, L., Medawar, P. B. und Sparrow, E. M.: Proc. Roy. Soc. B., 143 (1954), S. 43. — Boyden, S. V.: J. Exper. Med., 98 (1951), S. 107. — Burnet, F. M. und Fenner, F.: The production of antibodies. 2nd Edition. Melbourne: Macmillan and Comp. Ld., 1953. — Guyer, M. F.: J. Exper. Zool., Philadelphia, 35 (1922), S. 207. — Kennedy, W. P.: Quart. J. Exper. Physiol., London, 14 (1924), S. 279. — Kibrick, S., Belding, D. L. und Merrill, B.: Fertility and steril., N. Y., 3 (1952), S. 430. — Landsteiner, K.: Zbl. Bakt., 25 (1899), S. 546. — Metalnikoff, S.: Ann. Inst. Pasteur, 14 (1900), S. 577. — Metchnikoff, E.: Ann. Inst. Pasteur, 14 (1900), S. 1. — Nakabayashi, N. T., Tyler, E. T. und Tyler, A.: Fertility and steril., N. Y., 12 (1961), S. 544. — Ouchterlony, O.: Acta path. microbiol. Scand., 32 (1953), S. 231. — Phadke, A. M. und Padukone, K.: J. Reprod. Fertil., 7, 2 (1964), S. 163. — Risley, P. L.: Mechanisms concerned with conception, edited by C. G. Hartman Oxford-London-New York-Paris: Pergamon Press. 1963. — Rümke, Ph.: Vox Sang., 4 (1954), S. 135. — Rümke, Ph. und Hellinga, G.: Amer. J. Clin. Path., 32 (1959), S. 357. — Segal, S. J., Tyler, E. T., Rao, S. S., Rümke, Ph. und Nakabayashi, N. T.: Immunological factors in infertility. In: Tyler, E. T.: Sterility, S. 386. New York: McGraw-Hill. 1961. — Tyler, A. und Bishop, D.: Mechanisms concerned with conception, edited by C. G. Hartman. Oxford-London-New York-Paris: Pergamon Press. 1963. — Voison, G. und Delaunay, A.: Ann. Inst. Pasteur, 89 (1955), S. 307. — Weil, A. J.: Fertility and steril., N. Y., 12, 6 (1961), S. 538. — Wilson, L.: Proc. Soc. Exper. Biol. Med., N. Y., 85 (1954), S. 652.

Anschrift des Verfassers: Doz. Dr. K. Bandhauer, Urologische Abteilung der Chirurgischen Universitätsklinik, Anichstraße 35, A-6020 Innsbruck.

Veränderungen der Schilddrüse durch Jodprophylaxe

Von B. Walthard

Mit 2 Abbildungen

Es gereicht mir zu Ehre, Ihnen meine Erfahrungen über die Veränderungen der Schilddrüse durch die Jodprophylaxe mitzuteilen. Ich habe zwar im Jahre 1961 in der medizinischen Gesellschaft Oberösterreich in Linz in einem Vortrag über die Jodprophylaxe des endemischen Kropfes dargetan, wie das Massenexperiment am Volkskörper zu einer maßgeblichen Eindämmung der Verkropfung geführt hat. Ich kann Ihnen somit 6 Jahre später nicht viel Neues berichten, will indessen versuchen, erneut einige grundlegende Daten und Erkenntnisse von der Jodprophylaxe des Kropfes mitzuteilen.

Die folgenden h i s t o r i s c h e n Daten sind für das Verständnis der Entwicklung der Jodprophylaxe von Bedeutung.

1. 1921: Regelmäßige Verteilung von Jodostearintabletten an die Schulkinder.

2. 1924: Verkauf von jodierten Kochsalz — 5 mg/kg — auf Wunsch des Käufers. Kauffrequenz im Kanton Bern bis 1936 7%.

3. 1936: Ein Beschluß von fundamentaler Bedeutung: Allgemeine Einführung des jodierten Salzes (= Vollsalz) in der Schweiz. Jodkonzentration wie 1924. Jodfreies Salz wird nur auf ausdrücklichen Wunsch abgegeben.

4. 1962: Steigerung des Jodzusatzes pro kg Kochsalz von 5 auf 10 mg in der Erwartung, die knotige Verkropfung im Endemiegebiet in größerem Ausmaß zum Verschwinden zu bringen. Mit der Auswirkung dieser letzten Maßnahme wird man sich nach Ablauf von 25 Jahren ein Bild machen können.

Die Tab. 1 und 2 geben Aufschluß über die Verbreitung des Jodsalzes in der Schweiz.

Tabelle 1. *Der relative Verbrauch an jodiertem Salz in der Schweiz betrug*

1921	0%	1949	79%
1922	1%	1950	82%
1923	8%	1958	91%
1924	16%	1959	90·5%
1925	22%	1960	90%
1930	34%	1961	90%
1935	40%	1962	90%
1940	59%	1963	89%
1945	73%	1964	89%
1948	78%		

Zwei Quellen stehen dem Pathologischen Anatomen zur Verfügung, einen Einblick in die Auswirkungen der Jodprophylaxe des Kropfes zu gewinnen:

1. das Sektionsgut im Pathologischen Institut;

2. die makroskopische und mikroskopische Untersuchung resezierter Strumen.

An Hand des S e k t i o n s g u t e s 1957 bis 1961 hat Herr V o e g e l i unter meiner Leitung die anatomische Kontrolle der Jodprophylaxe im Kanton Bern durchgeführt.

Beginnen wir mit der Schilddrüse des N e u g e b o r e n e n.

Vor der Einführung der Jodmedikation betrug das Schilddrüsengewicht in der Regel mehr als 3 g, bis zu 40 g und mehr. Unter extremen Bedingungen umfaßte das Organ die ganze Zirkumferenz der Trachea und des Ösophagus und gab unter der Geburt, zusätzlich geschwellt durch die Geburtshyperämie, Anlaß zum Erstickungstod. Mikroskopisch lag eine

Tabelle 2. Vollsalzverbrauch in der Schweiz 1925 bis 1966 in % des gesamten Salzverbrauchs nach Kantonen

	25	28	29	30	31	32	33	34	35	36	37	38	39	40	41	42	43	44	45	46	47	48	49	50	51	52	53	54	55	56	57	58	59	60	61	62	63	64	65	66
1. Zürich	18	17	15	13	14	53	51	53	54	52	53	52	53	55	55	48	63	67	70	70	70	77	77	95	96	96	97	97	97	97	98	97	97	97	99	99	99	98	99	99
2. Bern	4	4	5	6	6	6	7	8	11	54	64	65	66	63	73	69	71	71	73	69	74	73	75	74	75	77	75	76	76	76	76	74	74	75	75	75	74	78	77	78
3. Luzern	4	6	7	7	8	6	8	8	8	8	9	7	8	8	6	5	54	100	81	92	97	100	100	100	100	100	100	100	100	100	100	100	99	98	100	100	100	100	100	100
4. Uri	–	–	100	100	97	97	97	93	88	79	90	90	88	90	87	88	100	100	100	100	100	97	100	100	100	100	100	100	100	100	100	100	100	100	96	100	100	100	100	100
5. Schwyz	1	100	100	100	97	100	100	100	100	100	100	100	100	100	100	100	100	100	100	100	100	100	100	95	95	95	97	96	96	96	96	97	97	100	96	95	96	100	100	100
6. Nidwalden	100	100	100	100	100	100	100	100	100	100	100	100	100	100	100	100	100	100	100	100	100	100	100	100	100	100	100	100	100	100	100	100	100	100	100	100	100	100	100	100
7. Obwalden	8	100	100	100	100	100	100	100	100	100	100	100	100	100	100	100	100	100	100	100	100	100	100	100	100	100	100	100	100	100	100	100	100	100	100	100	100	100	100	100
8. Glarus	37	33	41	60	66	67	68	70	72	73	76	76	81	82	87	92	94	93	94	93	93	95	97	98	98	99	98	99	98	99	99	99	98	98	98	98	98	96	97	96
9. Zug	81	100	100	100	100	100	100	100	100	100	100	100	100	100	100	100	100	100	100	100	100	100	100	100	100	100	100	100	100	100	100	100	100	100	100	100	100	100	100	100
10. Fribourg	2	3	2	2	1	3	3	3	7	2	2	3	4	7	39	31	36	50	76	76	76	100	100	100	88	94	94	88	94	94	94	95	96	96	93	93	93	94	90	88
11. Solothurn	2	3	3	3	3	3	3	3	4	4	54	74	69	58	62	65	66	67	63	64	58	60	61	64	64	65	66	66	67	67	68	68	67	68	68	70	65	65	65	70
12. Basel-Stadt	12	14	15	14	13	14	14	10	10	14	15	23	15	25	23	25	28	28	28	29	27	27	28	24	26	25	80	100	100	100	99	100	100	100	100	100	100	100	100	100
13. Basel-Land	5	9	10	34	15	14	12	28	16	16	15	15	18	17	17	18	18	19	18	20	21	21	73	71	70	70	70	70	69	68	66	68	66	66	73	73	72	72	72	71
14. Schaffhausen	11	100	100	100	100	100	96	100	100	100	100	100	100	100	100	100	100	100	95	100	100	100	100	98	100	100	100	100	97	98	98	98	98	100	100	100	100	100	100	100
15. Appenzell A.-Rh.	75	67	73	74	70	77	67	68	69	71	71	71	71	68	71	70	74	74	77	79	87	89	92	93	94	95	97	97	97	98	98	98	98	100	100	100	100	100	100	100
16. Appenzell I.-Rh.	50	53	54	49	51	51	53	39	59	64	69	68	68	60	59	62	57	48	49	86	91	93	92	93	94	95	97	97	97	98	96	96	98	100	97	97	97	97	97	97
17. St. Gallen	27	27	47	52	51	58	55	54	64	69	68	68	68	67	59	67	78	88	89	91	91	93	93	93	93	93	96	97	97	97	96	97	96	97	97	97	97	97	97	97
18. Graubünden	9	16	18	17	20	22	21	20	21	24	26	43	75	85	86	94	94	93	93	96	94	95	96	98	98	98	99	99	99	100	95	95	95	93	94	100	100	100	100	100
19. Aargau	11	12	10	11	13	12	9	10	9	11	11	10	10	8	8	14	8	7	7	7	7	7	7	10	75	97	97	96	95	95	96	95	93	94	94	93	90	83	86	83
20. Thurgau	39	35	36	32	34	37	35	37	35	38	39	39	36	41	37	36	38	46	67	76	84	88	94	94	95	92	90	89	89	85	89	87	83	77	82	71	70	70	66	61
21. Ticino	–	–	100	100	98	100	100	100	100	100	100	100	98	100	97	100	100	100	100	100	100	100	100	100	100	100	100	100	100	100	100	100	100	100	100	100	100	100	100	100
22. Vaud	100	100	100	100	100	100	100	100	100	100	100	100	100	100	100	100	100	100	100	100	100	100	100	100	100	100	100	100	100	100	100	100	100	100	100	100	100	100	100	100
23. Valais	63	78	80	87	95	100	100	100	100	100	100	100	100	100	100	100	100	100	100	100	100	100	100	100	100	100	100	100	100	100	100	100	100	100	100	100	100	100	100	100
24. Neuchâtel	70	70	70	70	70	70	70	70	70	70	70	70	70	70	70	70	70	70	70	67	70	68	67	66	67	67	66	67	62	67	66	64	64	64	63	65	63	64	64	63
25. Genève	–	1	1	2	3	4	3	27	66	90	89	88	90	88	89	81	81	88	88	88	91	92	93	91	83	77	76	81	81	81	81	81	83	83	82	81	78	77	75	75
Ganze Schweiz	22	27	30	34	33	39	38	40	40	51	54	55	58	59	62	60	64	72	73	75	77	78	79	82	83	86	88	90	90	91	91	90,5	90	90	90	90	89	89	88	88

1925 bis 1936 nach Eggenberger; 1937 bis 1951 berechnet aus den Statistischen Jahrbüchern der Schweiz, Abschnitt „Salzwirtschaft". 1952 bis 1966 nach Angaben der Direktion der Vereinigten Schweizerischen Rheinsalinen.

Für den Kanton Neuenburg wurden die in früheren Zusammenstellungen irrtümlicherweise mit 100 angegebenen Werte der Jahre 1925 bis 1946 auf 70 korrigiert.

Unterstrichene Ziffern: Vollsalz mit 10 mg Jodkalium/kg; gewöhnliche Ziffern: Vollsalz mit 5 mg Jodkalium/kg.

4

Struma diffusa parenchymatosa vor. Aus der Abb. 1
ist ersichtlich, wie sich die Schilddrüsengewichte von
Neugeborenen im Verlaufe der Jahre unter der Einwirkung der Jodprophylaxe normalisiert haben. Heute
beträgt das Gewicht der Schilddrüse bei der Geburt
im Durchschnitt zirka 2 g und liegt demzufolge um
1 g tiefer als das noch von W e g e l i n angegebene

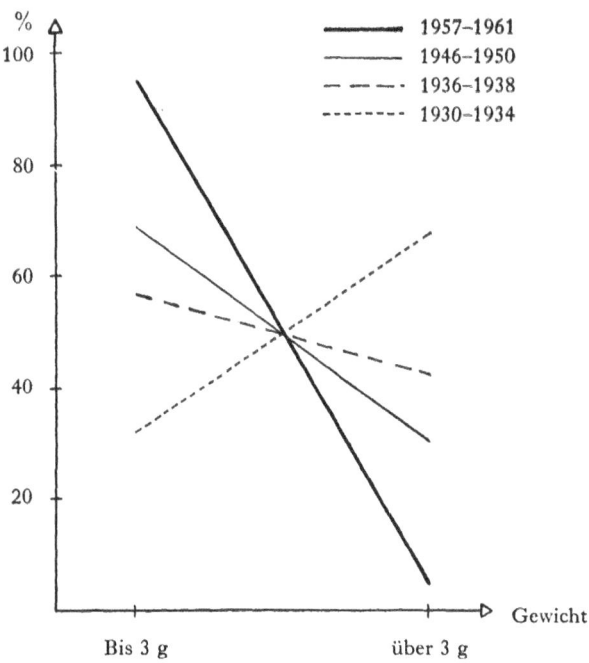

Abb. 1. Schilddrüsengewichte von Neugeborenen 1930 bis 1961

Normalgewicht von 3 g. Mikroskopisch sind die Bläschen entfaltet und enthalten Kolloid (Abb. 2). Es
kann somit festgestellt werden, daß der Kropf der
Neugeborenen vollständig verschwunden ist.

   Betrachten wir nunmehr den Zustand der Schilddrüse vom Kindesalter an aufwärts, so hat die Zahl der
n o r m a l   g r o ß e n   S c h i l d d r ü s e n   bis in das
hohe Alter von jenseits 70 Jahren zugenommen.

   Vergleicht man die Zahl der normal großen
Schilddrüsen in den verschiedenen Zeitperioden
(1909 bis 1966), so läßt sich aus der Zunahme deutlich

der Einfluß der Jodprophylaxe ersehen (Tab. 3). Ja,
man ist berechtigt, den Schluß zu ziehen, daß abgesehen von Ausnahmen, denen wir im Operationsgut
begegnen werden, die Schilddrüse bis zum 25. Alters-

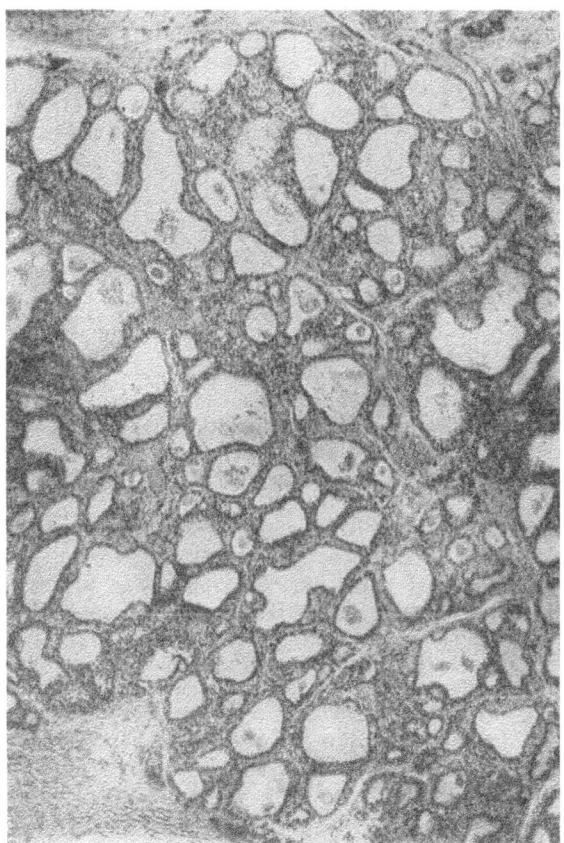

Abb. 2. Histologisches Bild einer normalen Neugeborenenschilddrüse mit
entfalteten Bläschen, die Kolloid enthalten

jahr weitgehend normalisiert ist, mit normalem Gewicht von maximal 30 g, normaler histologischer Struktur und, was von besonderer Bedeutung ist, einem
Fehlen von Adenomen. Im höheren Alter spielt naturgemäß für die gewichtsmäßige Beurteilung der Alters-
atrophie eine Rolle, wichtig ist indessen auch bei
diesen Drüsen das Fehlen von Adenomen.

6

Tabelle 3. *Normale Schilddrüsen in verschiedenen Zeitperioden*

Alter in Jahren	1909 bis 1914		1920 bis 1924		1930 bis 1934		1946 bis 1950		1957 bis 1961		1966
	n	%	n	%	n	%	n	%	n	%	
0—5	53	40	20	28	16	37	45	69	162	100	
6—10	10	24	1	3	11	33	7	58	20	95	
11—15	2	4	2	4	13	35	12	63	28	100	
16—20	12	12	2	3	19	25	12	46	20	95	
21—25	19	15	14	12	24	22	25	53	42	87	
26—30	6	14	6	7	13	14	18	37	20	57	90
31—40	39	15	15	8	27	13	25	22	56	52	73
41—50	36	11	31	12	17	7	29	13	82	35	43
51—60	26	9	24	9	23	6	37	11	106	23	27
61—70	16	6	9	4	32	9	30	7	81	14	21
über 70	6	5	9	8	8	3	21	5	72	10	22

(Aus der Dissertation von E. Voegeli, S. 13.)

Eine diffus vergrößerte Schilddrüse ist ein Organ, das bei wechselndem Kolloidgehalt der Bläschen und mikroskopisch normalem Bau übergewichtig ist. Zu dieser Gruppe gehören auch Drüsen mit sogenannter knotiger Hyperplasie, unscharf begrenzten Wachstumsbezirken, vorwiegend in diffusen Kolloidstrumen.

Als Auswirkung der Jodprophylaxe haben die diffus vergrößerten Schilddrüsen auf Kosten der knotigen einerseits, anderseits bei den diffus vergrößerten die kolloidhaltigen gegenüber den parenchymatösen zugenommen, abgesehen von der Übergewichtigkeit, eine Normalisierung in der Bildung von Hormon. Meist bewegt sich das Gewicht um 50 g, Gewichte über 100 g gehören zu den Seltenheiten. Addiert man die diffus vergrößerten Schilddrüsen zur Zahl der normal großen Schilddrüsen, gewissermaßen als Funktionseinheit, so ergeben sich die in der Tab. 4 aufgeführten Prozentzahlen.

Vor der Jodprophylaxe waren die Neugeborenenstruma, die Struma im Kindesalter, der Schulkropf, die Rekrutenstruma der Jugendlichen an der Tagesordnung, Heute sind sie weitgehend verschwunden.

Wenden wir uns nun der Adenombildung in der Schilddrüse zu, scharf begrenzten Knoten mit expansivem autonomen Wachstum, parenchymatösen und kolloidhaltigen Knoten mit autonomem Stoffwechsel, unabhängig vom Regulationsmechanismus zwischen Schilddrüse und Hypophysenvorderlappen. Vor der Jodprophylaxe traten die ersten Knoten um das sechste bis zehnte Lebensjahr erstmals in Erscheinung, heute ist das erste Auftreten in der Regel auf das dritte Lebensjahrzehnt verschoben. Von diesem Zeitpunkt an mehrt sich die Zahl der Adenome mit steigendem Alter.

Auf 739 Sektionen (1966) in den Altersklassen von 5 bis 92 Jahren finden sich: normal große Schilddrüsen 27%, Struma diffusa 22%, Struma nodosa 50%, Struma maligna 1% (siehe Tab. 4).

Tabelle 4. *Prozentzahl der normalgroßen und diffus vergrößerten Schilddrüsen im Sektionsgut 1966*

Normal große Schilddrüsen %	Jahre	Normal große und diffus vergrößerte Schilddrüsen zusammen %
90	20—30	100
73	30—40	93
43	40—50	76
27	50—60	50
21	60—70	44
21	70—80	31
22	80—90	38

Prozentzahl der normalen und vergrößerten Schilddrüsen im Sektionsgut von 1966

Normal große Schilddrüsen 27%
Struma diffusa 22%
Struma nodosa 50%
Struma maligna 1%

Diese Zusammenstellung läßt erkennen, daß einerseits dank der Jodprophylaxe der Knotenkropf nicht mehr überwiegt, anderseits das Problem der Normalisierung der Schilddrüse noch keineswegs als gelöst angesehen werden kann. Die Struma nodosa, die vor der Jodprophylaxe vom 60. Lebensjahr an 95% betrug, ist zur Zeit auf 60% abgesunken und übersteigt in höheren Altersklassen nicht 70%. Sind Adenome einmal entstanden, so werden sie durch die Jodmedikation, worauf schon W e g e l i n hinge-

wiesen hat, nicht mehr im Sinne der Rückbildung
beeinflußt. Ziel der Jodprophylaxe ist es deshalb, die
Adenombildung nach Möglichkeit zu unterdrücken. In
dieser Absicht ist im Jahre 1962 der Jodgehalt des
Kochsalzes von 5 auf 10 mg/kg erhöht worden. In
den USA werden in Kropfgegenden bedeutend größere
Joddosen, bis zu 100 mg/kg Kochsalz, verabreicht,
ohne die Adenombildung gänzlich zu unterdrücken.
Somit hängt die Adenombildung im höheren Alter
möglicherweise nicht ausschließlich ätiologisch mit
dem Jodmangel im Endemiegebiet zusammen, sondern
mit noch anderen Faktoren, die man unter dem Begriff von Thyreostatika zusammenfassen kann.

Als Begleiterscheinung der Jodprophylaxe sind
im Endemiegebiet des Kantons Bern sowie der übrigen
Schweiz der e n d e m i s c h e K r e t i n i s m u s in
Kombination von Schwachsinn und Idiotie bzw.
S c h w e r h ö r i g k e i t und T a u b s t u m m h e i t
fast völlig verschwunden. Das L ä n g e n w a c h s-
t u m der Kinder hat zugenommen, ebenso die
g e i s t i g e R e g s a m k e i t.

Eng verknüpft mit der adenomatösen Vergrößerung der Schilddrüse ist die Struma maligna,
die sich fast ausnahmslos auf der Grundlage eines
Adenoms entwickelt. Gibt uns das Sektionsgut einen
zuverlässigen Einblick über den derzeitigen Stand der
Verkropfung, so tritt die Mannigfaltigkeit der Struma
maligna erst im Operationsmaterial in Erscheinung.
Unter den Sektionen finden sich mit 1% 7 maligne
Strumen, typische Alterskrebse zwischen dem 65. und
80. Lebensjahr: 1 Hämangioendotheliom, 3 polymorph-
bzw. spindelzellige Sarkome bei Männern und 3 Karzinome bei Frauen. In allen Fällen war die Struma
maligna Todesursache.

Wenden wir uns nun der zweiten Möglichkeit
zu, das Verhalten der Schilddrüse im Endemiegebiet
zu erfassen, der Beurteilung der o p e r a t i v r e s e-
z i e r t e n S c h i l d d r ü s e n, mit Bezug auf Häufigkeit, Alters- und Geschlechtsverteilung, der makroskopischen und mikroskopischen Struktur.

1957 hat T h o e n e n die morphologische Beeinflussung der Struktur der Schilddrüse, insbesondere
der Adenome, im Rahmen der Jodprophylaxe bearbeitet. Seine Schlußfolgerungen lauten dahin, daß das
durchschnittliche Alter der Kropfträger um nahezu
15 Jahre gestiegen ist und daß das weibliche
Geschlecht das männliche mit 87 : 13% bei weitem
übertrifft. Die absolute Zahl der Schilddrüsenopera-

tionen hat im Vergleich zur Zahl der Operationen vor
der Jodprophylaxe — verbesserte Operationstechnik,
kosmetische Erwägungen — zugenommen. Die relative Häufigkeit im Vergleich zu den Gesamtopera-
tionen ist von 11'5% auf 6'1% abgesunken. Die
diffusen und die kolloidführenden Strumen sind
gegenüber den nodösen und parenchymatösen Formen
vorherrschend. Als besonderer Gesichtspunkt ist die
Zunahme der proliferierenden bzw. der basedowifizierten Adenome zu verzeichnen.

Um diese Feststellungen mit Bezug auf den heutigen Stand der Jodprophylaxe des Kropfes erneut
zu überprüfen, habe ich vergleichsweise zu den Untersuchungen von T h o e n e n eine Parallelunter-
suchung für das Jahr 1966 durchgeführt.
Von 24.424 Operationspräparaten beträgt die Zahl
der resezierten Strumen 681, das sind 2'8%. Wie aus
der Vergleichsstatistik der resezierten Strumen für
die Jahre 1957 und 1966 (Tab. 5) hervorgeht, ist immer
noch ein starkes Überwiegen des weiblichen Geschlechts über das männliche zu erkennen. Die absolute Zahl der resezierten Schilddrüsen sowie namentlich auch die relative Zahl, bezogen auf das Gesamt-
operationsmaterial, sind deutlich zurückgegangen. Das
Durchschnittsalter mit 46 ist gleich geblieben. Das
bedeutet, daß abgesehen von den älteren Jahrgängen
auch J u g e n d l i c h e sich wegen Vergrößerung der
Schilddrüse einem operativen Eingriff unterziehen
mußten. In Prozenten dargestellt ergibt sich folgende
Verteilung der Strumen auf die verschiedenen Altersklassen: Um den Mittelwert von 30% im fünften
Lebensjahrzehnt gruppieren sich die Jugendlichen
vom zweiten bis vierten Lebensjahrzehnt mit 30'5%,
die Alten von sechsten bis neunten Jahrzehnt mit
39'5%. Im fünften Jahrzehnt treten somit die Schilddrüsenvergrößerungen verbunden mit chirurgischem
Eingriff am häufigsten in Erscheinung.

Eine D i f f e r e n z i e r u n g der Strumen
in einheitliche — diffuse oder adenomatöse, parenchymatöse oder kolloidhaltige — Formen und gemischte Typen mit multiplen parenchymatösen und
kolloidhaltigen Adenomen ergibt wiederum eine aus-
gesprochene Zunahme der kolloidhaltigen Strumen im
Vergleich zum Zustand vor der Jodprophylaxe.

Eine besondere Erörterung im Rahmen der Jod-
prophylaxe erfordern die z. T. unter dem klinischen
Bilde einer H y p e r t h y r e o s e einhergehenden
Strumen.

Tabelle 5. *Statistik der resezierten Strumen 1957 und 1966*

	1957	1966
Geschlechtsverteilung	87♀ : 13♂	83♀ : 17♂
Absolute Zahl der resezierten Strumen	764	681
Relative Zahl der resezierten Strumen, bezogen auf das Gesamtoperationsmaterial	6·1%	2·8%
Durchschnittsalter in Jahren	46	46

Prozentuelle Verteilung der Strumen auf die verschiedenen Altersklassen

10—20	20—30	30—40	40—50	50—60	60—70	70—80	80—90
1·5	12	17	30	23	12	4	0·5

30·5   39·5

Differenzierung der Strumen

Einheitliche Formen

Struma diffusa parenchymatosa	14
Struma diffusa colloides	86
Struma nodosa parenchymatosa	13
Struma nodosa colloides	152
Knotige Hyperplasie...................	46
	311

Gemischte Formen

Struma nodosa parenchymatosa et colloides   289

Vom histologischen Aspekt aus beurteilt ist es möglich, die morphologischen Veränderungen, wie sie beim genuinen Basedow festgestellt werden, von denjenigen zu unterscheiden, wie sie beim sekundären, beim Jodbasedow, in Erscheinung treten. Beim g e n u i n e n B a s e d o w ist das S c h i l d d r ü s e n - g e w e b e, beim J o d b a s e d o w in der Regel das K n o t e n g e w e b e Sitz der morphologischen Veränderung. Diese besteht in einer Proliferation, einer Bläschenpolymorphie, verbunden mit Oberflächenvergrößerung durch Papillenbildung, in hochzylindrischem, zum Teil desquamiertem Epithel, in dünnem Kolloid und in Auftreten von lymphatischem Gewebe in welchselnder Menge unter Bevorzugung des Schilddrüsengewebes und nicht der Adenome.

Unter den resezierten Strumen ist der g e n u i n e B a s e d o w 42 m a l verzeichnet, mit starkem Überwiegen des weiblichen Geschlechts 37 : 5 in einer

Altersspanne von 16 bis 67 Jahren. Das Durchschnittsalter beträgt 37 Jahre, was einem Vorherrschen des
jugendlichen Alters entspricht. Nach den Feststellungen von T h o e n e n hat der genuine Basedow, bezogen auf die Gesamtzahl der resezierten Schilddrüsen, mit 3% nicht zugenommen. Heute, 10 Jahre
später beträgt er 6%. Das entspricht zahlenmäßig
einer Zunahme. Berücksichtigt man indessen die derzeitige Bevölkerung mit den zahlreichen Fremd-
arbeitern aus südlichen Ländern, so ist eine Schluß-
folgerung auf die einheimische Bevölkerung nicht
ohneweiters gerechtfertigt. Denkbar ist indessen, daß
unsere Bevölkerung dank der Jodprophylaxe mit der
körperlichen und geistigen Besserstellung indirekt
für die Erkrankung an genuinem Basedow empfäng-
licher geworden ist. Eine direkte Beziehung der Jodprophylaxe, der künstlichen Jodzufuhr, zur Entstehung des genuinen Basedow kann nicht angenommen werden, da dieser nicht auf der Grundlage einer
Jodintoxikation, sondern auf einer ganz anderen
Grundlage, der Produktion des Long acting thyroid
stimulator (LATS), entsteht.

Von besonderer Bedeutung indessen im Gefolge
der Jodprophylaxe des Kropfes ist die Zunahme der
b a s e d o w i f i z i e r t e n A d e n o m e. Es handelt
sich in der Mehrzahl um Schilddrüsen mit multiplen,
gemischt mit teils parenchymatösen, teils kolloidhaltigen Knoten. Die histologischen Veränderungen
im Sinne der beschriebenen sind von wechselndem
Ausmaß, nicht immer in Übereinstimmung mit der
Schwere der klinischen Erscheinungen. Das Schilddrüsengewebe ist in der Regel unbeteiligt. In seltenen Fällen, was auch klinisch denkbar erscheint,
können sich, vom morphologischen Standpunkt beurteilt, ein genuiner Basedow und ein Jodbasedow mit-
einander kombinieren.

Was die Ä t i o l o g i e der basedowifizierten
Knotenstruma anbelangt, so ist sie im Geschwulst-
charakter der Adenome, in der Autonomie der funktionellen Leistung verankert. Die Adenome, die in
der Jodaufnahme nicht an den Regulationsmechanismus Schilddrüse-Hypophysenvorderlappen gebunden
sind, besitzen zum Teil eine besondere Jodavidität,
die eine Hyperfunktion, eine Hypersekretion nach
sich zieht und das klinische Bild des Jodbasedows
auslösen kann.

Vor der Jodprophylaxe 1921 waren die basedowifizierten Adenome mit 0·9%, 1957 mit 5·5%

(T h o e n e n), 1966 mit 13% verzeichnet. Einen Einfluß auf die zur Zeit bestehende Zahl von basedowifizierten Adenomen hat möglicherweise die Erhöhung des Jodgehalts des Kochsalzes von 5 auf 10 mg/kg ausgeübt. Wiederum überwiegt das weibliche Geschlecht bei weitem das männliche, das Durchschnittsalter beträgt 45 Jahre.

In der Möglichkeit der Basedowifizierung von Adenomen, der Entstehung des klinischen Bildes des Jodbasedows, liegt die einzige S c h a t t e n s e i t e der Jodprophylaxe des Kropfes. Gemessen an der Gesamtbevölkerung spielt sie sicher eine geringe Rolle, was auch für die USA angenommen werden muß, wo, wie erwähnt, Jodzusätze bis zu 100 mg/kg Kochsalz zugeführt werden. Tritt der Jodbasedow in Erscheinung, so läßt er sich therapeutisch, medikamentös oder chirurgisch gut beeinflussen.

Auf jeden Fall, und das ist der springende Punkt, in der Gesamtsituation liegt in dieser Nebenerscheinung der Jodprophylaxe kein Grund vor, auf sie im Endemiegebiet zu verzichten.

Mit einigen Worten soll noch auf das Vorkommen von Strumen bei J u g e n d l i c h e n eingegangen werden. Im Gegensatz zu den Feststellungen aus dem Sektionsgut kann man im Operationsmaterial das Vorkommen von Strumen beobachten. Aus der Tab. 6 sind die verschiedenen Formen im z w e i t e n L e b e n s j a h r z e h n t ersichtlich. Es findet sich gewissermaßen ein buntes Bild von Schilddrüsenvergrößerungen mit Überwiegen der kolloidhaltigen Typen. Das relativ frühe Auftreten von Adenomen im jugendlichen Alter zeigt deutlich, daß wir trotz der Jodprophylaxe immer noch im Endemiegebiet leben und die Annahme naheliegt, daß wegen Einnahme von jodfreiem Salz ein Jodmangel bestand. Immerhin handelt es sich um Ausnahmen, wie aus den Darlegungen von V o e g e l i hervorgeht.

Im d r i t t e n L e b e n s j a h r z e h n t befinden wir uns an der Grenze, bei welcher diffuse oder nodöse Strumen in Erscheinung treten. Auch hier gibt uns die Tabelle Aufschluß über Zahl, Geschlechtsverteilung und Differenzierung der Strumen.

Die kolloidhaltigen Typen bilden die Mehrzahl; von Interesse ist, daß der genuine Basedow und die basedowifizierte Struma nodosa stark vertreten sind.

Naturgemäß häufen sich beim Chirurgen die Strumen, die zu einer Resektion Anlaß geben, so daß die Zahl der für diese Altersklasse festgestellten

Tabelle 6. *Resezierte Strumen bei Jugendlichen*

2. Lebensjahrzehnt: 10.—20. Lebensjahr: 11 Strumen   1·5%
Geschlechtsverteilung .... 7♀:4♂
Altersverteilung .... 16—19

Differenzierung der Strumen

Struma diffusa colloides 2
Struma nodosa colloides 3
Knotige Hyperplasie 1
Struma nodosa parenchymatosa et colloides 2
Struma diffusa Basedow 1
Struma nodosa basedowific...................... 2

3. Lebensjahrzehnt: 20.—30. Lebensjahr: 90 Strumen   12%
Geschlechtsverteilung .... 80♀: 10♂

Differenzierung der Strumen

Struma diffusa parenchymatosa 2
Struma diffusa colloides 16
Struma nodosa parenchymatosa 1
Struma nodosa colloides 13
Knotige Hyperplasie 15
Struma nodosa parenchymatosa et colloides 22
Struma diffusa parenchymatosa et colloides Basedow 13
Struma nodosa parenchymatosa et colloides basedowific. 8
                              90

Schilddrüsenvergrößerungen nicht maßgebend ist für den Stand der Jodprophylaxe des gesamten Volkskörpers. Immerhin geht auch aus dieser Feststellung hervor, welch fundamentale Bedeutung der fortgesetzten Jodprophylaxe zukommt.

Zum Schluß sind noch die m a l i g n e n S t r u m e n des Operationsgutes kurz zu erörtern. Daß der Prozentsatz der resezierten malignen Strumen 8% beträgt, ist, wie erwähnt, durch die Häufung der Fälle beim Chirurgen zu erklären. Aus der Tab. 7 geht mit aller Deutlichkeit hervor, daß das, was ich als G e s t a l t w a n d e l der Struma maligna im Zeichen der Jodprophylaxe bezeichnet habe, sich immer mehr ausprägt. Am meisten überwiegen die b e d i n g t malignen Formen, das g r o ß z e l l i g e A d e n o m, zusammen mit dem P a p i l l o m. Die hoch malignen Formen sind an Zahl zurückgegangen.

Dieser Wandel steht unzweifelhaft im Zusammenhang mit der Jodprophylaxe, in der Weise, daß die bedingt malignen Formen in ihrer Entstehung gefördert, die hoch malignen hintangehalten werden.

14

Zu erwähnen ist noch, daß seit der Jodprophylaxe
D o p p e l t u m o r e n von malignem Charakter nicht
so selten beobachtet werden.

Tabelle 7. *Struma maligna*

Gesamtzahl .... 55 = 8%
Geschlechtsverteilung .... 39 ♀ : 16 ♂

Verteilung auf die verschiedenen Altersklassen

10—20	20—30	30—40	40—50	50—60	60—70	70—80	80—90	KA
—	2	7	12	15	11	6	1	1

Differenzierung der malignen Strumen

Großzellige Adenome	31
Papillone	8
Struma Langhans	7
Karzinome....................................	8
Polymorphzellensarkome	4
Lymphsarkom	1

4 Doppeltumoren

24a, ♀: Undifferenziertes Karzinom und Papillom
52a, ♂: Metastasierendes Adenom und Struma Langhans
58a, ♂: Struma-Langhans und Papillom
60a, ♀: Großzelliges Adenom und Papillom

Altersverteilung bei den verschiedenen Tumorarten

20—30	30—40	40—50	50—60	60—70	70—80	80—90	
1	5	10	8	5	—	1	Großzelliges Adenom
1	2	2	3	1	—	—	Papillom
—	—	—	4	3	—	—	Struma-Langhans
1	—	1	—	5	1	—	Karzinom
—	—	—	1	—	4	—	Sarkom

Z u s a m m e n g e f a ß t kann man nach 31 jähri-
ger allgemeiner Jodprophylaxe des Kropfleidens feststellen:

1. Der Neugeborenenkropf ist gänzlich verschwunden.

2. Die Schilddrüse ist, abgesehen von Ausnahmen, im allgemeinen bis zum 25. Lebensjahr normalisiert.

3. Vom vierten Lebensjahrzehnt an bis in das
hohe Alter haben die normal großen und diffus vergrößerten Schilddrüsen an Zahl zugenommen.

4. In den diffus und nodös vergrößerten Schilddrüsen haben die kolloidhaltigen auf Kosten der parenchymatösen stark zugenommen.
5. Die nodösen Strumen haben an Zahl abgenommen.
6. Seit der Jodprophylaxe haben die basedowifizierten Adenome z. T. unter dem klinischen Bild eines Jodbasedows zugenommen.
7. Die Jodprophylaxe hat die Entstehung bedingt maligner Formen auf Kosten hoch maligner Strumen begünstigt.

Sicher kann der Weg zur Bekämpfung der Verkropfung der Schilddrüse als der richtige bezeichnet werden. Wie sich die Erhöhung des Jodgehaltes des Kochsalzes von 5 auf 10 mg/kg auswirken wird, ist späteren Zeiten vorbehalten.

Literatur: Thoenen, H.: Die morphologische Beeinflussung der Schilddrüse, insbesondere der Adenome, durch die Jodprophylaxe des Kropfes. Dissertation, Bern 1957. — Voegeli, E.: Anatomische Kontrolle der Jodprophylaxe des endemischen Kropfes im Kanton Bern 1957—1961. Dissertation, Bern 1963. — Walthard, B.: Wien. klin. Wschr. (1961), S. 389. — Derselbe: Schweiz. med. Wschr. (1963), S. 809. — Wegelin, C.: Schilddrüse. Handbuch der speziellen Pathologischen Anatomie, 8 (1926), S. 1.

Anschrift des Verfassers: Prof. Dr. B. Walthard, Choisystraße 10, CH-3000 Bern.

Aus der II. Medizinischen Universitätsklinik
und Poliklinik Düsseldorf
(Direktor: Prof. Dr. K. Oberdisse)

Pathogenese, Prophylaxe und Therapie der euthyreoten Struma

Von K. Oberdisse

Mit 8 Abbildungen

Die folgenden Ausführungen werden sich vorwiegend auf die sporadisch auftretenden Strumen im Flachlande beziehen. Auch außerhalb der Endemiegebiete sind sie die nach dem Diabetes mellitus am weitesten verbreitete endokrine Erkrankung.

Meinem Auftrag gemäß werde ich mich vorwiegend mit therapeutischen und prophylaktischen Fragen befassen. Zum Verständnis ist es allerdings notwendig, zuvor auf die Pathogenese der euthyreoten Struma einzugehen.

Das hier vorgelegte Untersuchungsgut entstammt einer Gemeinschaftsarbeit mit meinem früheren Mitarbeiter Erich Klein und meinen derzeitigen Mitarbeitern Reinwein und Horster, die mit mir gemeinsam das große Krankengut, vorwiegend aus dem Nordrhein-Westfälischen Einzugsgebiet, untersucht haben.

Ätiologie und Pathogenese der euthyreoten Struma

Die Forschungsergebnisse der letzten 15 Jahre lassen keinen Zweifel daran, daß das pathologische

Wachstum der Schilddrüse, die Ausbildung einer euthyreoten Struma, nur durch die stimulierende Wirkung des thyreotropen Hormons des Hypophysenvorderlappens zustande kommt. Für die vermehrte Abgabe des thyreotropen Hormons des Thyreotropins, ist eine latente oder manifeste Unterfunktion der Schilddrüse verantwortlich zu machen. Diese Zusammenhänge sind nur über den Reglerkreis zu verstehen, der zwischen Hypothalamus und Hypophysenvorderlappen einerseits und der Schilddrüse anderseits besteht. Kommt es aus irgendwelchen Gründen, die noch zu erörtern sind, zu einer mangelhaften Hormonproduktion der Schilddrüse, so versucht — um teleologisch zu sprechen — der Hypophysenvorderlappen durch vermehrte Abgabe von Thyreotropin diesen Mangel auszugleichen. Unter dem Einfluß des Thyreotropins vermehrt die Schilddrüse ihr Volumen, die Produktion von Schilddrüsenhormonen wird normal oder annähernd normal und so die Euthyreose aufrechterhalten. Im Anfang des Strumawachstums steht also ein kompensatorischer Vorgang.

Pathogenetische Einzelheiten hat das Tierexperiment erkennen lassen. 1896 gelang zum erstenmal, im Experiment einen Kropf zu erzeugen: Nachdem der größte Teil der Schilddrüse trächtiger Hündinnen entfernt worden war, hatten alle Neugeborenen hyperplastische Schilddrüsen (H a l s t e d, 1896). Erst 1933 konnte man einen experimentellen Kropf bei Ratten infolge Jodmangels der Nahrung hervorrufen. Setzte man der Nahrung 1 bis 2 μg Jod pro Tag zu, so ließ sich das Auftreten des Kropfes verhindern (L e v i n e und Mitarbeiter, 1933).

Aber auch ein langdauerndes Überangebot an Jod kann zur Kropfbildung führen. Auch dadurch wird die Hormonbildung in der Schilddrüse gehemmt, so daß es zur Ausschüttung von Thyreotropin kommt.

Aus dem Jahr 1928 stammen die bekannten Versuche von C h e s n e y, C l a w s o n und W e b s t e r, die durch eine, bestimmte Vegetabilien enthaltende Kost bei Kaninchen Strumen erzeugen konnten. Als kropferzeugend erwiesen sich in späteren Versuchen unter anderem das Sulfaguanidin und der Thioharnstoff. Von besonderer Bedeutung ist es, daß diese Kropfentstehung durch Jodgaben nicht verhindert werden kann. Bei hypophysenlosen Tieren lassen sie sich nicht erzeugen. Hinzu kommt, daß der Thyreotropingehalt im Blut dieser kropfbehafteten Tiere hoch ist. Damit war die Bedeutung des Hypophysenvorderlap-

pens und des von ihm produzierten Thyreotropins für
die Entstehung dieser Art von Strumen bewiesen.
Auf der anderen Seite läßt sich aber ihr Auftreten
durch Gaben von Schilddrüsenhormon verhindern.
1936 endeckte man als weitere kropferzeugende
Substanz das Thiozyanat (Rhodanid). Im Gegensatz zu
den vorher erwähnten Stoffen läßt sich die Entstehung
der durch Thiozyanat hervorgerufene Struma durch
Jodid verhindern. Diese Stoffgruppe hemmt, ebenso
wie Perchlorat, die Jodaufnahme der Schilddrüse.

Tabelle 1. *Strumigene Substanzen in Vegetabilien*
(Nach Klein, E.: In Oberdisse, K. und Klein, E.: Die Krank-
heiten der Schilddrüse. G. Thieme. 1967)
I. Thioglykoside
(Kropfbildung durch Schilddrüsenhormone, nicht durch Jod
zu verhüten)

Vorkommen	Verbindung
Kreuzblütlersamen	—
Kohlsamen	Goitrin
Rapsarten	Progoitrin
Grünkohl	
Reseda	Barbarin

II. Zyanogene Glykoside
(Kropfbildung durch Jod zu verhüten)

Vorkommen	Verbindung
Weißklee	Lotaustralin, Linamerin
Kreuzblütler	—
Wirsingkohl	Glukobrassicin
	Neoglukobrassicin

Die Tab. 1 gibt eine Übersicht über strumigene
Substanzen in Vegetabilien, und zwar sind die durch
Thioglykoside verursachten Strumen durch Schilddrüsenhormone, die durch zyanogene Glykoside verursachten Strumen durch Jod zu verhüten, da diese
die Jodaufnahme der Schilddrüse bei normalem An-
gebot unterdrücken.

Zur Genese der sporadisch auftretenden Struma
Während bei der Entstehung der endemischen
Struma exogene Faktoren im Vordergrund stehen,
spielen bei der Pathogenese der sporadischen Struma
nur endogene Faktoren eine Rolle, über die wir viel

besser unterrichtet sind als über die exogenen Faktoren in den Endemiegebieten (Tab. 2).

Tabelle 2. *Pathogenetische Faktoren bei der Entstehung der euthyreoten Struma*

(Nach Reinwein, D.: 13. Symposium der Deutschen Gesellschaft für Endokrinologie, Würzburg, März 1967)

Exogene Faktoren
1. Jodmangel (Nahrung, Wasser)
2. Strumigene Substanzen in der Nahrung
   a) Thioglykoside (z. B. Goitrin)
   b) Zyanogene Glykoside (Rhodanid)
3. Medikamente

Endogene Faktoren
1. Verlust von Jodid oder Thyroxin
2. Störungen im Endokrinium
   a) STH, TSH
   b) Pubertät, Graviditas, Klimakterium
3. Inkomplette Enzymdefekte bei der Synthese von T_3 und T_4

Eine Ausnahme bilden die heute so häufigen iatrogenen Strumen. Sie sind natürlich exogen bedingt. Die Pathogenese ist die gleiche. Bei gehemmter Hormonproduktion kommt es unter der Einwirkung von Thyreotropin zur Vergrößerung der Schilddrüse. Als auslösende Ursache sind hier an erster Stelle die indikationslos verordneten oder überdosierten antithyreoidalen Substanzen zu nennen, wie Methylmercaptoimidazol, Methylthiourazil usw. Aber auch Medikamente, die die Jodaufnahme in die Schilddrüse verhindern, wie etwa die Perchlorate, gehören in diese Gruppe. Bei 47% aller Strumen unserer Schilddrüsenambulanz wurden vor der Manifestation aus irgendwelchen Gründen mindestens 2 Monate lang antithyreoidale Substanzen gegeben! 22% aller Patienten standen bei Beginn unserer Behandlung unter der Einwirkung dieser Medikamente!

Außerdem sind hier noch einige Stoffe aufzuführen, bei denen sozusagen als seltene Nebenwirkung eine Hemmung der Hormonsynthese in der Schilddrüse auftritt, die an sich aber nicht unter die Gruppe der antithyreoidalen Substanzen zu rechnen sind, wie z. B. die Sulfonamide, die Sulfonylharnstoffe und das Phenylbutazon.

An dieser Stelle sind auch die zahlreichen jodhaltigen Medikamente zu erwähnen, die bei der Behandlung der Arteriosklerose, des Asthma bronchiale, der Bronchitis usw. verwendet werden, wie Kaliumjodat, Dijodtyrosin, Felsol, Enterovioform, Mexaform u. a.

Das Jod ist hier zwar zum Teil in organischer Bindung vorhanden. Diese Medikamente werden aber außerordentlich schnell im Körper dejodiert. Das freigesetzte Jod liegt dann in Jodidform vor und wird in dieser Form der Schilddrüse angeboten. Durch die Untersuchungen von W o l f f und C h a i k o f f ist bekannt, daß bei einem Ansteigen des Blutjodidspiegels über 35 μg^0/o die Jodaufnahme der Schilddrüse und damit die Hormonsynthese gehemmt wird. Auf dem gleichen Weg entsteht dann über die vermehrte Thyreotropinabgabe der Kropf.

Zu den endogenen Faktoren sollte an dieser Stelle noch der Jodverlust durch eine krankhaft erhöhte Jodausscheidung durch die Nieren erwähnt werden, ebenso der Hormonverlust durch die Nieren bei schwerer Proteinurie. Praktisch spielen diese Dinge jedoch keine Rolle.

Nicht zu übersehen ist, daß bei der Ätiologie sporadischer Strumen hereditäre Faktoren eine Rolle spielen. Bei mehr als einem Drittel aller Kropfträger liegt Familiarität bzgl. Schilddrüsenkrankheiten vor. Jedoch handelt es sich um die verschiedensten Schilddrüsenkrankheiten, nicht etwa immer um den euthyreoten Kropf. Der Erbgang ist ganz besonders schwer zu klären, da sich bei der Pathogenese der euthyreoten Struma endogene und exogene Faktoren vermischen.

Zeiten endokriner Belastung prädisponieren besonders zur Kropfentstehung. Gipfel sind in der Pubertätszeit und im Klimakterium zu beobachten. Es handelt sich wohl sowohl um die Erstentstehung als auch um das Auftreten eines Rezidivs nach Operation.

Aus chirurgischen Statistiken geht hervor, daß Frauen desto öfter am Kropf operiert worden sind, je mehr Kinder sie geboren haben (S a u e r). Über den Entstehungsmechanismus in diesen Belastungssituationen ist uns nicht viel bekannt. Man darf aber wohl annehmen, daß es zu einem relativen Hormondefizit infolge Steigerung des Bedarfs kommt.

Zur Pathophysiologie der euthyreoten Struma

Für die endemische Struma ist ein erniedrigter Spiegel des Blutjodids unter 0`1 μg^0/o und eine deutlich verminderte Jodidausscheidung im Harn, die

weniger als 40 μg täglich, meist aber nur etwa
10 μg täglich beträgt, charakteristisch. S t a n b u r y
hat bei seinen Arbeiten im südamerikanischen
Endemiegebiet gezeigt, daß die Schilddrüse sehr
wohl imstande ist, sich an eine verminderte
Jodzufuhr anzupassen. Sie tut dies über eine
erhöhte Jodclearance im Blut (Abb. 1). Obwohl
die Jodidphase stark beschleunigt sein kann, ist die
absolute Jodaufnahme infolge des geringen Angebotes

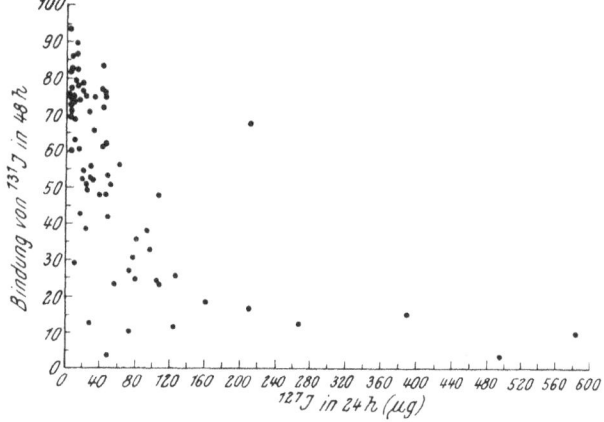

Abb. 1. Beziehungen zwischen der Jodausscheidung und der Aufnahme
von radioaktivem Jod bei einer Gruppe von Kranken im westlichen
Argentinien (Stanburg, 1954)

geringer als bei gesunden Schilddrüsen. Die Aufar-
beitung des endemischen Kropfes zeigt, daß die eigentlichen Schilddrüsenhormone nur in unzureichender
Menge vorhanden sind. Der Jodgehalt je Gramm
Strumagewebe ist erheblich erniedrigt, der intrathyreoidale Jodumsatz erhöht. Durch eine entsprechende
Jodidzufuhr können alle diese pathologischen Werte
normalisiert werden. Der Ablauf der Biosynthese der
Schilddrüsenhormone ist insofern gestört, als bevor-
zugt Monojodtyrosin auf Kosten von Dijodtyrosin
gebildet wird, so daß der Quotient Monojodtyrosin/
Trijodtyrosin erhöht ist. Doch ist die tägliche Produktion an wirksamen Schilddrüsenhormonen normal, so
daß der euthyreote Zustand aufrechterhalten werden
kann. Allerdings kann der Wert des Hormonjods an
der unteren Grenze der Norm liegen.

Bei der sporadischen Struma besteht in manchen
Punkten eine Übereinstimmung mit der Pathophysiologie der endemischen Struma; jedoch spielt Jodmangel in Trinkwasser und Nahrung wohl kaum eine
Rolle, es sei denn bei ganz abnormen Ernährungs-
gewohnheiten.

Die Untersuchung der absoluten Jodaufnahme
dieser Schilddrüsen in Abhängigkeit vom Blutjodidspiegel hat ergeben, daß die euthyreote sporadische

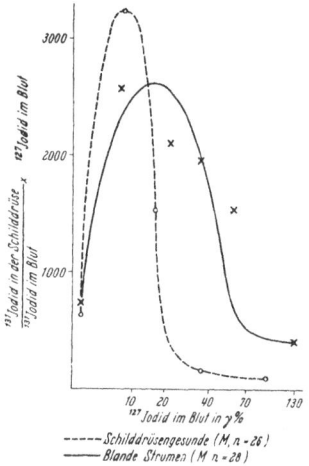

Abb. 2. Die Abhängigkeit der absoluten Jodaufnahme der Schilddrüse
vom Blutjodidspiegel [R e i n w e i n, D. und K l e i n, E.: Acta endocr., Kobhvn.,
39 (1962), S. 328]

Struma bei steigendem Jodidgehalt des Blutes mehr
Jodid speichern kann als die gesunde Schilddrüse und
daß die Jodidkonzentration im Blut, die eine endgültige Hemmung der Jodaufnahme bewirkt, bei höheren
Konzentrationen liegt als bei einer gesunden Schilddrüse (R e i n w e i n und K l e i n). Auch dafür ist
vermutlich die erhöhte Thyreotropinstimulation verantwortlich zu machen (Abb. 2).

Viele dieser sporadisch auftretenden Strumen
sind, ebenso wie viele gesunde Schilddrüsen, ausgesprochen jodavide bei einem normalen oder niedrigen
intrathyreoidalen Jodumsatz (G a u w e r k y und
P e t e r s e n). Man hat diese hohe Jodspeicherung
vielfach als kompensierte Hyperplasie, als Hyperthy-
reoid oder Prä-Basedow bezeichnet. Dies ist keineswegs berechtigt; denn es bestehen gar keine Anhalts-

punkte dafür, daß derart gekennzeichnete Strumen
eine besondere Neigung zur Ausbildung einer echten
Hyperthyreose haben.

Die Tab. 3 zeigt die Jodstoffwechselbefunde bei
3527 sporadischen blanden Strumen. Aus der Tabelle
geht hervor, daß die sogenannten jodaviden Kröpfe,
d. h. diejenigen, die eine beschleunigte Jodidphase mit
einem normalen intrathyreoidalen Jodumsatz verbin-
den, besonders häufig bei den diffusen Strumen sind,
während sich ganz normale Verhältnisse vorwiegend
bei den ein- oder mehrknotigen Strumen abzeichnen.
Ein vermehrter intrathyreoidaler Jodumsatz, gekennzeichnet an der Erhöhung des PB [131]J, ist ganz ungewöhnlich, abgesehen natürlich von den toxischen
Adenomen, und im wesentlichen wohl darauf zurückzuführen, daß der Jodpool der Schilddrüse durch
ausgedehnte degenerative Veränderungen, Zysten u.
dgl. kleiner geworden ist.

Tabelle 3. *Die Befunde des Jodstoffwechsels bei 3527 euthyreoten
Strumen des Düsseldorfer Krankengutes*
(Nach Reinwein, D.: 13. Symposium der Deutschen Gesell-
schaft für Endokrinologie, Würzburg, März 1967)

Konstellation des Jodstoff-wechsels	Diffuse Strumen n = 2720 %	Mehrknotige Strumen n = 368 %	Einknotige Strumen* n = 317 %
Normale Jodid- und normale Hormonphase	29	61	29
Beschleunigte Jodid- mit normaler Hormonphase ..	66	30	29
Beschleunigte Hormonphase	5	9	13
Hormonjod im Serum ..... (PB[127] J in μg%)	5·8 ± 0·8	5·7 ± 1·7	5·9 ± 1·1

* Ohne heiße Knoten.

Die euthyreote Stoffwechsellage geht aus dem
normalen Spiegel des Hormonjods im Blut hervor.
Das Verhältnis von Thyroxin zu Trijodthyronin entspricht der Norm. Auch der periphere Hormonumsatz
ist unauffällig (Klein 1967).

In jüngster Zeit ist bekanntgeworden, daß es
auch bei euthyreoten, sporadisch auftretenden Strumen
Jodfehlverwertungen gibt, wie wir sie sonst vom
sporadischen Kretinismus kennen (siehe Tab. 2). Es
handelt sich dabei um Enzymdefekte in der Biosyn-

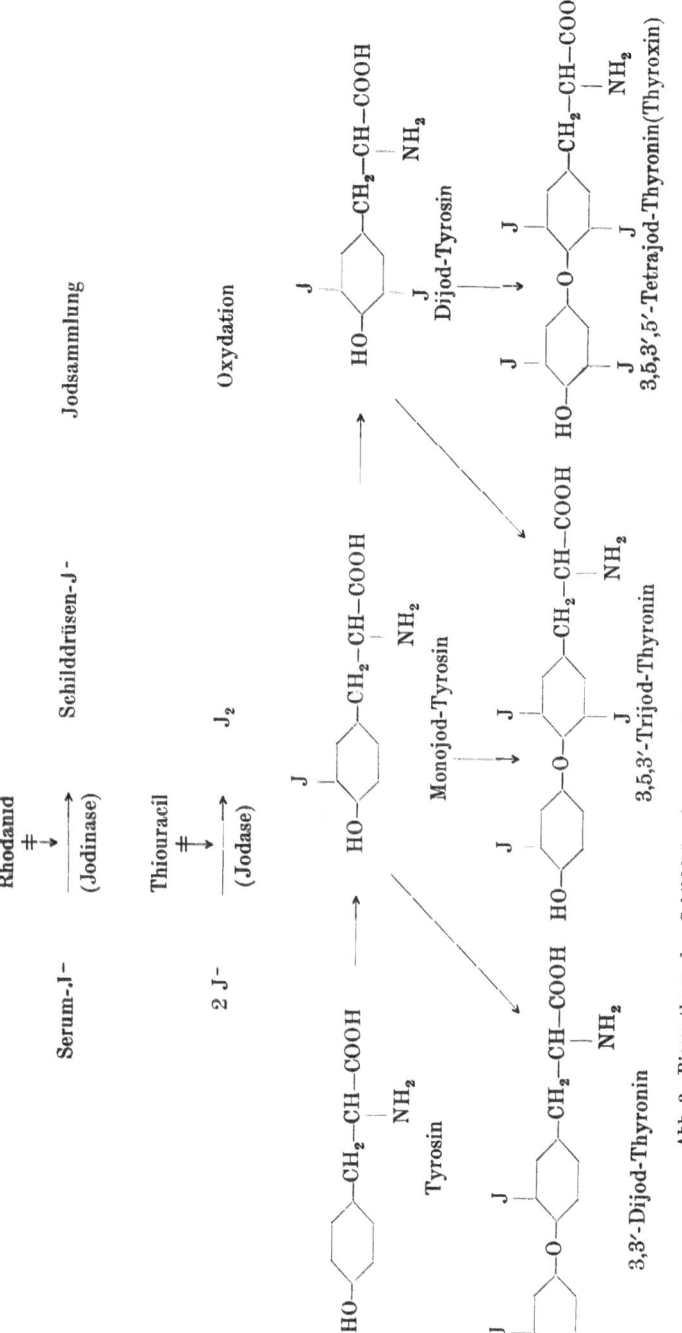

Abb. 3. Biosynthese der Schilddrüsenhormone. Störbarkeit der Einzelschritte durch exogene Faktoren

these der Schilddrüsenhormone, die an sich zu einem
Hormonmangel führen. Beim sporadischen Kretinismus
sind diese Enzymdefekte komplett, so daß eine Hypothyreose resultiert. Bei den hier in Frage stehenden
euthyreoten Strumen ist dies nicht der Fall. Durch
eine Hyperplasie des Schilddrüsengewebes kann der
Defekt in der Hormonbildung vielmehr ausgeglichen
werden, so daß die Euthyreose des Organismus aufrechterhalten werden kann.
Abb. 3 zeigt die Einzelschritte bei der Biosynthese der Schilddrüsenhormone, wobei gleichzeitig
ihre Störbarkeit durch exogene Faktoren aufge-
zeichnet ist.

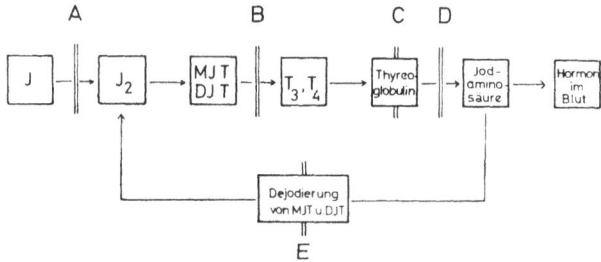

Abb. 4. Genetisch bedingte Störungen in der Biosynthese der Schilddrüsenhormone. — A Perjodasedefekt; B Kuppelungsdefekt; C Störung
im Thyreoglobulinaufbau; D Proteasedefekt; E Dejodasedefekt. (Nach
Reinwein, D.: 13. Symposium der Deutschen Gesellschaft für Endokrinologie)

Die Enzymdefekte sind beim sporadischen Kretinismus genetisch bedingt, möglicherweise auch bei
den euthyreoten Strumen. Sie sind in Abb. 4 dargestellt. Bei den Fermentdefekten kann es sich um eine
Störung der Jodoxydation, um eine Störung der Koppelung der Jodtyrosine, ferner um Störungen im Aufbau des Thyreoglobulin, der proteolytischen Freiset-
zung des Thyroxins aus dem Proteinkörper und der
Dejodierung von Jodtyrosinen handeln.
Diese Enzymdefekte bei blanden Strumen sind
bisher noch wenig studiert worden, so daß durchaus
die Möglichkeit besteht, daß sie in weit größerem
Maße für die Funktionsschwäche der Schilddrüse und
damit für ihre Hyperplasie verantwortlich zu machen
sind, als man bisher annahm.

Zur Klinik der euthyreoten Struma

Ich kann mich hier auf die Befunde im Flachland
beschränken, da Sie hier, am Rande zweier Endemie-

gebiete, wesentlich besser über die endemische Struma orientiert sind als ich.

Bei der sporadischen Struma des Flachlandes ist der Geschlechtsunterschied sehr viel ausgeprägter als im Zentrum der Endemiegebiete. Frauen sind etwa 5mal häufiger befallen, was offenbar mit der stärkeren Belastung des Organismus in endokrinen Krisenzeiten zusammenhängt. Demgegenüber sind bei der endemischen Struma mit ihren vorwiegend exogenen Ursachen beide Geschlechter etwa gleich häufig betroffen, wobei allerdings zu berücksichtigen ist, daß sogenannte sporadische Strumen mit ihren Besonderheiten natürlich auch im Endemiegebiet vorkommen können.

Wie bekannt, zeigt schon die gesunde Schilddrüse im Laufe des Lebens eine wachsende Neigung zur Knotenbildung. Dies ist auch bei euthyreoten sporadischen Strumen der Fall, wenn auch nicht im gleichen Ausmaß wie im Endemiegebiet.

Tabelle 4. *Größe und Beschaffenheit der euthyreoten Strumen des Düsseldorfer Krankenguts (4211 Patienten)*
(Nach Reinwein, D.: 13. Symposium der Deutschen Gesellschaft für Endokrinologie. — Klein, E.: In: Oberdisse, K. und Klein, E.: Die Krankheiten der Schilddrüse. G. Thieme. 1967)

Größe	Insgesamt 4211 %	Erst- strumen 3527 %	Rezidiv- strumen 688 %
I......................	16	13	36
II.....................	75	79	51
III....................	9	8	13
Davon mit Komplikationen.	14	9	42

Beschaffenheit	%	%	%
Diffus..................	75	77	71
Einknotig	10	10	7
kalt...................	*42*	*45*	*20*
warm	*52*	*46*	*57*
heiß	*6*	*9*	*23*
Mehrknotig	15	13	22
kalt...................	*26*	*27*	*20*
warm..................	*74*	*73*	*80*

Die Tab. 4 gibt einen Überblick über Größe und Beschaffenheit unseres Düsseldorfer Krankengutes mit 4211 euthyreoten Strumen. Die Einteilung erfolgte

nach dem von der Weltgesundheitsorganisation vorge-
schlagenen Schema. Man sieht, daß die weitaus größte
Mehrzahl sowohl der Erst- als auch der Rezidivstrumen der Gruppe II angehört, d. h. die Schilddrüse ist
sowohl sichtbar wie tastbar deutlich vergrößert. Anderseits ist deutlich, daß die Gruppe III, d. h. sehr
große und mit Komplikationen behaftete Strumen, in
unserem Krankengut deutlich seltener sind, was sich
natürlich auch auf differentialtherapeutische Erwägungen auswirkt.

Funktionsdiagnostik

In den meisten Fällen ist die euthyreote Stoffwechsellage ohne besonderen Aufwand durch rein
klinische Mittel zu erkennen. In anderen Fällen treten gegenüber der hypothyreotischen und hyperthyre-
otischen Struma differentialdiagnostische Schwierigkeiten auf.

Hypothyreote Symptome können sehr diskret
sein, sich langsam entwickeln und werden deshalb
leicht übersehen. Dies gilt besonders für die Rezidivstruma. Bei diesen Patienten erkennt man häufig erst
durch die Methoden des Laboratoriums, daß eine
Hypothyreose vorliegt.

Auf der anderen Seite wird eine Hyperthyreose
viel zu häufig diagnostiziert und die so überaus verbreitete vegetative Übererregbarkeit fälschlicherweise
auf eine Überfunktion der Schilddrüse bezogen.
Ebenso wie die Kälteintoleranz ein sehr verläßliches
Zeichen für das Vorliegen einer Hypothyreose ist, so
ist die Wärmeintoleranz sehr bedeutsam für die Erkennung einer Hyperthyreose. Kalte oder wechselnd
warme und kalte Akren sprechen ebenso wie das Vorliegen einer respiratorischen Arrhythmie sehr gegen
das Vorliegen einer Hyperthyreose.

Sehr zurückhaltend sollte man mit der Beurteilung der Augensymptome sein. Die echte endokrine
Ophthalmopathie, die übrigens nur in 40% aller unserer Hyperthyreosen vorkommt, ist durch eine wahre
Protrusio bulbi, periokuläre Ödeme und in schweren
Fällen durch Augenmuskelparesen gekennzeichnet.
Glanzaugen, weite Lidspalten, Graefesches Phänomen
können sympathikotonen Ursprungs sein und bei gesunden Schilddrüsen und bei blanden Strumen beobachtet werden. Ebenso wenig haben Tremor, Angst-
gefühle usw. eine differentialdiagnostische Bedeutung.
In diesem Zusammenhang ist ferner wichtig,
daß sich bei echter endokriner Ophthalmopathie in

40% aller Fälle eine euthyreote Stoffwechsellage feststellen läßt. Sie erfordert als ernstes, therapeutisch
schwer zu beeinflussendes Syndrom unsere ganze
Aufmerksamkeit. Von der Seite des Laboratoriums gesehen sind es 3 Befunde, die die Vermutung einer
endokrinen Ophthalmopathie bestätigen: Der erhöhte
intrathyreoidale Jodumsatz, gemessen am PBI [131]J,
der pathologische Suppressionstest und der Nachweis
des EPF, des exophthalmusproduzierenden Faktors,
wenigstens in den ersten 2 Jahren des Krankheits-
geschehens (H o r s t e r, 1967).

Ist die Funktionslage in einfacher Weise nicht
zu klären, so müssen die Methoden des Laboratoriums
herangezogen werden.

Die Bestimmung des Hormonjods im Blut, des
sogenannten PBI, ist fast immer geeignet, eine Hypo-
bzw. Hyperthyreose von der Euthyreose abzugrenzen.

Von Bedeutung ist weiterhin der einfach durch-
zuführende Hamolsky-Test, der sogenannte Trijod-
thyronin-in-vitro-Test, der ebenfalls gute Resultate
ergibt, sofern keine Dysproteinämien vorliegen, und
nicht wie die PBI-Werte durch exogenes Jod zu
stören ist.

Beim sogenannten Zweiphasentest der isotopen-
technischen Untersuchung ist die Jodidphase für die
Beurteilung unerheblich; sie ist normal, in vielen
Fällen aber auch erhöht (sogenannte jodavide Strumen). 66% unserer diffusen euthyreoten Strumen und
30% der mehrknotigen euthyreoten Strumen wiesen
eine beschleunigte Jodidphase auf.

An der anderen Seite ist eine beschleunigte
Hormonphase (kenntlich am erhöhten PB [131]J bei
euthyreoten Strumen) durchaus ungewöhnlich. Dies
ist immer der Fall, wenn die Struma einen verminderten Jodpool aufweist, wie etwa bei einer Rezidivstruma oder bei ausgedehnten degenerativen Prozes-
sen im Parenchym, die nur noch wenig aktives Schilddrüsengewebe übriglassen. Da hier häufig auch der
Suppressionstest versagt, ist man auf die Analyse des
PBI oder des Hamolsky-Tests angewiesen.

Während die erwähnten Methoden die Stoffwechselvorgänge in der Schilddrüse selbst bzw. den
Hormonspiegel im Blut erfassen, sind die Methoden
des Laboratoriums, die die Auswirkungen der Hormonproduktion am peripheren Gewebe erkennen lassen, wesentlich unspezifischer. Die Grundumsatzbestimmung hat zwar nach wie vor ihren großen
Wert; sie ist aber bei ambulanter Durchführung, auch

14

unter sedierenden Medikamenten, mit Vorsicht zu betrachten. Alle Fehlermöglichkeiten tendieren zur Erhöhung der gefundenen Werte, so daß normalen oder erniedrigten Werten eine gewichtige Aussagekraft zukommt, während erhöhte Werte keineswegs die Diagnose einer Hyperthyreose erlauben. Man sollte deshalb den oberen Normalwert bei + 25 bis + 30% ansetzen.

Der Bestimmung der Lipide im Serum kommt bei der Initialdiagnose eine geringere Bedeutung zu als bei der Verlaufskontrolle.

Der verschiedenen Arten der Struma (diffuse Struma, Knotenstruma, intrathorakale Struma, dystopische Struma) hat sich Herr Kollege F u c h s i g* angenommen, desgleichen wird er die Komplikationen an der Trachea, die Recurrensparese und die obere Einflußstauung behandeln.

Lassen Sie mich noch einige Worte hinzufügen zur klinischen Beurteilung der Knotenentwicklung in einer diffusen Struma unter Verwendung der Szintigraphie, die bei der Beurteilung von warmen, kalten oder heißen Knoten nicht zu entbehren ist.

Die Lokalisationsdiagnostik durch Szintigraphie ergibt bei der diffusen euthyreoten Struma meist ein gemeinsames Aktivitätszentrum beider Schilddrüsenlappen, unter Umständen sieht man aber auch 2 Aktivitätsmaxima, die den beiden Schilddrüsenlappen entsprechen.

Die Abb. 5 zeigt einen warmen Solitärknoten, bei dem das übrige Schilddrüsengewebe szintigraphisch geringfügig, aber doch deutlich in Erscheinung tritt. Die Gesamtsituation ist euthyreot.

Im weiteren Verlauf kann es zu einem Aktivitätsverlust in einem solchen warmen Solitärknoten kommen. Es bildet sich ein szintigraphisch kalter Solitärknoten aus durch Verlust der Funktion und der szintigraphischen Aktivität (Abb. 6). Die Aktivität kann durch Blutungen ins Gewebe mit Zystenbildung oder durch degenerative Prozesse erlöschen. Dieser Knoten ist nicht an der Hormonbildung beteiligt. Nur außerhalb des Knotens kann man szintigraphisch funktionstüchtiges Schilddrüsengewebe nachweisen.

Ausnahmsweise kann sich auch ein Karzinom oder die Metastase eines schilddrüsenfernen Malignoms hinter einem kalten Knoten verbergen. Deshalb

---

* Wien. klin. Wschr., 80 (1968), S. 660.

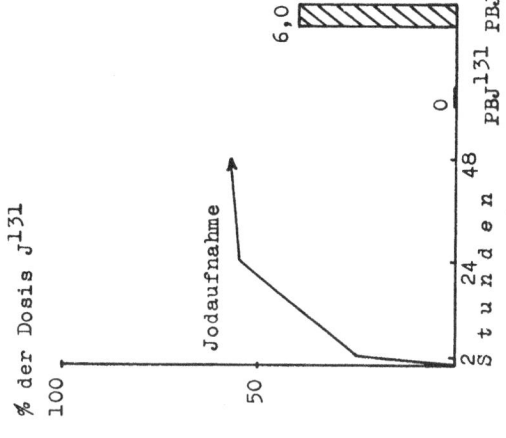

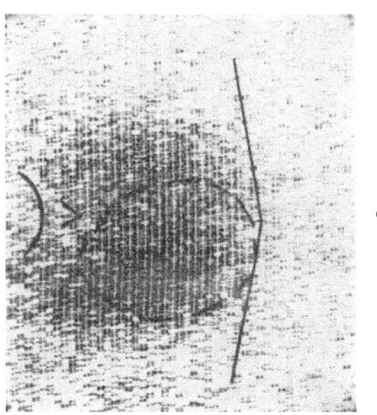

% der Dosis J^{131}

100

50

Jodaufnahme

2 24 48
S t u n d e n
b

0 6,0

PBJ^{131} PBJ

a

Abb. 5. Warmer Solitärknoten der rechten Seite. Uta G., 22 J. Seit der Kindheit besteht eine kleine Struma, die sich seit 4 Jahren vergrößert hat, besonders stark nach einem Partus vor 1 Jahr. Es besteht Druckgefühl im Hals. Das Schilddrüsengewebe außerhalb des Knotens tritt geringfügig, aber doch deutlich in Erscheinung. Die Gesamtsituation ist euthyreot

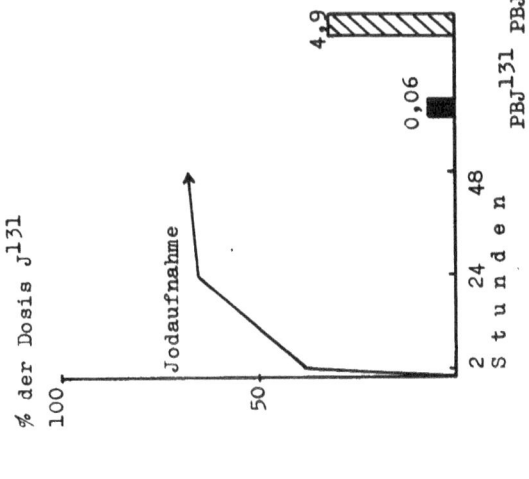

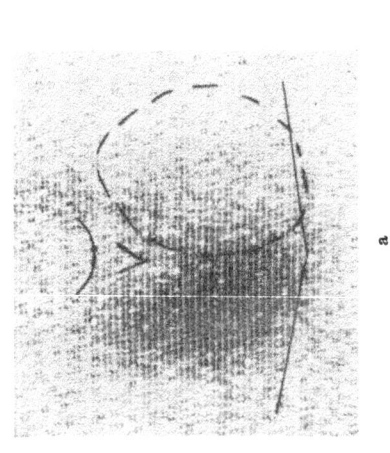

% der Dosis J^{131}

100

50

Jodaufnahme

2 24 48

S t u n d e n

4,9

0,06

PBJ ^{131} PBJ

b

a

Abb. 6. Kalter Solitärknoten der linken Seite. Helga B., 37 J. Vor 6 Jahren bildete sich erstmals ein kleiner Knoten der linken Halsseite heraus, der seit 1 Jahr an Größe zunahm. Erhebliche örtliche Beschwerden. Keine Augensymptome. Szintigraphisch keine Radiojodspeicherung im Knoten, wohl dagegen im rechten gesunden Schilddrüsenlappen. Gesamtsituation euthyreot

sollte man einen solitären kalten Knoten operativ entfernen.

Kardiale Veränderungen die bei größeren euthyreoten Strumen auftreten, wurden früher häufig unter
dem Begriff „Kropfherz" zusammengefaßt. Inzwischen
hat man erkannt, daß es sich meist um ein Cor
pulmonale handelt, das mit Trachealstenose, chronischer Bronchitis, Lungenemphysem und Rechtsbe-
lastung des Herzens in Zusammenhang steht.

Das toxische Adenom

Unter den vielfältigen Formen der Hyperthyreose ist an dieser Stelle das toxische Adenom von besonderem Interesse. Es läßt sich szintigraphisch von
der eigentlichen Hyperthyreose abgrenzen. Gewöhnlich findet man einen oder mehrere Knoten, die mit
einer Kapsel versehen sind, in denen die gesamte
Aktivität der Schilddrüse vereinigt ist. Das toxische
Adenom selbst ist autonom, d. h. es wird vom Reglerkreis der Hypophyse nicht berührt. Das umgebende
Schilddrüsengewebe wird allerdings über den Reglerkreis durch die vom toxischen Adenom ausgehende
Hyperthyreose beeinflußt und atrophiert, was auch
szintigraphisch zum Ausdruck kommt. Da der Hypophysenvorderlappen an der Ausbildung dieser Form
der Hyperthyreose nicht beteiligt ist, finden wir niemals Augensymptome und auch niemals ein lokales
prätibiales Myxödem.

Die eigentliche Diagnose wird mittels der Szintigraphie gestellt. Unter Belastung mit Thyreotropin
wird das das Adenom umgebende Schilddrüsengewebe
im Szintigramm wieder sichtbar. Auf der anderen
Seite läßt sich auch durch hohe Dosen von Schilddrüsenhormon die Radiojodaufnahme im Adenom
selbst nicht supprimieren (Abb. 7).

Im Laufe der Zeit kann es zu degenerativen
Vorgängen im Adenom kommen, so daß die Hyperthyreose erlischt. Das Adenom ist ausgebrannt.

Das toxische Adenom kommt in einer Häufigkeit
von 7 bis 8% unter allen Hyperthyreosefällen vor.
Die Behandlung ist sehr dankbar. Je nach Lebensalter
und Begleitumständen wird man eine chirurgische
Enukleation oder eine Behandlung mit Radiojod vor-
ziehen. Beide Methoden haben ausgezeichnete Erfolge.

Therapie der euthyreoten Struma

Für die Therapie der euthyreoten Struma stehen
3 Behandlungsverfahren zur Verfügung, nämlich:

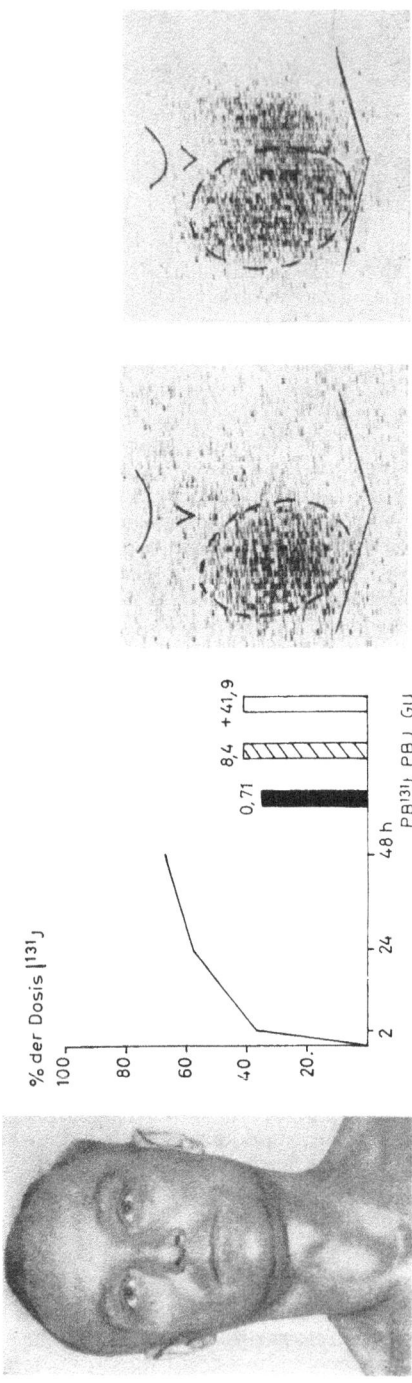

% der Dosis ^{131}J

b

PB^{131}J   PBJ GU

0,71   8,4   +41,9

48 h   24   2

a   c   d

Abb. 7. Toxisches (sogenanntes heißes) Adenom. Albert J., 45 J. Anzeichen der Hyperthyreose, jedoch keine Ophthalmopathie. Kleinapfelgroßer Knoten im Bereich des rechten Schilddrüsenlappens. Grundumsatz und PBI erhöht. Beschleunigung des intrathyreoidalen Jodumsatzes. Im Szintigramm erkennt man, daß die gesamte Aktivität im Knoten liegt. Nach Darreichung von Thyreotropin wird der linke Seitenlappen der Schilddrüse wieder sichtbar. Behandlung mit Radiojod

1. die Behandlung mit Schilddrüsenhormonen,
2. die Operation,
3. die Radiojodbehandlung.

Es ist klar, daß es eingehender differential-
therapeutischer Erwägungen bedarf, bevor man sich
für eines dieser Verfahren entschließt. Darin ist die
eigentliche Kunst der Behandlung zu sehen. Dabei
sind die Art der Struma, ihre Größe, ihre Lokalisation,
ihre Komplikationen und auch extrathyreoidale Faktoren wie Alter, Herz- und Gefäßbeteiligung und
endokrine Belastungen zu berücksichtigen.

Tabelle 5. *Therapiewahl bei 4211 Patienten mit euthyreoter*
Struma des Düsseldorfer Krankengutes
(Nach Reinwein, D.: 13. Symposium der Deutschen Gesell-
schaft für Endokrinologie, Würzburg, März 1967)

Vorgeschlagene Therapie	Zahl der Patienten	In % aller Strumen
Nicht behandlungsbedürftig	642	15·3
Schilddrüsenhormon	2788	66·3
Operation	520	12·4
Radiojod	251	6·0

Über die Therapiewahl bei 4211 Patienten unseres Düsseldorfer Krankengutes unterrichtet die
Tab. 5. Wenn man von 15% nicht behandlungsbe-
dürftigen Strumen absieht, so wurden 66·3% mit
Schilddrüsenhormonen, 6% mit Radiojod behandelt,
während 12·4% dem Chirurgen zugeführt wurden.
Dies sind die Relationen im Nicht-Endemiegebiet.
In einem Endemiegebiet, in dem die Gruppe III mit
Komplikationen wesentlich stärker vertreten ist, ist
die Zahl der zu operierenden Strumen wesentlich
größer.

1. Die Therapie mit Schilddrüsenhormonen

Sie hat den großen Vorteil, daß es sich um eine
Substitutionstherapie handelt. Durch den Ersatz der
fehlenden Schilddrüsenhormone wird der Reglerkreis
gedämpft und der das Wachstum anregende Einfluß
des Thyreotropins unterdrückt.

Diese Therapie stammt aus dem vergangenen
Jahrhundert. Murray hatte bereits im Jahr 1891
das Myxödem erfolgreich mit Schilddrüsenpräparaten
behandelt. Angesichts der überraschenden Erfolge
gab man sie bei den verschiedensten Krankheiten, die

nicht unmittelbar mit der Schilddrüse zu tun hatten, konnte dabei aber keinen Erfolg feststellen. Im Jahre 1894 versuchte R e i n h o l d durch Schilddrüsen- präparate einen Einfluß auf Geisteskranke zu nehmen und fand dabei, daß gleichzeitig bestehende Kröpfe sich zurückbildeten.

Im gleichen Jahr, nämlich 1894, fand B r u n s an 12 Patienten, einige Jahre später an 326 Patienten, daß Strumen unter der Behandlung mit frischen Schafs- und Kalbsdrüsen verschwanden, daß diese Therapie aber bei Zysten und bösartigen Geschwülsten keinen

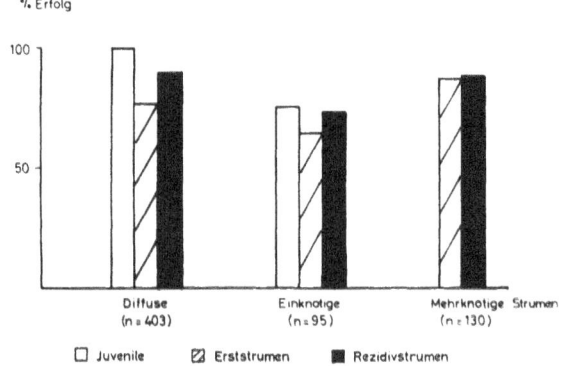

Abb. 8. Behandlungserfolge mit Schilddrüsenhormon bei euthyreoten Strumen

Erfolg hatte. B r u n s gibt auch bereits an, daß ge- trocknete Schilddrüse wirksamer ist als anorganisches Jodid mit vergleichbarer Jodmenge. Er eilte seiner Zeit weit voraus, als er die Meinung vertrat, daß es sich bei dieser Behandlung um eine echte Substitution handle und daß dadurch der bei der euthyreoten Struma bestehende Hormonmangel ausgeglichen werde. Er erkannte auch bereits den Nutzen dieser Behand- lung beim Rezidivkropf. Diese Behandlung vergaß man, und über Jahrzehnte wurde nur die operative Methode angewandt. Schließlich waren es G r e e r und A s t w o o d, die im Jahre 1953 diese Behandlung erneut aufgriffen und auch auf die Priorität der deutschen Autoren hinwiesen.

Die Erfolge der Behandlung gehen aus Abb. 8 hervor. Der beste Erfolg ist bei juvenilen Strumen zu verzeichnen. Sie bilden sich in 60 bis 80% der Fälle zurück.

Aber auch bei mehrknotigen Strumen lassen
sich überzeugende Erfolge nachweisen. Erwartungs-
gemäß waren die Erfolge am schlechtesten bei den
Solitärknoten. In dieser Gruppe befinden sich zahlreiche solitäre aktive Adenomknoten, die zwar nicht
toxisch sind, also keine Hyperthyreose veranlassen,
sich jedoch durch Gabe von Schilddrüsenhormonen
im Radiojodtest nicht supprimieren lassen. In diese
Gruppe gehören auch die sogenannten kalten Knoten,
die Radiojod nicht speichern und bei denen es sich
entweder um degenerativ veränderte Adenome oder
Zysten handelt.

Es ist verständlich, daß nur Strumen auf diese
Art der Behandlung ansprechen, die sich im Radiojodtest supprimieren lassen. Die therapeutische Dosis
sollte so ausgewählt werden, daß die Jodspeicherung
der Schilddrüse nicht völlig verschwindet, daß vielmehr das Maximum der Speicherung zwischen 10 und
20% verharrt. Somit soll eine genügende Basalpro-
duktion der Schilddrüse erhalten bleiben.

Es ist verständlich, daß anorganisches Jod niemals in gleicher Weise supprimierend in den Reglerkreis eingreifen kann und daß man vom anorgani-
schen Jod infolgedessen nicht die gleichen therapeutischen Erfolge erwarten kann, es sei denn, daß im
speziellen Fall ein exogenes Joddefizit eine Teilur-
sache der Kropfentstehung darstellt. Wahrscheinlich
ist aber, daß auch in den Endemiegebieten außer dem
exogenen Jodmangel Enzymdefekte im Sinne einer
Jodfehlverwertung eine Rolle spielen, so daß auch hier
die Hormonbehandlung letzten Endes die besseren
Erfolge zeitigen wird.

In Hinblick auf die kropfverkleinernde Wirkung
sind folgende Dosen äquivalent:

75 bis 150 mg Glandulae thyreoideae siccatae,
0·1 bis 0·3 mg L-Thyroxin,
0·05 bis 0·1 mg L-Trijodthyronin.

(100 mg Thyreoidin = 0·07 DM
0·2 mg L-Thyroxin = 0·25 DM
0·05 mg L-Trijodthyronin = 0·25 DM.)

Im Beginn der Therapie verabfolgt man 50 bis
100 mg Glandulae thyreoideae siccatae oder entsprechende Mengen von L-Thyroxin oder L-Trijodthyronin. Es genügt, das Hormon morgens zum Früh-
stück in einer Einzeldosis einzunehmen. Eine Verab-

reichung abends könnte die Nachtruhe stören. Trijodthyronin muß allerdings wegen seiner kurzen Wir-
kungsdauer in 2 Dosen über den Tag verteilt werden.
Wenn nach $^1/_2$ Jahr kein Erfolg eingetreten
ist, kann man die Dosis auf 150 mg erhöhen. Nur sehr
selten dürfte eine Steigerung darüber hinaus erforderlich sein. Die Therapie wird nach Verschwinden
der Struma mindestens 1 bis $1^1/_2$ Jahre fortgesetzt.
Bei Rezidivstrumen sollte es sich um eine lebensläng-
liche Therapie handeln.

Im Prinzip besteht keine Kontraindikation gegen
diese Therapie, es sei denn, daß eine Hyperthyreosis
factitia auftritt, die an Gewichtsabnahme, Steigerung
der Pulsfrequenz, vermehrter Neigung zum Schwit-
zen und Wärmeintoleranz zu erkennen ist. Man darf
dies nicht etwa mit einer durch Schilddrüsenhormon
induzierten Basedowschen Krankheit verwechseln.
Von dieser unterscheidet sich die Hyperthyreosis factitia durch das Fehlen der Augensymptome und durch
die fehlende Beschleunigung des intrathyreoidalen
Jodumsatzes. Sehr selten muß aus diesen Gründen
die Dosis reduziert werden.

Zu bedenken ist ferner, daß man bei Verabfolgung von Glandulae thyreoideae siccatae, deren
Standardisierung viel zu wünschen übrig läßt, nicht
nur eine Hormon-, sondern auch eine Therapie mit
anorganischem Jodid betreibt, da die in dem Präparat vorhandenen nichthormonellen jodierten Aminosäuren im Organismus prompt dejodiert werden, so
daß das in ihnen enthaltene Jod der Schilddrüse als
Jodid angeboten wird. Dies ist bei der Verwendung
der reinen Hormone Thyroxin und Trijodthyronin
selbstverständlich nicht der Fall.

Seit einiger Zeit haben wir auch ein kombinier-
tes Präparat im Versuch, das 100 μg Thyroxin und
20 μg Trijodthyronin enthält, also der Hormonrelation
im Blut des Menschen etwa entspricht. Erste Erfahrungen sind ermutigend*.

Fraglich erscheint es mir, ob es unter der Behandlung mit Glandulae thyreoideae siccatae zu einer
echten Basedowifizierung einer Struma kommen kann.
Wir haben einmal beobachtet, daß unter dieser Behandlung ohne erkennbare Ursache der intrathyreoidale Jodumsatz nach Maßgabe des PB ^{131}J anstieg.
Im übrigen bestanden die Zeichen der Hyperthyreosis
factitia. Nach Absetzen der Droge schwand alles von

---

* Novothyral®, Merck.

selbst. Ob es sich hier wirlich um das Auftreten einer echten Aktivierung gehandelt hat, erscheint mir nicht sicher.

Diese Behandlung ist nicht indiziert bei Strumen der Größe III mit Komplikationen und bei intrathorakalem Anteil. Hier sollte man je nach Art des Kropfes und des Alters des Patienten die Operation oder die Radioresektion wählen.

Die besten Erfolge der Hormonbehandlung hat man bei diffusen und knotigen Strumen der Größe II und bei allen juvenilen und iatrogenen Strumen, auch wenn sie groß sind.

Will man sich orientieren, ob man während der Behandlung nicht in den Bereich der Hyperthyreosis factitia gekommen ist, so kann man eine Hormonjodanalyse im Blut vornehmen. Es ist ganz ungewöhnlich, daß man dabei Werte findet, die höher als 8 $\mu g^0/_0$ sind. Nur bei Verabfolgung von Glandulae thyreoideae siccatae sind die PBI-Werte zuverlässig. Bei Verwendung von L-Thyroxin liegen sie etwas zu hoch, bei Verwendung von L-Trijodthyronin liegen sie etwas zu niedrig.

2. Die operative Behandlung der euthyreoten Struma

Auf die operative Behandlung der euthyreoten Struma wird Herr Kollege Fuchsig nachher eingehen. Sie ist das Behandlungsverfahren, das heute am meisten geübt wird. Von seiten des Internisten ergeben sich folgende Indikationen (Tab. 6).

Tabelle 6. *Indikation zur operativen Behandlung der euthyreoten Struma*

1. Strumen der Größe III mit und ohne Komplikationen (Verdrängungs- und Verlagerungs- sowie Stauungserscheinungen, intrathorakaler Anteil).

2. Solitäre Knoten.
   a) Kalte Knoten, besonders im jugendlichen Alter.
   b) Knoten von harter Konsistenz.
   c) Autonome Knoten außerhalb des Reglermechanismus.
   d) Das toxische Adenom (in Konkurrenz zur Radiojodtherapie).

Operation nicht indiziert:
1. Strumen der Größe I (Ersterkrankungen und Rezidive).
2. Strumen bei Jugendlichen.

Ich bin mit Herrn Kollegen F u c h s i g und anderen bekannten Schilddrüsenchirurgen in Übereinstimmung, daß in diesen Fällen nur das erkrankte Gewebe entfernt und Adenome enukleiert werden sollten, eine wesentliche Forderung, um Rezidive zu verhüten.

Ist man bei der Indikationsstellung im Zweifel, so spricht nichts dagegen, für $1/4$ oder $1/2$ Jahr eine Hormonmedikation durchzuführen, weil sie nichts vorwegnimmt und die Möglichkeit der Operation oder der Radiojodbehandlung weiterhin bestehen bleibt.

3. D i e   R a d i o j o d b e h a n d l u n g   d e r   e u t h y r e o t e n   S t r u m a

Während die Radiojodbehandlung der Hyperthyreose bereits seit mehr als 20 Jahren ihren festen Platz in der Therapie hat, hat die Radiojodbehandlung der euthyreoten Struma erst in den letzten 10 Jahren bei speziellen Indikationsstellungen an Boden gewonnen. Es handelt sich um das gleiche Prinzip wie bei der Behandlung der Hyperthyreose: Das Radiojod wird in den Thyreozyten aufgenommen, schädigt hier unter Emission von β-Strahlen das Schilddrüsengewebe, wird in das Hormonjod eingebaut und verläßt die Schilddrüse. In der Peripherie wird das Hormon dejodiert, so daß es als Radiojod von neuem in die Schilddrüse aufgenommen werden kann. Hier entwickelt sich mit der Zeit ein fibrotischer Umbau des Gewebes, so daß im Endeffekt die hyperplastische Drüse schrumpft. Ähnlich wie bei der Behandlung der Hyperthyreose bereitet die Dosierung gewisse Schwierigkeiten, da die Strahlensensibilität des individuellen Gewebes nicht und das Volumen der Struma nur ungenau bekannt sind. Unter Berücksichtigung der maximalen Radiojodaufnahme, mindestens 30 bis 40% der Dosis, kann man die erforderliche Strahlenmenge schätzen. Die Gesamtdosis wird man aber, um eine iatrogene Hypothyreose zu vermeiden, in fraktionierter Weise verabfolgen.

Nach H o r s t und Mitarbeitern (1960) liegt die Gesamtdosis pro Gramm Schilddrüsengewebe im Mittel bei 13.000 rep mit einer Schwankungsbreite von 7 bis 30.000. K e i d e r l i n g (1964) und H o f f m a n (1964) verabfolgten in 1 bis 3 Dosen 5 bis 80 mC.

Seit man größere Erfahrungen mit dieser Therapie gesammelt hat und zur fraktionierten Gabe übergegangen ist, haben sich die Erfolgsberichte zusehends verbessert.

H o r s t und Mitarbeiter (1960) berichteten über
einen Rückgang des Schilddrüsengewichtes von im
Mittel 276 auf 135 g, K e i d e r l i n g (1964) und H o f f-
m a n (1964) um mehr als 20 g und einen Rückgang
des Halsumfanges um mehr als 0·5 cm bei Besserung
der mechanischen Beschwerden in 64 bis 68% der
Fälle.

An unserem Düsseldorfer Krankengut wurden
von K l e i n, H o r s t e r und R e i n w e i n (1967)
166 Patienten dieser Therapie unterzogen. Die Strumen ließen sich folgendermaßen einteilen:

> Diffuse Strumen .... 61 %
> Einknotige Strumen .... 18 %
> Mehrknotige Strumen .... 7 %
> Rezidivstrumen .... 14 %
> 100 %

Diese wurden mit einer durchschnittlichen Dosis
von 13 mC (4 bis 72 mC) in 1 bis 4 Einzelgaben behandelt. Die Ergebnisse waren folgende:

> Erfolgreiche Therapie .... 81 %
> Unverändert .... 13 %
> Verschlechtert .... 6 %

Unter erfolgreicher Therapie ist eine Verminderung der Struma in Umfang und Konsistenz bei
gleichzeitiger subjektiver Beschwerdefreiheit zu verstehen.

Die günstigsten Erfolge sind auch hier wiederum
bei diffusen und kleineren Strumen zu erwarten. Bei
großknotigen Kröpfen mit ausgedehnten Degenera-
tionsbezirken sind die Erfolgsaussichten weniger günstig, vor allen Dingen, wenn es sich um substernale
Anteile handelt. Aber auch in solchen Fällen kann
man eine Verkleinerung des Kropfes erreichen und
sogar Komplikationen wie Trachealverengungen oder
Einflußstauungen beseitigen.

Obgleich es immer auf die Ganzkörperdosis,
speziell auf die an den Gonaden wirksame Dosis, und
nicht die Gesamtzahl der mC und auf das Alter des
Patienten ankommt, haben wir uns vorsichtshalber
dafür entschieden, eine solche Therapie erst nach dem
35. Lebensjahr anzuwenden.

Die Indikation zur Radiojodtherapie ist nach
unseren Erfahrungen folgende:

1. Rezidivstrumen, die auf eine Hormontherapie nicht in genügender Weise reagieren.

2. Strumen der Größe III mit Trachealstenose, Einflußstauung oder Rekurrensparese, wenn es wegen des vorgeschrittenen Alters, wegen kardialer Komplikationen und anderer Begleiterkrankungen nicht möglich ist zu operieren.

3. Warme oder heiße Solitärknoten, die aktives Schilddrüsengewebe enthalten und auf die Radiojodtherapie gewöhnlich sehr gut reagieren.

4. Das sogenannte toxische Adenom, wobei die Radiojodbehandlung in Konkurrenz zur operativen Beseitigung steht und man die Indikationsstellung von den Begleitumständen abhängig macht.

Ist man gezwungen, größere Radiojoddosen zu verabfolgen, so kann es vorübergehend zu einer Anschwellung des Schilddrüsengewebes kommen, was besonders bei intrathorakalem Sitz unerwünscht ist. Diese „Strahlenstrumitis", wie sie genannt wird, beobachteten wir in 22% aller Fälle in den ersten 10 Tagen. Man kann sie durch rechtzeitige Gaben von Prednison verhindern. Außerdem kann man am zehnten Tag nach der letzten Radiojoddosis eine Therapie mit Schilddrüsenhormonen anschließen, wodurch man die Rückbildung dieser Strumen fördert.

Die fraktionierte Verabfolgung der Radiojoddosis hat sich als sehr nützlich erwiesen, einmal, um eine iatrogene Hypothyreose zu vermeiden, zweitens aber auch, um den Reglermechanismus und damit die Thyreotropinproduktion nicht allzu schnell in Gang zu setzen, da auch hier, wenn auch nicht in gleichem Maße wie beim operativen Eingriff, die Gefahr der Ausbildung einer endokrinen Ophthalmopathie oder eines lokalen prätibialen Myxödems besteht. Im Gegensatz zur operativen Ausschaltung sind Rezidive bisher nicht beobachtet worden.

Der Nachteil dieser Therapie besteht darin, daß sich die erwünschte Verkleinerung nur langsam im Laufe von Monaten entwickelt und daß der ganze Prozeß manchmal ein ganzes Jahr in Anspruch nimmt.

Auf das Problem der Rezidivstruma und ihre Prophylaxe wird Herr Kollege F u c h s i g eingehen. Ich will hier nur soviel sagen, daß die Ursache des Strumawachstums, nämlich der Hormonmangel, selbstverständlich auch nach der Operation bestehen bleibt, so daß die Entstehung eines Rezidivs verständlich ist, besonders wenn es bei der Operation zu einer weiteren Verminderung funktionstüchtigen Schilddrüsen-

gewebes kommt und wenn die Operation im jugendlichen Alter vorgenommen wurde. Demgegenüber ist
die Radiojodbehandlung der euthyreoten Struma nicht
mit dem Auftreten von Rezidiven belastet.

Da es bekannt ist, daß die Komplikationen bei
der Operation einer Rezidivstruma wesentlich häufiger als bei einer Erstoperation sind, ziehen wir bei
Vorliegen einer Rezidivstruma stets die Behandlung
mit Schilddrüsenhormonen oder mit Radiojod einer
Zweitoperation vor.

Leider ist die Prophylaxe der Rezidivstruma
noch keineswegs Allgemeingut der Chirurgen. Es ist
sicher, daß die Zufuhr von Jodid in geringen Mengen
von täglich 100 bis 200 μg das Auftreten eines Rezidivs
bei einer sporadischen Struma nicht verhindern kann.
Daraus ergibt sich die Notwendigkeit der hormonalen
Prophylaxe, und zwar mit der gleichen Dosierung
wie bei der Hormonbehandlung einer Erststruma. Ob
die gleichzeitige Gabe von kleinen Jodidmengen notwendig ist, kann man vorläufig noch nicht beurteilen.
Allerdings führt man bei der Rezidivprophylaxe mit
Glandulae thyreoideae siccatae mit diesem Präparat
gleichzeitig organisches und anorganisches Jod außer
den beiden Hormonen zu. Das anorganische Jod ist
im Präparat als solchem enthalten; außerdem enthält
es aber noch beträchtliche Mengen von Monojodtyrosin und Dijodtyrosin, die beide schnell dejodiert
werden, so daß das in ihnen enthaltene Jodid der
Schilddrüse zur Verfügung steht.

Die notwendige Menge Glandulae thyreoideae
siccatae, die zur Prophylaxe notwendig ist, liegt bei
50 bis 100 mg täglich oder bei äquivalenten Dosen
von L-Thyroxin und L-Trijodthyronin.

Ich stimme mit Herrn Kollegen F u c h s i g völlig darin überein, daß es überflüssig ist, zwischen
einem echten und einem Pseudorezidiv zu unterscheiden, wobei man mit dem echten das Rezidiv
im resezierten Teil der Schilddrüse, mit dem Pseudorezidiv das erneute Wachstum im nichttangierten
Lappen meint. Die Pathogenese des Rezidivs ist in
beiden Fällen die gleiche, so daß sich aus der Unterscheidung keinerlei Konsequenzen für die einzuschla-
gende Therapie ergeben.

Bestehen bei Vorliegen einer Rezidivstruma
Zweifel an der euthyreoten Stoffwechsellage, so sind
die bereits erwähnten Laboratoriumsmethoden heranzuziehen. Die Hormonphase der isotopentechnischer
Untersuchung ist zur Klärung dieser Frage ungeeig

28

net. Da das Jodreservoir in dem verbliebenen Stumpf stark verkleinert ist und zudem die Drüse unter der stimulierenden Wirkung des Hypophysenvorderlappens steht, so ergibt sich in den meisten Fällen eine Beschleunigung des intrathyreoidalen Jodumsatzes, gemessen am PB ^{131}J (F e l l i n g e r und Mitarbeiter). Unter 500 euthyreoten Rezidivstrumen, die K l e i n am Krankengut der Düsseldorfer Klinik untersuchte und bei denen im Mittel 3'2 Jahre seit der Operation vergangen waren, fand sich in 70% aller Fälle eine Erhöhung des PB ^{131}J zwischen 0'3 und 4'7% der Dosis/l Serum, im Mittel 0'95%.

Literatur: Bruns, P.: Brun's Beitr. klin. Chir., 12 (1894), S. 847; 13 (1894), S. 303. — Chesney, A. M., Clawson, T. A. und Webster, B.: Bull. Johns Hopkins Hosp., 43 (1928), S. 261. — Gauwerky, F. und Petersen, F.: Über die normale Jodavidität der Schilddrüse, S. 99. 1. Jahrestagung der Gesellschaft für Nuklearmedizin. Schattauer Verlag 1965. — Greer, M. A. und Astwood, E. B.: J. Clin. Endocr., Springfield, 13 (1953), S. 1312. — Halsted, W. S.: Bull. Johns Hopkins Hosp., 1 (1896), S. 372. — Hettche, H. O.: Ätiologie, Pathogenese und Prophylaxe der Struma. München: Bergmann. 1954. — Derselbe: Zschr. Städtehyg., 17 (1966), S. 164. — Hoffman, G.: Verh. Dtsch. Ges. Inn. Med., 70 (1964), S. 862. — Horst, W., Jores, A. und Schneider, C.: Dtsch. med. Wschr., 85 (1960), S. 723 und 733. — Horster, F. A.: Endokrine Ophthalmopathie. Berlin-Heidelberg-New York: Springer. 1967. — Keiderling, W., Emrich, D., Hauswaldt, Ch. und Hoffman, G.: Dtsch. med. Wschr., 89 (1964), S. 453. — Klein, E.: In: Oberdisse, K. und Klein, E.: Die Krankheiten der Schilddrüse. Stuttgart: G. Thieme. 1967. — Levine, H., Remington, R. E. und v. Kolnitz, H.: J. Nutrit., 6 (1933), S. 347. — Murray, G. R.: Brit. Med. J., 2 (1891), S. 796. — Oberdisse, K. und Klein, E.: Die Krankheiten der Schilddrüse, S. 454. Stuttgart: G. Thieme. 1967. — Reinwein, D. und Klein, E.: Acta endocr., K'hvn., 39 (1962), S. 328. — Reinhold, G.: Münch. med. Wschr., 41 (1894), S. 613. — Sauer, H.: Med. Klin., 55 (1960), S. 2105. — Stanbur, J. B., Rigge, H., Perinelli, H., Itoiz, J. und Castillo, E. B.: Endemic goiter. The adaptation of man to sodine deficiency. Cambridge 1954. — Studer, H. und Greer, M. A.: Die Regulation der Schilddrüsenfunktion bei Jodmangel. Bern-Stuttgart: Huber. 1966. — Wolff, J. und Chaikoff, I. L.: J. Biol. Chem., Baltimore, 174 (1948), S. 555.

Anschrift des Verfassers: Prof. Dr. K. O b e r d i s s e, Direktor der II. Medizinischen Universitätsklinik und Poliklinik, Moorenstraße 5, D-4 Düsseldorf.

Aus der Universitäts-Kinderklinik Innsbruck
(Vorstand: Prof. Dr. H. Berger)

Verhütung und Bekämpfung des Kropfleidens

Pädiatrisches Referat

Von **H. Berger**

Ein K r o p f, d. h. eine Vergrößerung der Schilddrüse, entsteht a u c h b e i m K i n d durch Hyperplasie, Hypertrophie, durch Entzündung oder ein
Neoplasma. Das Kind kann dabei euthyreot, hypo-
oder hyperthyreot sein.

Folgende Klassifikation der Kropfursachen soll
als Grundlage dieses Referates dienen:

I. Kropf durch herabgesetzte Produktion des
Schilddrüsenhormons:
1. Jodmangelstruma;
2. angeborene Enzymdefekte;
3. Thyreostatika und strumigene Substanzen;
4. Pubertätsstruma.
II. Thyreotoxischer Kropf.
III. Thyreoiditis (nichteitrige, H a s h i m o t o).
IV. Infektionen und Infiltrationen.
V. Benigne Tumoren, Zysten und Karzinome.

I. K r o p f d u r c h h e r a b g e s e t z t e P r o d u k-
t i o n d e s S c h i l d d r ü s e n h o r m o n s

1. D i e J o d m a n g e l s t r u m a

Der Jodmangel ist auch heute noch die häufigste
Ursache einer Schilddrüsenvergrößerung beim Kind.

Für die Diagnose der Jodmangelstruma ist zu bedenken, daß neben dem Jodmangel auch eine individuell unterschiedliche Empfindlichkeit gegenüber
Jodmangel für die Kropfentstehung maßgebend ist.
Die Schilddrüsenvergrößerung ist wie bei den anderen
Kropfformen der Gruppe I das Ergebnis einer erhöhten TSH-Sekretion der HVL, welche als Kompensationsversuch aufzufassen ist. Die Zunahme der Zell-
masse des Schilddrüsengewebes stellt denn auch tatsächlich einen gelungenen Kompensationsversuch dar,
wobei aber auch bei Jodmangelzuständen der Kompensationsversuch einmal ungenügend werden kann.
Es kommt dann zum Umschlag vom euthyreoten in
einen mehr oder weniger deutlichen hypothyreoten
Zustand, der sich durch einfache Jodzufuhr leicht erneut kompensieren läßt. Während im euthyreoten Zustand das PBJ normal ist, beträgt im Jodmangel
das anorganische Plasmajod gewöhnlich weniger
0˙08 γ/100 ml, die renale Jodausscheidung weniger als
40 μg täglich. Durch TSH läßt sich die Radiojodaufnahme in die Schilddrüse noch steigern.

Das normale Schilddrüsengewicht liegt bei Kindern in den ersten Lebensjahren zwischen 2 und
3 g; es ist in Endemiegebieten durchschnittlich doppelt
so groß (Allen-Goodwin), auch wenn der Palpationsbefund unsicher ist. Diese Zahlen treffen
auch für die Kinder im Endemiegebiet Tirol zu. Anderseits zeigt sich, daß bei vielen Säuglingen und Klein-
kindern in diesem Gebiet eine palpierbar vergrößerte
Schilddrüse mit Gewichten zwischen 7 und 40 g, durchschnittlich etwa 10 g, vorkommt.

Die häufigste Entstehungsursache des Jodmangels ist eine ungenügende Jodaufnahme mit der Nahrung, die unter 70 μg täglich liegt, gegenüber einem
Normalbedarf, der das Doppelte und mehr beträgt.
Der Jodbedarf ist für Kinder, Pubertierende und
Schwangere höher als für Erwachsene. Während eine
intestinale Resorptionsstörung für Jod pathogenetisch
ohne Bedeutung zu sein scheint, kann es gelegentlich
zu einem ins Gewicht fallenden Jodverlust durch die
Nieren kommen (Cassano und Mitarbeiter).

Die Behandlung der Jodmangelstruma kann
mit Jod erfolgen, einer Therapie, die nicht nur logisch, sondern auch gut wirksam ist. Die Dosis ist
individuell verschieden und muß empirisch ermittelt
werden. Immerhin soll eine Tagesdosis von 500 γ,
Nahrungsjod und medikamentös verabreichtes Jod
zusammengenommen, nicht überschritten werden. Am

besten verwendet man eine 10%ige Kaliumjodid-
lösung, von der 3 Tropfen 115 γ Jod enthalten (100 γ
Kaliumjodid = 76 γ Jod). Aber auch mit kleineren
Joddosen von 100 bis 200 γ, die dem normalen Jodbedarf des Gesunden entsprechen, kommt es zur Normalisierung des Jodstoffwechsels im Verlaufe von
mehreren Wochen. Je nach dem Zeitpunkt des Be-
handlungsbeginns nimmt mit der Normalisierung des
Jodstoffwechsels auch die Schilddrüsengröße ab, jedenfalls in den meisten Fällen, vereinzelt bildet sich der
Kropf erst im Verlauf von Monaten zurück. In der
Regel kommt es zu einer Rückkehr zur Normalgröße
der Schilddrüse, in manchen Fällen wird sie allerdings nur kleiner. Insbesondere bilden sich bereits
formierte Knoten kaum mehr zurück.

Bei Obstruktion der Atemwege durch eine große
Jodmangelstruma ist die Jodtherapie wegen der Gefahr einer vorübergehenden Jodakkumulation mit zu-
sätzlicher Vergrößerung der Schilddrüse kontraindiziert, weil sich Atembeschwerden damit noch ver-
stärken können.

Ebenso logisch wie die Jodtherapie der Jodmangelstruma, nur noch günstiger, ist die vorübergehende Behandlung mit Schilddrüsenhormon, eventuell gleichzeitig mit kleinen Jodmengen: 100 mg
Thyreoidea sicca/m² Körperoberfläche täglich, für
ein neugeborenes Kind demnach zirka 20 mg. Der Vorteil der Behandlung der Jodmangelstruma mit Schilddrüsenhormon liegt in der Hemmung der endogenen
TSH-Sekretion, womit man unter Vermeidung der
Gefahr einer Jodkumulierung in der Schilddrüse ra-
scher normale Schilddrüsenfunktionsverhältnisse erreicht.

Die größten Erfolge in der Bekämpfung der Jodmangelstruma hat im letzten halben Jahrhundert wohl
die J o d p r o p h y l a x e gebracht. Zahlreiche Untersuchungen haben gezeigt, daß bei einer täglichen Jodzufuhr von nur 1 γ Jod/kg Körpergewicht über längere Zeit bei den meisten Menschen eine Jodmangelstruma entsteht, nicht aber bei Verwendung der
doppelten Dosis. Die optimale Jodzufuhr liegt jedoch
bei 2˙5 bis 3 γ J/kg Körpergewicht und Tag. Die 1963
erfolgte, nunmehr obligatorische Einführung der Jodierung des Handelskochsalzes läßt hoffen, daß damit
auch in den Endemiegebieten Österreichs die Jodmangelstruma weitgehend zurückgedrängt werden
wird. So dringend notwendig dieses Gesetz war und
so froh man über die Einführung sein muß, so kann

4

man doch bedauern, daß lediglich eine Jodierung mit 10 mg des stabileren Kaliumjodids pro kg Kochsalz empfohlen wurde. Auf diese Weise erhält ein Erwachsener bei einem durchschnittlichen Kochsalzkonsum von 10 g/Tag nur 75 γ Jod, also zirka 1γ/kg Körpergewicht und Tag. Mit dieser Dosis allein könnte eine Jodmangelstruma nicht verhindert werden und nur der zusätzliche Jodgehalt der täglichen Nahrung wird den Jodbedarf gerade decken. Für Kinder, für die Jugendlichen in der Pubertät und für Schwangere bzw. Stillende (werden doch 20% der täglichen Jodaufnahme noch in die Milch sezerniert) liegen aber die Verhältnisse wesentlich ungünstiger, um so mehr, als in den ersten Lebensmonaten die Kochsalzzufuhr mit der Nahrung sehr gering ist. Wir sehen deshalb immer noch viele kleinere Jodmangelstrumen beim Säugling, Ebenso in der Pubertät. Besonders gefährlich kann die kochsalzfreie oder -arme Ernährung Schwangerer mit Nephropathie werden. Der erhöhte Jodbedarf der Schwangeren ist dann auf keinen Fall gedeckt, was reaktiv zu schwerer, lebensgefährlicher Jodmangelstruma beim Fetus und Neugeborenen führen kann.

2. A n g e b o r e n e   E n z y m d e f e k t e   (D y s - h o r m o n g e n e s e)

Die angeborenen, familiär vorkommenden Thyroxinsynthesedefekte haben viel zur Aufklärung der Physiologie der Syntheseschritte bei der Produktion des Schilddrüsenhormones beigetragen. Wir unterscheiden 5 verschiedene Synthesedefekte:

a) Jodidspeicher(abfang)-Defekt mit verminderter Radiojodaufnahme, negativem Perchlorattest und hohem anorganischem J im Plasma.

b) Den Jodeinbaudefekt mit mangelhafter organischer Jodbindungsfähigkeit (Perosydasemangel) mit gesteigerter Radiojodaufnahme und raschem Abfall wie bei der Thyreotoxikose und positivem Perchlorattest. Hierher gehören auch die Fälle mit Pendred-Syndrom, die neben dieser Form der Dyshormonogenese auch noch an Taubheit leiden.

c) Der Jodtyrosinkoppelungsdefekt, wobei infolge eines Enzym- oder Strukturdefektes die Koppelung von MJT und DJT zu Thyroninverbindungen nicht gelingt. Hoher Radiojodtest. Leicht positiver Perchlorattest, Auftreten von MJT und DJT im Blut und Harn, niedriges PBJ.

d) Der Dehalogenasedefekt mit mangelhafter Jodtyrosindejodisation, ein Defekt, der im ganzen Organismus angetroffen wird, weshalb es durch Jodverlust zu einem Jodmangel kommt. Radiojodaufnahme gesteigert, MJT und DJT wegen ungenügender Dejodisation vermehrt im Blut und Harn.

e) Proteasedefekt, daher ungenügender Abbau des Thyreoglobulinmoleküls. Radiojodtest gesteigert, hohes PBJ, niedriges BEJ, da abnorme, nicht mit Butanol extrahierbare Tyrosin-Thyroninpeptid-Komplexe entstehen, die sich im Harn nachweisen lassen.

Allen diesen Fällen ist gemeinsam, daß sie an einem verschieden schweren Grad an Hypothyreose leiden, meist mit geistiger Retardierung und Kropfbildung. Die Schilddrüsenvergrößerung entsteht allmählich in der frühen Kindheit und muß nicht sehr auffällig sein. Diese Fälle wurden früher durchwegs als Jodmangelstrumen oder eben als sporadischer Kropf mit Hypothyreose diagnostiziert. Mit der Jod-Kochsalz-Prophylaxe werden in den Endemiegebieten die Jodmangelstrumen immer mehr ausbleiben, und unter den Kindern, die trotzdem einen Kropf bekommen, werden wir neben einzelnen Jodmangelstrumen vermehrt Strumenträger mit Dyshormonogenese finden. Eine S t r u m a m i t H y p o t h y r e o s e spricht sehr oft für das Vorliegen einer solchen Störung. Die Therapie ist bei allen 5 Formen dieselbe: die Verabreichung von Thyreoidea sicca bzw. Thyroxin (0'13 bis 0'18 mg/m² Körperoberfläche) oder Trijodthyronin (0'025 bis 0'030 mg/m² Körperoberfläche).

3. T h y r e o s t a t i k a u n d s t r u m i g e n e S u b s t a n z e n

Die Fortschritte in unseren Erkenntnissen über die Schilddrüsenphysiologie und Pathophysiologie haben uns auch neue Einblicke in verschiedene andere Ursachen der Kropfentstehung verschafft. Neben dem Jodmangel und den angeborenen Thyroxinsynthesedefekten haben wir, wenn auch relativ selten, mit weiteren strumigenen Ursachen zu rechnen. Alle strumigenen Substanzen wirken auf die Thyroxinsynthese, so daß wir eine ähnliche Situation vor uns haben wie bei den angeborenen Enzymdefekten, nur daß wir es hier mit e r w o r b e n e n S y n t h e s e h e m m u n g e n zu tun haben. Die Folge dieser Synthesestörung ist auch in diesen Fällen ein verminderte Abgabe von T_3 und T_4 an das Blut, was wiederum zu einer

Erhöhung der STH-Sekretion in der Hypophyse und
damit zu einer Schilddrüsenvergrößerung führt. Ist
die Störung der Hormonsynthese massiv, sind auch die
klinischen Zeichen der Hypothyreose deutlich.

Man unterscheidet je nach dem Angriffspunkt
3 Typen von strumigen wirkenden Substanzen:

a) Den P e r c h l o r a t t y p, d. h. der Angriffs-
punkt aller zu diesem Typus zählenden Stoffe ist der
Jodidabfangmechanismus der Schilddrüse, der durch
diese Stoffe gehemmt wird und die Steigerung der
Ausscheidung von anorganischem Jod aus der Schild-
drüse. Hierher gehören das Perchlorat selbst, aber auch
Chlorate und Hypochlorid, Fluorborat, Mono- und
Difluorosulfonat, Nitrate und Thiocyanat. Außerdem
Stoffe in verschiedenen Kohlarten und in den Erd-
nüssen.

b) Den T h i o u r a c i l t y p, d. h. Stoffe, die durch
Hemmung der Jodoxydation (Peroxydasehemmung)
eine Bindung von Jod an die Tyrosinradikale des
Thyreoglobulins verhindern. Hierher gehören die
Thyreostatika vom Typ des Thioharnstoffes, wie
Methylthiouracil, Propylthiouracil und Imidazole, wie
Carbimazol, Methiomazol, dann die Medikamente
Phenylbutazolidin, PAS und PAB (p-Aminobenzoe-
säure) sowie das in manchen weißen Rübensorten,
Kohlblättern und Unkraut enthaltene Progoitrin bzw.
Isothiocyanat, das bei Verfütterung an Kühe auch
in die Milch übergehen kann. Von den Nahrungs-
mitteln ist außerdem die Sojabohne zu erwähnen,
die gelegentlich ebenfalls strumigen wirkt.

Der Pädiater muß besonders die Möglichkeit von
oft großen Strumen bei Neugeborenen von Müttern
erwähnen, die in der Schwangerschaft mit Thyreostaticis behandelt wurden.

c) J o d. Der durch Verabreichung großer Mengen von Jod verursachte Jodkropf zeigt die gleiche
histologische Veränderung mit extremer Hyperplasie
wie die Jodmangelstruma. In der Pädiatrie ist diese
Tatsache bedeutungsvoll bei der Behandlung oder
Prophylaxe der Jodmangelstruma, besonders bei Säuglingen. Eine Jodstruma kann auch bei Neugeborenen
auftreten, deren Mütter in der Schwangerschaft große
Jodmengen, oft in Form jodhaltiger Medikamente,
z. B. jodhaltige Asthmamittel, erhalten. Nach chronischer Verabreichung jodhaltiger Medikamente besteht
grundsätzlich die Gefahr der Jodkropfentstehung
auch bei älteren Kindern.

In anderen Fällen kann durch große Jodmengen eine Jodthyreoiditis (E d m u n d s) oder Thyreotoxikose auftreten. Weder bei der Jodstruma mit Hypothyreose noch beim Jodbasedow ist jedoch der pathogenetische Mechanismus genau geklärt. Man nimmt an, daß bei dazu disponierenden Menschen eine schwere, durch das Jod verursachte Störung des biochemischen Gleichgewichtes der Thyroxinsynthese zustande kommt, einmal mit einer Entgleisung nach der Minder- das andere Mal nach der Mehrproduktion. In allen diesen Fällen ist die Kenntnis der Existenz solcher strumigener Substanzen und ihre Vermeidung wichtig. Dort, wo Medikamente wie Phenylbutazolidin, PAS oder dgl. zum Kropf mit Hypothyreodismus führen, muß eventuell vorübergehend eine gleichzeitige Therapie mit Schilddrüsenhormon erfolgen.

4. Pubertätsstruma

Die Vergrößerung der Schilddrüse zu Beginn der geschlechtlichen Reife ist häufig zu beobachten. Die Ursachen sind aber verschieden:

In Endemiegebieten wird ein latenter Jodmangel zur Zeit der Pubertät, infolge des erhöhten Jodbedarfes in diesem Lebensabschnitt, gelegentlich manifest. Eine ausreichende Jodzufuhr in Dosen um 200γ täglich ist notwendig. Interessanterweise manifestiert sich dieser Jodmangel bei Mädchen zirka 5mal häufiger als bei Knaben. Möglicherweise ist dafür der erhöhte Jodbedarf der Ovarien verantwortlich.

Eine weitere Ursache, die ebenfalls bei Mädchen wesentlich häufiger zu beobachten ist, ist eine vermehrte TSH-Stimulierung der Schilddrüse, möglicherweise gekoppelt mit dem Ingangkommen der Gonadotropinsekretion, die nun einsetzt und noch labil ist. Daneben besteht aber auch eine direkte Abhängigkeit der Tätigkeit der Ovarien von der Schilddrüsenfunktion.

Schließlich beobachtet der Pädiater Immunthyreoiditisfälle am ehesten noch in diesem Lebensabschnitt, wiederum fast ausschließlich bei Mädchen.

II. Der thyreotoxische Kropf

Der Hyperthyreoidismus ist im Kindesalter nicht häufig. Wenn wir ihn beobachten, dann naturgemäß meist in Form der primären Hyperthyreose, des diffusen toxischen Kropfes. Ein toxischer Knoten-

kropf und das toxische Adenom sind selten. Die
primäre Hyperthyreose können wir in jedem Zeitpunkt des Kindesalters, am ehesten aber noch mit
Beginn der Pubertät, auftreten sehen.

Einen raren Sonderfall stellt die angeborene
Hyperthyreose dar. Dabei handelt es sich um Neugeborene von Müttern mit einer aktiven oder ruhen-
den diffusen toxischen Struma. Diese angeborene
Hyperthyreose kontrolliert sich selbst, d. h. auch ohne
Therapie wird die Schilddrüsenaktivität des Kindes in
wenigen Monaten wieder normal. Es wird angenommen, daß die Überfunktion der kindlichen Schilddrüse durch einen diaplazentaren Übertritt von
mütterlichem TSH ausgelöst wird.

Die T h e r a p i e der diffusen toxischen Struma
im Kindesalter erfolgt mit Thyreostaticis, vor allem
Thioharnstoffpräparaten in individueller Dosierung,
mit einer Dosis von 10 bis 20 mg/Tag (Methyl- bzw.
Prophyithiouracil) beginnend bis zur Besserung der
Pulsfrequenz, Wiedereinsetzen des Gewichtsanstieges
und Normalisierung der Serumwerte für PBJ oder
BEJ. Erst bei eindeutigem Versagen dieser Therapie,
etwa nach einem Jahr, kann die Frage einer Operation, d. h. einer subtotalen Thyreoidektomie, diskutiert
werden. Die Operation ist in der Regel allerdings
nicht notwendig. Man darf auch nicht vergessen, daß
gerade beim Kind Spontanremissionen nicht selten
sind. Eine Verwendung von Radiojod zur Therapie
des Hyperthyreoidismus ist im Kindesalter kontraindiziert, da die karzinogene und leukämogene Wirkung dieser Therapie nicht ausgeschlossen werden
kann.

III. Nichteitrige Thyreoiditis, Hashimoto-Struma

Wegen der Seltenheit einer Struma dieser Gruppe
im Kindesalter sind die Erfahrungen der Pädiater auf
diesem Gebiet gering. Eine Virusthyreoiditis kann
äußerst selten einmal als Komplikation im Verlauf
einer Mumpserkrankung oder einer anderen Virus-
affektion beobachtet werden, gewöhnlich mit einer
mäßigen, passageren Hyperthyreose einhergehend.

Die mit Hypothyreose einhergehenden Strumae
lymphomatosae vom Hashimoto-Typ mit dem Nachweis von zirkulierenden Schilddrüsenautoantikörpern
sieht man gelegentlich einmal in der Pubertät bei
Mädchen. Erwähnen möchte ich nur, daß bei Müttern
von Neugeborenen mit Athyreose überdurchschnitt-

lich häufig zirkulierende Schilddrüsenantikörper gefunden wurden. Man vermutet einen pathogenetischen
Zusammenhang mit der Rarefikation von Schilddrüsengewebe beim Fetus. Auch beim Neugeborenen,
bis zu 4 Monaten post partum, wurden diese Antikörper gefunden.

IV. Infektionen und Infiltrationen und

V. Benigne Tumoren, Zysten und Karzinome

sind im Kindesalter ebenfalls sehr selten und bieten
keine spezifischen pädiatrischen Gesichtspunkte.

Zusammenfassung: Für den Pädiater besteht in der Verhütung und Bekämpfung des Kropfleidens beim Kind als Hauptaufgabe sein Mitwirken
bei der Bekämpfung der endemischen Jodmangelstruma und in der frühzeitigen Erkennung sporadischer Fälle von Hypothyreoidismus infolge ange-
borener Thyroxinsynthesedefekte. Demgegenüber sind
die Probleme der Kropfbildung durch diverse strumigene Substanzen, Medikamente und Nahrungs-
mittel, der Hyperthyreose und anderer Ursachen sehr
viel seltener, so daß sie von einem quantitativen Aspekt her gesehen untergeordnet erscheinen. Alle diese
Möglichkeiten müssen dem Pädiater aus differential-
diagnostischen Gründen aber ebenfalls geläufig sein,
soll seine Therapie gezielt und adäquat sein. Einer
besonderen Aufmerksamkeit bedarf die Neugeborenenstruma wegen der Trachealkompression. In
manchen dieser Fälle muß notfallmäßig tracheoto-
miert oder partiell thyreoidektomiert werden.

Anschrift des Verfassers: Prof. Dr. H. Berger, Universitäts-
Kinderklinik, Allgemeines Krankenhaus, Anichstraße 35, A-6020 Innsbruck.

Struma

Chirurgisches Referat*

Kurzreferat

Von P. Fuchsig

Der Vortragende stützt sich auf mehr als 7000 operierte und weitere 1000 nicht operierte Strumen, darunter nahezu 400 Fälle maligner Kröpfe, aus den Jahren 1957 bis 1966.

Einleitend wird betont, daß es sich bei Schilddrüsenerkrankungen nicht um spezielle internistische oder chirurgische Fragen, sondern um ein ärztliches Problem handelt, welches engste Zusammenarbeit erfordert, wie sie beispielsweise in einer gemeinsamen Schilddrüsenambulanz der II. Medizinischen und der I. Chirurgischen Klinik in Wien verwirklicht ist.

Das Hauptproblem der euthyreoten, endemischen Struma ist in der Prophylaxe an sich durch die seit einigen Jahren endlich auch in Österreich durchgesetzte obligate Jodbeimengung zum Speisesalz gelegen.

Ebenso kann das Rezidiv nach Resektion einer euthyreoten, endemischen Struma nur durch ständige Medikation von 150 γ Jod pro Tag verhindert werden. Im übrigen ist, wie der Vortragende zusammen mit F. Kummer schon vor Jahren nachweisen konnte,

---

* Erschienen in der Zeitschrift „Der Chirurg" 4 (1968), S. 158. Interessenten stehen Separata zur Verfügung.

das Rezidiv vor allem vom Alter abhängig, in dem die endemische, euthyreote Struma erstmals operiert worden ist. Jugendliche bekommen ohne Rezidivprophylaxe in etwa der Hälfte aller Fälle ein Rezidiv. Versuche, auf chirurgischem Wege, etwa durch Ligatur aller 4 Schilddrüsenarterien oder Belassung sehr kleiner Reste, dem Rezidiv beizukommen, gehen an der Tatsache des Reglerkreises: [Hypophyse (thyreotropes Hormon) — Thyroxinsynthese in der Schilddrüse (auf exogenes Jod angewiesen) — Thyroxinbedarf des Organismus] vorbei. Besondere Bedeutung hat die Rezidivprophylaxe während der Schwangerschaft, in welcher Zeit eine tägliche Jodaufnahme von etwa 300 γ gewährleistet sein muß.

Bei jugendlichen Patienten ist strengste chirurgische Indikation zu fordern. Adoleszentenstrumen können, wie an Bildern und Röntgenaufnahmen demonstriert wird, mit bestem Erfolg und auch mit Restitution von Trachealeinengungen konservativ mit Jod bzw. mit Thyroxin (etwa 500 γ Jod täglich) bei laufender Kontrolle behandelt werden. Eine Voraussetzung hierfür ist allerdings, daß es sich noch um parenchymatöse Strumen handelt und daß es noch nicht zur Ausbildung von Adenomen gekommen ist.

Bei Erwachsenen sollte die Indikation zur Strumaresektion nicht allein auf eine geringfügige Einengung der Trachea aufgebaut werden. Nach Untersuchungen des Vortragenden und seiner Mitarbeiter werden Trachealeinengungen erst dann funktionell wirksam, wenn das Lumen der Trachea im queren Durchmesser auf ein Drittel der ursprünglichen Weite eingeengt ist. Auch läßt die Restitution des Tracheallumens nach Strumaresektion namentlich bei älteren Individuen infolge zunehmender Starre der Trachea häufig zu wünschen übrig.

Demgegenüber ist die Tracheomalazie, also der völlige Elastizitätsverlust der Trachea, viel seltener, als er röntgenologisch vermutet wird.

Dessenungeachtet ist die Resektion endemischer Knotenstrumen im Hinblick auf Stauung im System der Cava superior, auf gröbere Trachealkompressionen und Verlagerungen sowie im Hinblick auf die maligne Degeneration nach wie vor zu stellen. Eine eindeutige Operationsindikation besteht bei „isolierten" Schilddrüsenknoten, von denen die meisten nicht speichernde, regressiv veränderte Adenome sind, die als Solitäradenome eine größere Neigung zur malignen Degeneration haben als multiple Knoten.

Bei unklaren Herzbeschwerden, beispielsweise paroxysmaler Tachykardie, ist vor Einleitung einer internen Behandlung immer an das Vorliegen eines „heißen" Adenoms zu denken. Sie produzieren unabhängig vom thyreotropen Hormon der Hypophyse Thyroxin. Ihre „Enukleation" unter Schonung des normalen übrigen Parenchyms der Schilddrüse und ihrer Gefäßversorgung führte in eigenen mehr als 100 Fällen zu völliger Beschwerdefreiheit.

Die operative Technik setzt heute für jede Strumaoperation die Narkose bei trachealer Intubation voraus. Damit ist sowohl der freie Luftweg garantiert als auch, wie K e m i n g e r und M a a g e r klinisch und experimentell gezeigt haben, die Gefahr der Luftembolie gebannt.

Seit ausschließlicher Anwendung der Intubationsnarkose bei der Strumaresektion konnte überdies die Frequenz von Rekurrensparesen bei Erstoperationen von früher 3˙2 auf 1˙8% gesenkt werden.

Ein wichtiges Detail der chirurgischen Technik ist die sorgfältige Schonung der zarten, bindegewebigen, gefäßführenden Hülle der Trachea, der sogenannten Tunica adventitia. Wie der Vortragende zeigen konnte, führt deren Schädigung zu hochgradigen narbigen und irreparablen postoperativen Trachealstenosen. Bleibt diese bindegewebige Hülle erhalten, so kommen, wie Nachuntersuchungen von B e r - g e r, K e m i n g e r und P o k i e s e r gezeigt haben, diese folgenschweren Trachealstenosen nicht vor.

Auch hinsichtlich der Operationstechnik bei Rezidivstrumen hat der Vortragende zusammen mit K e - m i n g e r eigene Wege beschritten. Es gelang, die früher übereinstimmend verzeichnete Frequenz von 20% Rekurrensparesen bei der Operation von Rezidivstrumen auf nunmehr 4% herabzusetzen. Diesem Umstand kommt deswegen besondere Bedeutung zu, weil eine einseitige Rekurrensparese, abgesehen von einer etwaigen Beeinträchtigung der Stimme, ein bedeutend größeres Atemhindernis, namentlich bei körperlicher Anstrengung, also erhöhtem Atemvolumen, darstellt, als man früher angenommen hatte.

Was die Hyperthyreose anlangt, so ist dringend vor spezifischer Behandlung mit antithyreoidalen Substanzen zu warnen, ehe die Diagnose gesichert ist. Schon anamnestisch schließen kalte Füße und Obstipation das Vorliegen einer Hyperthyreose weitgehend aus. Die Bestimmung des Grundumsatzes ist zuverlässig nur, wenn sie stationär und mit Nembutal-

4

narkose durchgeführt wird. Bedauerlicherweise werden viele Fälle von vermeintlicher Hyperthyreose, in Wirklichkeit Fälle von vegetativer Dystonie, mit antithyreoidalen Substanzen behandelt, mit dem Effekt, daß diese Patienten, meistens Patientinnen, infolge Hemmung der Thyroxinsynthese durch das Thyreostatikum und deswegen vermebrter Ausschüttung von thyreotropem eine dann „iatrogene" Struma bekommen.

Anschrift des Verfassers: Prof. Dr. P. F u c h s i g, Vorstand der I. Chirurgischen Universitätsklinik, Alser Straße 4, A-1090 Wien.

Aus der Chirurgischen Universitätsklinik Innsbruck
(Vorstand: Prof. Dr. P. H u b e r)

Isotopendiagnostik und Isotopentherapie von Schilddrüsenerkrankungen

Von **G. Riccabona**

Mit 12 Abbildungen

Seitdem H e r t z und Mitarbeiter 1938 erstmals radioaktive Jodisotope zum Studium des Schilddrüsenstoffwechsels verwendeten, sind fast 30 Jahre vergangen. Seither sind Untersuchungsmethoden mit Jodisotopen zu Standardverfahren in der Diagnostik von Schilddrüsenerkrankungen geworden. Auch die Radiojodtherapie, die sich aus der Radiojoddiagnostik ableitet und erstmals 1941 von H a m i l t o n und L a w r e n c e angewandt wurde, hat sich zu einer therapeutischen Routinemethode entwickelt. Es sollen daher Grundlagen, Methodik und Ergebnisse dieser Verfahren kurz besprochen werden, um den praktizierenden Arzt über ihre Möglichkeiten und Grenzen zu unterrichten.

Die Radiojoddiagnostik

Physikalische und physiologische Grundlagen

Ziel der Radiojoddiagnostik ist es, einen Überblick über die Dynamik des Jodstoffwechsels der Schilddrüse zu gewinnen. Diese steht nämlich in Beziehung zur Funktion des Organes. Außerdem kann man durch eine Modifikation der Meßmethode die Schilddrüse als Ganzes bildhaft darstellen und in Form eines Szintigramms (C a s s e n, 1950) Aufschlüsse über die Funktion einzelner Schilddrüsenabschnitte erhalten. Zur Verfolgung des Jodstoffwechsels bedient man sich der Jodisotope ^{131}J und ^{125}J (F e l l i n g e r und Mitarbeiter, 1962; R i c c a - b o n a, 1965) sowie ^{132}J (H a l m a n und P o c h i n, 1958). Die γ-Strahlung dieser Isotope kann von außen gemessen werden, außerdem kann man sie im Plasma nachweisen. Bei der hohen Empfindlichkeit moderner Strahlungsmeßgeräte können die zur Diagnostik verabreichten Isotopendosen so nieder gehalten werden, daß die Strahlenbelastung durch die Untersuchung praktisch zu vernachlässigen ist. Die γ-Strahlung der genannten Isotope ermöglicht ihre diagnostische Verwendung, die β-Strahlung von ^{131}J ist für den therapeutischen Effekt dieses Isotops verantwortlich. Der thyreoidale Jodstoffwechsel, den man nun in der Diagnostik durch Verwendung von Radiojod verfolgen will, ist ein sehr komplexes Geschehen. Es bestehen dabei viele endogene und exogene Störungsmöglichkeiten (R i c c a b o n a und B r a u n s t e i n e r, 1967). Besonders bedeutsam ist seine Steuerung durch das Hypophysen-Zwischenhirn-System. Jede Verminderung der Schilddrüsenleistung bewirkt über die Hypophyse eine Anregung der Schilddrüsentätigkeit, was zur Normalisierung der Schilddrüsenfunktion führen soll, aber auch ein Kropfwachstum bewirken kann. Verfolgt man die Radiojodspeicherung in der Schilddrüse, so steigt sie beim Gesunden rasch nach der Radiojodgabe an, erreicht nach 6 bis 48 Stunden ein Maximum (H o r s t, 1959) und fällt dann allmählich wieder ab. Bei allen Formen gesteigerter Schilddrüsentätigkeit besteht eine verstärkte Radiojodaufnahme in der Schilddrüse, bei der Hypothyreose ist die Radiojodspeicherung im allgemeinen abnorm gering (Abb. 1). Der Erfassung dieser Vorgänge dienen die verschiedenen Jodspeichertests (B a n s i, 1961) und die Messungen der thyreoidalen Jodidclearance (M y a n t und Mitarbeiter, 1949). Durch diese Methoden läßt sich jedoch nicht zwischen verschiedenen Zuständen gesteigerter thyreoidaler Epithelaktivität unterscheiden. Sowohl ein hyperplastischer euthyreoter Jodmangelkropf als auch eine Hyperthyreose zeigen eine erhöhte Radiojodspeicherung. Man muß daher die Speichermessungen durch die Erfassung der Konzentration von proteingebundenem Radiojod im Plasma ergänzen. Beim hektischen

Jodstoffwechsel von Thyreotoxikosen wird das in der Schilddrüse gespeicherte Radiojod sehr rasch in Hormonform ins Blut sezerniert. Bereits 24 und 48 Stunden nach der Radiojodgabe zeigen daher Hyperthyreosen einen abnorm hohen Gehalt von proteingebundenem Radiojod im Plasma (C l a r k und Mitarbeiter, 1949; F e l l i n g e r und Mitarbeiter, 1953)

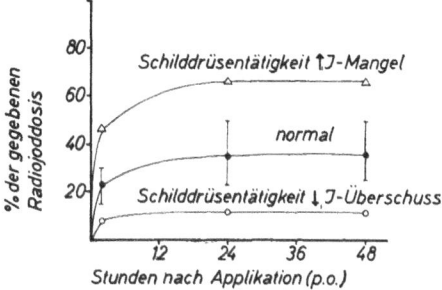

Abb. 1. Typische Radiojod-Speicherkurven bei normalen Schilddrüsen und verschiedenen Schilddrüsenerkrankungen. Der Streubereich der Normwerte ist eingezeichnet

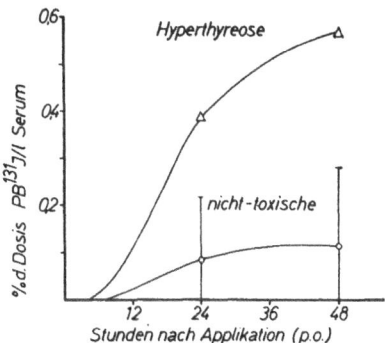

Abb. 2. Proteingebundenes ¹³¹J im Plasma: deutliche Steigerung der proteingebundenen Plasmaaktivität bei Hyperthyreosen als Folge der extremen Jodumsatzbeschleunigung. Die Streubereiche der Norm sind eingezeichnet

(Abb. 2). Schließlich kann man durch Kombination von Jodspeichertests und Belastungsproben, die die hypophysäre Steuerung der Schilddrüsentätigkeit prüfen, weitere differential-diagnostische Erkenntnisse gewinnen. Durch Gaben von Trijodthyronin in bedarfsdeckenden Dosen kann man die hypophysäre Schild-

4

drüsenstimulierung normalerweise unterdrücken. Dieser „Hemmtest" (W e r n e r, 1955) ermöglicht daher eine sichere Abgrenzung von Hyperthyreosen in zweifelhaften Fällen. Durch parenterale TSH-Applikation kann zwischen primären und sekundären Hypothyreosen unterschieden werden (Q u e r i d o und S t a n b u r y, 1950). Bei einem exogenen Jodüberschuß nach Applikation jodhältiger Medikamente oder jodhältiger Röntgenkontrastmittel muß eine derartige

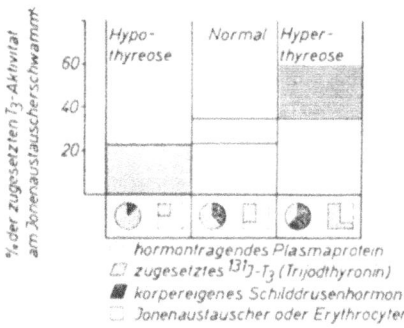

Abb. 3. Schematische Darstellung der Grundlagen und Ergebnisse eines modifizierten T₃-Testes. Unten im Bild ist schematisch die Verteilung von körpereigenem Schilddrüsenhormon und in vitro zugesetztem markiertem Hormon an den Plasmaproteinen und an Adsorbentien dargestellt, wobei die Situation bei verschiedenen Schilddrüsenfunktionszuständen wiedergegeben ist. Darüber die dementsprechenden zahlenmäßigen Werte der T₃-Befunde bei Euthyreoten und verschiedenen Schilddrüsenerkrankungen

Radiojoddiagnostik natürlich versagen. Es gibt jedoch noch eine Möglichkeit, mit Radiojod Aufschluß über die Schilddrüsenfunktion eines Individuums zu bekommen, ohne dem Patienten selbst Radiojod zu geben. Man kann im Serum eines Patienten die Sättigung der hormontragenden Eiweißkörper semiquantitativ mit ¹³¹J-Trijodthyronin messen (H a m o l s k y und Mitarbeiter, 1959). Da für Trijodthyronin das Symbol „T₃" üblich ist, wird dieses Untersuchungsverfahren als T₃-Test bezeichnet. Je mehr Schilddrüsenhormon im Blut zirkuliert, desto gesättigter sind die hormontragenden Eiweißkörper im Plasma. Je höher die Sättigung dieser Proteine ist, desto mehr vom in vitro zugesetzten markierten Hormon bleibt ungebunden. Der ungebundene Anteil von markiertem Hormon kann an Ionenaustauschern oder Erythrocyten adsorbiert und dort gemessen werden (Abb. 3).

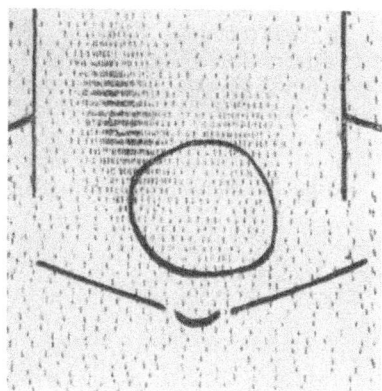

Abb. 4. Beispiel für die szintigraphische Darstellung eines großen kalten Isthmusadenoms. Im Bereich des tastbaren Knotens keine Aktivität. Es handelte sich um eine Zyste

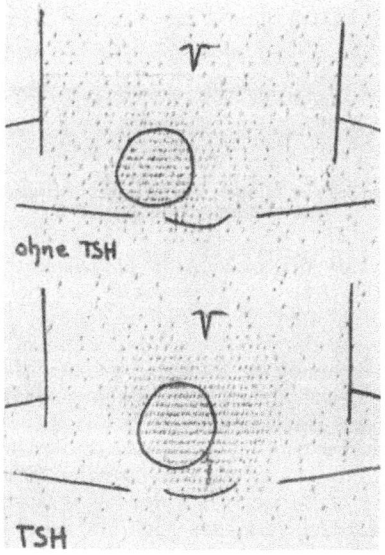

Abb. 5. Szintigraphische Darstellung eines „heißen Knotens" (oben). Daß es sich um ein toxisches Adenom handelte, konnte durch eine TSH-Belastung (unten) bewiesen werden. Nach TSH-Gabe kommt in der Umgebung des Knotens die an sich hypophysär ruhiggestellte Schilddrüse szintigraphisch zur Darstellung

6

Bei der szintigraphischen Darstellung der Schilddrüse speichern funktionslose Knoten — wie z. B. Zysten, entzündliche Infiltrate und Malignome — kaum Radiojod und werden als kalte Knoten bezeichnet (Abb. 4). Toxische Adenome reißen das ganze Radiojod an sich, die hypophysär ruhiggestellte Restschilddrüse kommt szintigraphisch primär nicht zur Darstellung (Abb. 5). Schilddrüsendystopien lassen

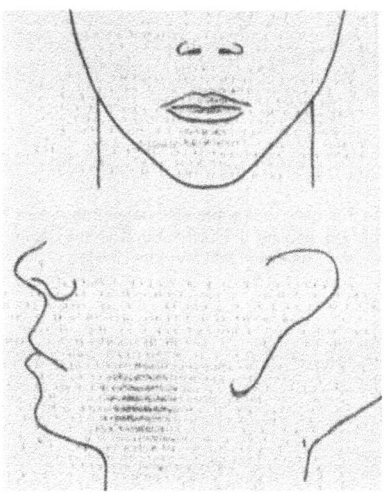

Abb. 6. Szintigraphischer Nachweis einer Zungengrundstruma in a. p. (oben) und seitlicher (unten) Projektion

sich ebensogut erfassen (Abb. 6) wie retrotracheale Kropfanteile (Abb. 7). Metastasen von Schilddrüsenkarzinomen können Radiojod speichern, so daß sie szintigraphisch dargestellt werden können. Manchmal ist dieses Phänomen bereits primär nachweisbar (Abb. 8), meist jedoch erst nach operativer oder radiologischer Elimination der gesunden Schilddrüse (Abb. 9). In den zuletzt genannten Fällen beginnt die Radiojodtherapie von metastasierenden Schilddrüsenkarzinomen daher erst in der Athyreose (Horst, 1961). Schließlich ist das Schilddrüsenszintigramm auch zur Beurteilung des Therapieeffektes jeder Kropfbehandlung von großem Wert (Abb. 10).

Ergebnisse

Aus dem bisher Gesagten ergibt sich eine Fülle wichtiger Kriterien für die funktionelle Verwertung

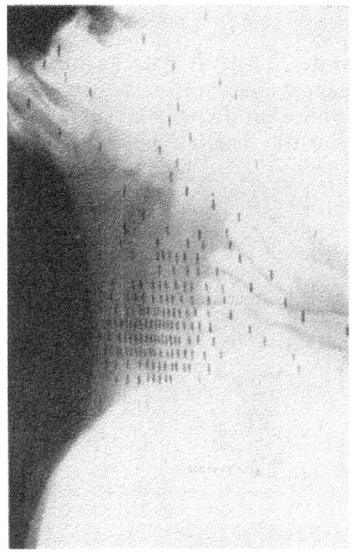

Abb. 7. Szintigramm in seitlicher Projektion, welches mit dem Röntgenbild des Patienten zur Deckung gebracht wurde. Deutliche Darstellung
eines retrotracheal reichenden Kropfes bei einem Kleinkind

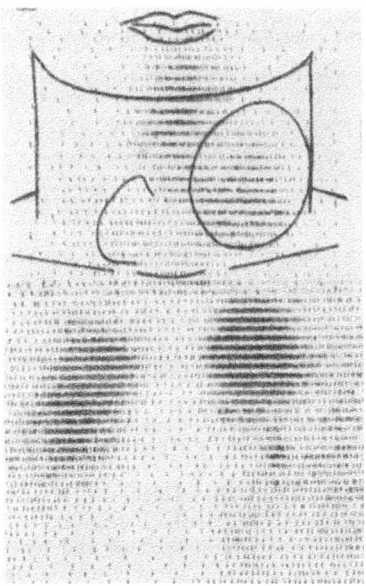

Abb. 8. Szintigramm eines Patienten mit einer metastasierenden malignen Struma. Bereits vor der Resektion des Primärtumors deutliche Speicherung in großen perihilären Metastasen

des Radiojodtests (Tab. 1). Die Ergebnisse der Szintigraphie brauchen nicht weiter besprochen zu werden, sie wurden bereits demonstriert. Die funktionelle Radiojoddiagnostik besitzt einen hohen Grad von

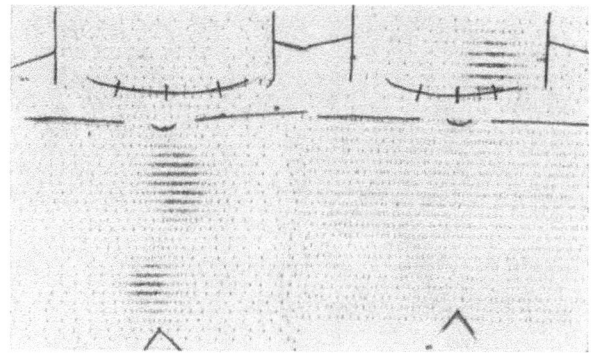

Abb. 9. Szintigramme einer Patientin mit Sternalmetastasen bei Schilddrüsenkarzinom. Rechts Zustand nach Entfernung des Primärtumors im rechten Schilddrüsenlappen bei Belassung des linken Lappens. Die zu diesem Zeitpunkt röntgenologisch bereits nachgewiesenen Metastasen speichern kein Radiojod. Links Zustand nach Elimination des linken Schilddrüsenlappens mit 80 mC ^{131}J. Deutliche Speicherung in den Metastasen im Brustbein. [Nach Riccabona, G. und Benesovky, M.: Internat. Surgery, 45 (1966), S. 88]

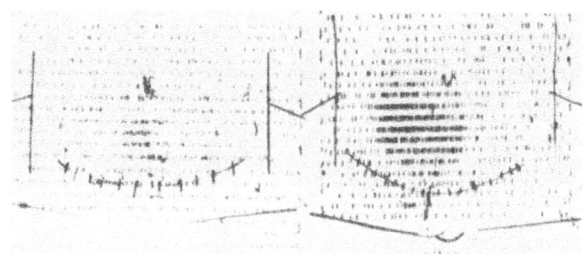

Abb. 10. Rechts Szintigramm einer Patientin mit einem hypothyreoten vierten Kropfrezidiv rechts und Rekurrensparese links. Links Zustand nach „Radiojodresektion" des Rezidivs: nur mehr kleiner speichernder Parenchymrest szintigraphisch dargestellt. Dementsprechend auch palpatorisch deutliche Verkleinerung des Rezidivs

Treffsicherheit (Tab. 2). Unter Einbeziehung des T_3-Tests und des Hemmtests erreicht sie fast 100%. So wie ein exogener Jodüberschuß und jede Form von Schilddrüsentherapie Speichermessungen und Plasmamessungen entwerten, so können Zustände, die mit Veränderungen des Proteinstoffwechsels einhergehen,

Tabelle 1. *Kriterien der funktionellen Radiojoddiagnostik*

	Hypothyreote	Euthyreote	„Jodmangel"	Hyperthyreote
2 Stunden ^{131}J-Speicherung..........	< 15%	15—30%	> 30%	> 30%
24 Stunden ^{131}J-Speicherung	< 20%	20—50%	> 50%	> 50%
48 Stunden ^{131}J-Speicherung	< 25%	25—50%	> 50%	> 50%
48 Stunden Serumaktivität/l	uncharakteristisch	< 0·27%		> 0·27%
T$_3$-Resin-Aktivität	< 25%	25—35%		> 25%

T_3-Befunde beeinflussen. Hier sind neben der Gravidität vor allem diverse Leber- und Nierenerkrankungen sowie Gaben von Steroidhormonen zu nennen. Für eine funktionelle Schilddrüsendiagnose fordern wir daher mindestens 2 kongruente Untersuchungsbefunde.

Tabelle 2. *Ergebnisse der funktionellen Radiojoddiagnostik*
(2 bis 3 Speichermessungen + PB [131] J)

	Euthyreote	Hyper-thyreote	Hypo-thyreote	Gesamt
Richtig...................	91·9%	88·8%	50·8%	87·1%
Falsch „hyperthyreot".......	4·5%	—	32·2%	7·1%
Falsch „hypothyreot"........	1·2%	—	—	1·0%
Falsch „euthyreotisch".......	—	6·2%	16·9%	2·8%
Keine Diagnose (J-Überschuß usw.)...................	2·4%	5·0%	—	2·0%

Die relativ hohe Anzahl falsch „hyperthyreoter" Befunde ist durch Jodmangel-Rezidivstrumen bedingt, welche durch die Reduktion des thyreoidalen Jodpools neben erhöhten Speicherwerten auch eine erhöhte Jodumsatzgeschwindigkeit aufweisen.

Die Indikation

Nach dem bisher Gesagten scheint eine Radiojoduntersuchung der Schilddrüse bei allen Patienten angezeigt, bei denen die Beurteilung der Schilddrüsenfunktion und der Morphologie der Glandula thyreoidea auf Schwierigkeiten stößt. Insbesondere sollte jeder Kropf, bei dem auch nur der geringste Verdacht auf Malignität besteht, durch eine Radiojoduntersuchung abgeklärt werden. Dabei sei noch erwähnt, daß man in letzter Zeit versucht, durch Verwendung von Radiojod und Radioquecksilber Malignome von gutartigen kalten Knoten abzugrenzen (Döring, 1965). Auch sollte heute kein Strumarezidiv ohne vorherige Radiojoduntersuchung operiert werden.

Der Untersuchungsvorgang

Eine Radiojoduntersuchung erfordert keine besondere Vorbereitung. Bei Beginn der Untersuchung sollte der Patient nüchtern sein, die Messungen dauern an sich nicht lange und bedeuten keine Belastung für den Patienten. Das Untersuchungsergebnis ist frühestens 24 Stunden, spätestens 48 Stunden nach Untersuchungsbeginn zu erwarten. Während dieser Zeit wird der Patient 2- bis 3mal gemessen und 1- bis 2mal werden Blutproben entnommen. Bei T_3-Tests genügt es, 10 ccm Blut an das untersuchende Labor zu senden.

Die Isotopentherapie

Bei der Speicherung entsprechender Mengen von [131]J kommt es durch die Strahlenwirkung zu einer Herabminderung der Parenchymfunktion und zu einer Verkleinerung der Organgröße. Man kennt heute 3 Indikationen für eine Radiojodtherapie:
1. Hyperthyreosen (Hamilton und Lawrence, 1942);
2. gutartige Kröpfe ohne Überfunktion, die operiert werden sollten, aber kaum operiert werden können (Horst und Mitarbeiter, 1959);
3. metastasierende und inoperable Schilddrüsenkarzinome, sofern sie Radiojod speichern (Marinelli und Oshry, 1946).

Die Entwicklung einer exakten Dosimetrie (Horst und Kuhlencordt, 1954) und exakte Nachuntersuchungen (Belling und Eichhorn, 1962) haben die Möglichkeiten und Grenzen der Radiojodtherapie klar aufgezeigt.

Die Radiojodtherapie von Hyperthyreosen

Das Behandlungsziel ist die Reduktion der pathologisch übersteigerten Schilddrüsenfunktion auf ein normales Niveau und eventuell die Verkleinerung des Kropfes. Die Indikation ergibt sich
a) bei Patienten mit mäßigen, vorwiegend diffusen Strumen ohne mechanische Beschwerden;
b) gelegentlich bei Patienten mit kleinen toxischen Adenomen ohne mechanische Auswirkungen, da das toxische Adenom selektiv mit Radiojod eliminiert werden kann;
c) bei Patienten mit einem ausgeprägten Exophthalmus;
d) bei Patienten, denen trotz des Vorliegens der erwähnten Kontraindikationen eine Operation nicht zugemutet werden kann;
e) bei männlichen Patienten grundsätzlich erst jenseits des 21. Lebensjahres, bei weiblichen Patienten sogar erst jenseits des 40. Lebensjahres.

Die Zurückhaltung bei der Indikationsstellung zur Radiojodtherapie jüngerer Frauen ist bestimmt von der Furcht, in eine unerkannte Frühgravidität hineinzutherapieren, was eine Schädigung der fötalen Schilddrüse zur Folge hätte. Jugendliche müssen von einer Radiojodtherapie ausgeschlossen bleiben, solange die Diskussion über die Möglichkeit einer Induktion von Strahlenkarzinomen in der Schilddrüse noch nicht gänzlich abgeschlossen ist. Allerdings sind in den 25 Jahren Radiojodtherapie, die man bisher überschauen kann, keine derartigen Komplikationen eingetreten. Da das Behandlungsziel erst Wochen bis Monate nach der Therapie erreicht wird, sind schwerste Thyreotoxikosen kaum für eine primäre Radiojodbehandlung geeignet.

Von 358 nachuntersuchten Hyperthyreosen, die an der Chirurgischen Universitätsklinik Innsbruck mit Radiojod behandelt wurden, konnten 84·6% bereits durch eine einzige Radiojoddosis geheilt werden, in 13·1% der Fälle waren 2 Dosen, in 2·3% der Fälle 3 und mehr Dosen nötig. Radiojodbehandelte Patienten sollten mindestens ein halbes Jahr nach der Therapie in Kontrolle der Therapiestation bleiben (M e a n s und Mitarbeiter, 1963). Tab. 3 zeigt unsere Ergebnisse bei der Radiojodbehandlung von Hyperthyreosen. Die Hypothyreose ist demnach die häufigste Komplikation der Behandlung. Allerdings liegen Literaturberichte vor, wonach es bei Radiojodbehandlung hyperthyreoter Patienten zu thyreotoxischen Krisen gekommen ist (F e l l i n g e r, 1965), wir verfügen jedoch über keine derartige Beobachtung bei insgesamt 425 Therapien.

Tabelle 3. *Ergebnisse der* ^{131}J-*Therapie bei Hyperthyreosen*
(296 nachuntersuchte Patienten, 1961 bis 1966)

Euthyreot post therap.	Rest-hyperthyreose	Hypothyreot post therap.	An anderen Erkrankungen verstorben
81·1%	3·6%	11·4%	4·0%

Die Radiojodtherapie gutartiger Strumen ohne Überfunktion mit mechanischen Auswirkungen

Das Behandlungsziel ist die Verkleinerung der Struma, so daß die Kompressionssymptome verschwinden. An sich gehören derartige Kröpfe operiert

(H u b e r und R i c c a b o n a, 1967). Es gibt jedoch Kropfpatienten dieser Kategorie, denen man auf Grund ihres Alters oder sonstiger Krankheiten eine Operation nicht zumuten möchte. Außerdem gibt es Rezidivstrumen, die infolge ihrer Lokalisation nur mit großem Risiko für die Nervi recurrentes operativ zu sanieren sind. Derartige Strumen können, wenn sie Radiojod speichern, mit ^{131}J so verkleinert werden, daß die mechanisch bedingten Beschwerden abnehmen oder verschwinden. Gelegentlich kann man auch die technisch einfache Resektion eines Kropfknotens mit der „Radiojodresektion" eines nur unter Risiko angehbaren Kropfanteiles kombinieren (H u b e r, 1965). Die Ergebnisse der Radiojodtherapie bei derartigen Patienten sind befriedigend (Tab. 4), doch besteht immerhin ein beachtliches Hypothyreoserisiko.

Tabelle 4. *Ergebnisse der ^{131}J-Therapie bei nicht toxischen, gutartigen Strumen*

(55 nachuntersuchte Patienten, 1961 bis 1966)

Struma kleiner geworden	Trachea signifikant weiter geworden	Hypothyreot post therap.	An anderen Erkrankungen verstorben
91·7%	65·3%	32·7%	5·4%

Die Radiojodtherapie bei metastasierenden und inoperablen Schilddrüsenkarzinomen

Das Behandlungsziel wäre die komplette Zerstörung des Geschwulstgewebes (Abb. 11). Sarkome und Pflasterzellkarzinome scheiden a priori für eine Radiojodtherapie aus. Bei den übrigen Schilddrüsenkarzinomen konnten wir nur in 39·5% der Fälle eine Radiojodspeicherung im Tumor nachweisen (R i c c a b o n a, 1964). Die Erfassung einer Radiojodspeicherung in Metastasen oder in einem inoperablen Primärtumor ergibt eo ipso die Indikation zur Therapie. Als einzige Kontraindikation gilt eine bestehende Schwangerschaft. Die bei der Therapie derartiger Patienten notwendigen großen Radiojoddosen bewirken eine Athyreose, welche durch Trijodthyroningaben substituiert werden muß. Es gelingt kaum, mit einer derartigen Behandlung die Geschwulst ganz zu zerstören. Wiederholte Radiojodgaben in Abständen von mehreren Monaten während des ersten Jahres sollen versuchen, die Geschwulst zu eliminieren. Ist dies nach Ablauf eines Jahres nicht erreicht, so behält man den Patienten unter Kontrolle und behandelt nur mehr dann, wenn das Leiden wieder progredient wird und der Tumor nach wie vor ^{131}J speichert.

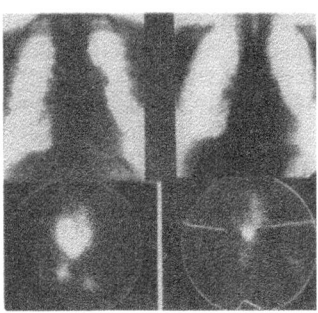

Abb. 11. Beispiel für den Behandlungserfolg bei einer malignen Struma (follikuläres Adenokarzinom) mit multiplen Lungenmetastasen und großen Absiedelungen perihilär. Links Zustand vor der Therapie, oben das Röntgenbild, unten das Szintigramm. Rechts Befund nach 2maliger Radiojodgabe (Gesamtdosis 190 mC). Röntgenologisch sind die hilären Metastasen fast ganz verschwunden, szintigraphisch nur mehr kleinflächige Speicherung im oberen Mediastinum. Der Primärtumor war so klein geworden, daß er jetzt chirurgisch in toto exstirpiert werden konnte

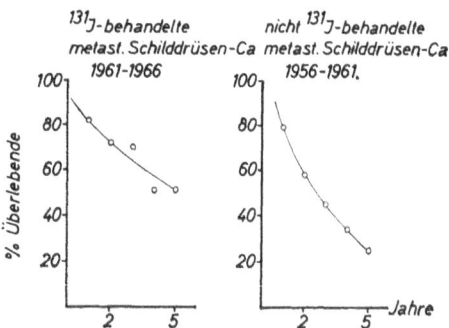

Abb. 12. Ergebnisse der ^{131}J-Therapie bei metastasierenden bzw. inoperablen Schilddrüsenkarzinomen. Vergleich der Überlebenskurven gleichartiger Patientengruppen mit Radiojodtherapie und ohne ^{131}J-Behandlung

Bei 55 Fällen ist es uns nie gelungen, den Tumor ganz zu zerstören. Hingegen zeigt Abb. 12 die beachtlichen Palliativerfolge der Radiojodtherapie. Bei extrem hohen Gesamtdosen von mehr als 500 mC steigt das Risiko hämatologischer Komplikationen signifikant an. Dabei wurden sowohl Knochenmarkschädigungen mit Agranulozytosen als auch Leukämien beobachtet. Allerdings werden derartig hohe Dosen nur bei Patienten nötig, die an sich relativ schlecht auf Radiojod ansprechen und deren Prognose daher a priori infaust ist.

Zusammenfassend kann man wohl sagen, daß Radiojod die Abklärung von Schilddrüsenleiden und die Therapie derartiger Erkrankungen wesentlich bereichert hat. Wenn im Rahmen dieses Referates vor allem die klinische Bedeutung der Radiojoddiagnostik und Radiojodtherapie besprochen wurde, so soll doch erwähnt werden, daß unser heutiges Wissen über die Physiologie und Pathophysiologie der Schilddrüse ohne Radiojod nicht zustande gekommen wäre. Es ist heute tatsächlich möglich, in manchen Fällen die Ätiologie verschiedener Schilddrüsenerkrankungen durch Anwendung der Radiochromatographie und ähnlicher Verfahren exakt zu definieren und so in einem bisher nie geahnten Ausmaß einer kausalen Therapie von Schilddrüsenerkrankungen nahezukommen.

Literatur: Bansi, H. W.: Schilddrüsendiagnostik mit Radiojod. In: Schwiegk, H. und Turba, F.: Künstliche Radioaktive Isotope, 2. Bd., S. 576. Berlin-Göttingen-Heidelberg: Springer. 1961. — Belling, H. und Eichhorn, J.: Incidence of Hypothyroidism and recurrences following J[131] treatment of hyperthyroidism. Acta radiol., 54 (1962), S. 275. — Cassen, B., Curtis, L. und Reed, C. W.: Nucleonics, 6 (1950), S. 78. — Clark, D. E., Moe, R. H. und Adams, E. E.: Surgery, S. Louis, 26 (1949), S. 331. — Doering, P.: Nucl. Med., Suppl. 3 (1965), S. 405. — Fellinger, K.: Die Basedowkrise. Vortrag am 19. österreichischen Ärztekongreß der Van-Swieten-Gesellschaft im November 1965 in Wien. — Fellinger, K., Höfer, R. und Vetter, H.: Nucl. Med., 3 (1962), S. 20. — Fellinger, K., Mannheimer, E. und Vetter, H.: Wien. Zschr. inn. Med., 34 (1953), S. 359. — Halnan, R. E. und Pochin, E. E.: Brit. J. Radiol., 31 (1958), S. 581. — Hamilton, J. G. und Lawrence, J. H.: J. Clin. Invest., 21 (1942), S. 624. — Hamolsky, M., W., Golodetz, A. und Freedberg, A. S.: J. Clin. Endocr., Springfield, 19 (1959), S. 103. — Hertz, S., Roberts, A. und Evans, R. D.: Proc. Soc. Exper. Biol. Med., N. Y., 38 (1938), S. 510. — Horst, W.: Klinische Radiojoddiagnostik der Schilddrüsenerkrankungen. In: Strahlenbiologie, Strahlentherapie, Nuklearmedizin und Krebsforschung, S. 785. Stuttgart: Thieme. 1959. — Derselbe: Radiojod in Diagnostik und Therapie der Schilddrüsenneoplasmen. In: Schwiegk, H. und Turba, F.: Künstliche Radioaktive Iso-

16

tope, 2. Bd., S. 886. Berlin-Göttingen-Heidelberg: Springer. 1961. — Horst, W. und Kuhlencordt, F.: Dtsch. med. Wschr., 79 (1954), S. 339. — Horst, W., Heuwieser, H. und Schneider, C.: Supplementband Strahlenther., 43 (1959), S. 316. — Huber, P.: Zbl. Chir., 90 (1965), S. 1269. — Huber, P. und Riccabona, G.: Diagnostik und Therapie der Schilddrüsenerkrankungen vom Gesichtspunkt des Chirurgen aus. In: Klinische Chirurgie für die Praxis, S. 145. Reg.-Bd. Stuttgart: Thieme, 1967. — Marinelli, L. D. und Oshry, E.: J. Amer. Med. Ass., 132 (1946), S. 838. — Means, J. H., De Groot, L. J. und Stanbury, J. B.: The Thyroid and its diseases. New York-Toronto-London: McGraw-Hill. 1963. — Myant, N. B., Pochin, E. E. und Goldie, E. A. G.: Clin. Sc., 8 (1949), S. 109. — Querido, A. und Stanbury, J. B.: J. Clin. Endocr., Springfield, 10 (1950), S. 1192. — Riccabona, G.: Proc. Int. Congr. Int. Coll. Surg. Wien (1964), S. 231. — Derselbe: N. England J. Med., 273 (1965), S. 126. — Riccabona, G. und Braunsteiner, H.: Mitt. österr. San.verw., 68 (1967), S. 23. — Werner, S. C.: Bull. N. Y. Acad. Med., 31 (1955), S. 137.

Anschrift des Verfassers: Dr. G. Riccabona, Chirurgische Universitätsklinik, Allgemeines Krankenhaus, Anichstraße 35, A-6020 Innsbruck.

Aus der I. Chirurgischen Abteilung
der Landeskrankenanstalten Salzburg
(Vorstand: Prim. Prof. Dr. H. S t e i n e r)

Die Rezidivstruma

Von **H. Steiner**

Mit 6 Abbildungen

Wie ein roter Faden ist bei allen vorangegangenen Referaten das Problem der Rezidiventstehung
aufgeklungen bzw. angeschnitten worden. Man ersieht
daraus, daß dies eines der Kernprobleme der Struma-
behandlung geblieben ist. Es gibt kein gutartiges,
chirurgisch behandeltes Leiden, das mit einer so
großen Rezidivquote belastet ist wie die Struma. Wie
hoch diese Quote ist, läßt sich nur approximativ
feststellen, weil natürlich jede — auch geringe —
Schilddrüsenrestvergrößerung an sich als Rezidiv anzusprechen ist. Auf Grund umfassender Nachuntersuchungen glauben wir, daß etwa 15% aller
Strumektomierten bisher mit einem Rezidiv zu rechnen haben. In unserem Krankengut mußten allerdings
nur 2% dieser Patienten nachoperiert werden.

Die F e s t s t e l l u n g bzw. der A u s s c h l u ß
eines S t r u m a r e z i d i v s können schwierig sein.
In jedem Fall ist ein exaktes Halsthoraxröntgen,
ein Larynxbefund, ein Blutkalziumspiegel, vor allem
aber eine Isotopenuntersuchung mit [131]J unerläßlich
um zahlreiche Affektionen, die ein Rezidiv vortäuschen können, z. B. kardiopulmonale Erkrankun-

gen, Larynxstenosen, klimakterische Beschwerden und
ähnliches, ausschließen zu können. Besonders wichtig
erscheint uns vor allem die Szintigraphie.

Die Ursachen der Rezidivbildung
sind komplexer Natur: Es ist dies kein histologisches Problem, da diffuse und knotige Strumen
im gleichen Ausmaß rezidivieren können. Sicherlich
ist eine insuffiziente Operationstechnik bei der Erstoperation maßgeblich bei der Entstehung eines Teiles
der Rezidive beteiligt; vor allem die zu ausgedehnte
Resektion, durch die zu wenig hormonproduzierendes
Gewebe zurückbleibt und wodurch der hypophysäre
Reiz zur Proliferation geradezu provoziert wird. Aber
auch das Belassen von zu viel Kropfgewebe mit mehr
oder weniger ungedrosselter Blutzufuhr hat Rezidive
zur Folge; die Anfänge der Kropfchirurgie, etwa zu
Beginn des Jahrhunderts, haben dies zur Genüge
bewiesen. Allerdings gab es damals keine Prophylaxe.
Entscheidung für die Rezidiventstehung ist die Tatsache, daß Kropfoperierte z. B. nach der Operation
einer Jodmangelstruma im gleichen Milieu des Jodmangels weiterleben. Auch die Enzymstörung bei
Fehlverwertungsstrumen kann durch einen mechanischen Akt, wie es nun einmal die Strumaresektion ist,
nicht behoben werden. Auf Grund der seit langem
bekannten Wechselwirkung zwischen Schilddrüse und
Hypophyse ist es verständlich, daß daher beim Fehlen
einer geeigneten Jod- oder Hormonsubstitution, besonders bei hormonellen Belastungen wie Schwangerschaften, Laktation, Klimakterium usw., es eigentlich
unweigerlich zu einem Rezidiv kommen muß. Warum
dies nur bei einem Teil der Kropfoperierten eintritt
und andere auch ohne Rezidivprophylaxe davon ver-
schont bleiben, läßt sich nicht leicht erklären. Wahrscheinlich sind eine minderwertige Schilddrüsen-
anlage, eine insuffiziente Operationstechnik und eine
fehlende Rezidivprophylaxe sich summierende Faktoren. Die Rezidivprophylaxe spielt aber in diesem
Geschehen sicherlich, wenn man es so nennen darf,
die Hauptrolle; dies geht nach Ansicht Hubers
sogar so weit, daß es unter gezielter Rezidivprophylaxe gelingt, die Rezidivneigung auch bei voran-
gegangener falscher Operationstechnik zu beherrschen.

Bei den schwerwiegenden Problemen, denen wir
bei der Behandlung des Strumarezidivs gegenüber-
stehen, erscheint es wichtig, vorerst die Probleme
der Rezidivprophylaxe näher zu erörtern.

Bei Jodmangelstrumen ist die Situation an sich klar:
das nach wie vor bestehende Joddefizit von 100 bis
150 γ/Tag muß ausgeglichen werden. H u b e r hat vor
20 Jahren die Rezidivprophylaxe mit wöchentlich
2 Tabletten Jodostrumit — das ist anorganisches Jod
an Kochsalz gebunden — in dieser Form angegeben
und eingeführt. Gelingt es uns, in konsequenter Weise
die Patienten anzuhalten, regelmäßig, ohne Unter-
brechung, lebenslang — zumindest über das Klimakterium hinaus — diese Substitution einzuhalten, dann
ist das Auftreten von Rezidiven nach Jodmangelstrumen praktisch zu verhindern. Bei Fehlverwertungsstrumen, über deren Häufigkeit in unserem
Endemiegebiet noch Unklarheit besteht — vermutlich
sind sie doch zahlreicher als wir bisher angenommen
haben —, muß die Jodprophylaxe versagen. F e l -
l i n g e r empfiehlt grundsätzlich als Rezidivprophylaxe Schilddrüsenhormon. Nun, über die Notwendigkeit und auch die Form der Rezidivprophylase gibt
es keine grundlegenden Meinungsverschiedenheiten
mehr: die entscheidenden Schwierigkeiten auf diesem
Gebiet liegen bei der D u r c h f ü h r u n g d e r
R e z i d i v p r o p h y l a x e. Unsere Empfehlungen an
Patienten und Hausärzte in dieser Richtung gehen,
wie schon erwähnt, auf einen Zeitraum von fast
20 Jahren zurück. Diesbezügliche Nachuntersuchungen in den Jahren 1961 und 1962 hatten folgendes
Ergebnis (Tab. 1).

Nur 1·7⁰/₀ hatten die Rezidivprophylaxe konsequent durchgeführt, ein Ergebnis, das uns gezeigt
hat, daß man mit den damaligen Methoden eine
konsequente Rezidivprophylaxe nicht erreichen
konnte. Die Auswirkungen dieser mangelhaften Prophylaxe sind in Tab. 2 ersichtlich. Nur 1·6⁰/₀ aller
Patienten, bei denen eine Rezidivstruma aufgetreten
ist, haben nach ihren Angaben diese Substitution regelmäßig und konsequent durchgeführt. Bei allen
anderen war sie entweder lückenhaft oder fehlend.
Um diese an sich erschütternde Situation zu ändern,
haben wir 1962 zuerst an der Innsbrucker Chirurgischen Universitätsklinik und ab 1964 an den Landeskrankenanstalten Salzburg sogenannte „Kropfkarten"
eingeführt [siehe Wien. med. Wschr., 44 (1963), S. 832].
In sehr eindringlicher Form wird den Patienten und
dem Hausarzt schriftlich die Notwendigkeit und die
Methode der an sich einfachen Rezidivprophylaxe
vor Augen geführt und regelmäßige Nachuntersuchungen empfohlen. Neuerlich durchgeführte Nachunter-

Tabelle 1. *Befolgung der verordneten Rezidivprophylaxe durch die Strumektomierten*

Krankengut: 1945 bis 1966. K. E. S. Wien, 7370 Patienten

	Konsequent	Lückenhaft	Nein
	127 = 1·7%	711 = 9·6%	6632 = 88·7%
Nach Einführung der „Kropfkarte"			
Krankengut 1962 bis 1966: Chirurgische Universitätsklinik Innsbruck, Chirurgische Abteilung Salzburg, ab 1. März 1964, 1051 Patienten..........	426 = 40·5%	232 = 22·1%	393 = 37·4%

suchungen (siehe Tab. 1), die allerdings maximal nur
5 Jahre umfassen, haben nun folgendes gezeigt: Bisher
ist es nur bei 40% aller Strumektomierten gelungen,
eine Dauerprophylaxe, zumindest durch 5 Jahre hin-
durch, zu erreichen. 22% haben diese lückenhaft
durchgeführt, während zirka 37% „resistent" geblieben sind. Dies mag zum Teil daran liegen, daß die
Jodostrumitprophylaxe nicht immer gut vertragen
wird, zum anderen Teil aber haben wir die Erfahrung
gemacht, daß teilweise auch aus uns unerklärlichen
Gründen ärztlicherseits, z. B. während einer Gravidität, von der Jodprophylaxe abgeraten wurde. Wenn
auch die Zahl von 40% gegenüber 2% wohl als Fortschritt anzusehen ist, so ist das Problem damit noch
nicht gelöst. Eine intensive Dauerpropaganda, wenn
wir es so nennen dürfen, bei Patienten und vor allem
den Hausärzten gegenüber, regelmäßige Nachuntersuchungen in Abständen von 2 Jahren durch den
Operateur bzw. die entsprechende Krankenabteilung
werden es vielleicht ermöglichen, diese Ergebnisse
noch zu verbessern.

Tabelle 2. *Befolgung der Rezidivprophylaxe durch Patienten
mit aufgetretenem Rezidiv*

Krankengut: 1945 bis 1956	K. E. S. Wien, 1282 Patienten
Konsequent	$18 = 1.6\%$
6 bis 10 Jahre	$11 = 1.0\%$
1 bis 5 Jahre	$87 = 8.0\%$
Unter 1 Jahr	$72 = 6.6\%$
Nicht durchgeführt	$847 = 77.4\%$
Nicht verwertbare Angaben	$59 = 5.4\%$

Zur Therapie des Strumarezidivs:
Das Ziel der Behandlung eines Strumarezidivs euthyreoter, gutartiger Natur ist die Beseitigung der mechanischen Beeinträchtigung, d. h. also der Einengung
oder Verdrängung der Trachea und der anderen Halsorgane. Es stehen uns 3 Methoden zur Verfügung:
1. die konservative, d. h. unblutige Behandlung; 2.
die Operation und 3. die Kombination beider Methoden. Um es gleich vorwegzunehmen: Die Erfahrung
und die Statistik zeigen [siehe Langenbeck's Arch.
klin. Chir., 316 (1966), S. 94], daß die Operation eines
Strumarezidivs mit einem erheblichen Risiko und
einer großen Komplikationsrate belastet ist. Die Mortalität mit 0.6% hält sich in Grenzen, sie ist aber
3mal so hoch als bei Erststrumektomie. Bei der

Analyse der Todesfälle war auffallend, daß bei der Hälfte dieser Patienten eine schon vorhandene oder neu aufgetretene, doppelseitige Rekurrensparese mittel- oder unmittelbar an dem tödlichen Ausgang beteiligt war. Wir können daher in einer solchen Situation nur dringendst zur rechtzeitigen Tracheotomie raten! Das am meisten belastende Moment der Rezidivoperation ist die Rekurrensparese. Sie war zum Zeitpunkt unserer Nachuntersuchungen bei etwa 20% vorhanden, d. h. jeder fünfte Rezidivoperierte mußte mit einer Stimmbandlähmung rechnen. Wenn es auch erfahrungsgemäß bei einem Drittel dieser Patienten zur Wiederherstellung der normalen Larynxfunktion kommt, so ist aber auch der Prozentsatz von 12 bis 15% bleibender Rekurrensparesen ein Problem, das man nicht als gegebene Tatsache hinnehmen kann, auch dann nicht, wenn ein weiterer Teil dieser Patienten durch die einseitige Rekurrensparese sich kaum oder nicht behindert fühlt. Anderseits mußten wir auch bei der einseitigen Rekurrensparese mitunter tracheotomieren.

Die Komplikationsrate der operativen Therapie ist also so hoch, daß man vorerst jede Möglichkeit einer konservativen Behandlung in Erwägung ziehen muß. Bei 30 bis 40% ist ein Erfolg durch die Behandlung mit Schilddrüsenhormonen im Sinne einer Verkleinerung des Rezidivs zu erreichen. In vielen Fällen ist es auch schon ein Erfolg, wenn zumindest ein weiteres Wachstum des Rezidivs verhindert wird. Die Isotopentherapie mit radioaktivem Jod wurde bis vor wenigen Jahren nur bei Hyperthyreosen und malignen Strumen durchgeführt. Es hat sich gezeigt, daß auch die euthyreote Struma auf diese Behandlung anspricht: H o r s t und Mitarbeiter sowie V e t t e r und Mitarbeiter haben darauf hingewiesen. W e n n w i r b e i e u t h y r e o t e n, a u c h g r o ß e n S t r u m e n d i e B e h a n d l u n g m i t r a d i o a k t i v e m J o d n u r s e h r s e l t e n a l s i n d i z i e r t e r a c h t e n, s o m u ß s i e b e i R e z i d i v s t r u m e n i m m e r m e h r i n E r w ä g u n g g e z o g e n w e r d e n. Wir haben 1963 schon eine Anzahl solcherart behandelter Rezidivstrumen publiziert und konnten dabei feststellen, daß gute Erfolge zu erzielen sind, wenn auch eine Neigung zur Unterfunktion dadurch ausgelöst wird: Im Hinblick auf die vielen Komplikationsmöglichkeiten bei der operativen Therapie erscheint uns aber eine mögliche Unterfunktion, die relativ leicht medikamentös auszugleichen ist, tragbar. Es wird hier auf die Aus-

führungen von G. R i c c a b o n a verwiesen. Das
toxische Strumarezidiv wird man wohl in der über-
wiegenden Zahl nur der Isotopentherapie unterziehen,
weil gleichzeitig 2 Faktoren, die Überfunktion und die
Größe des Rezidivs, dabei beeinflußt werden können.
Die konservative Therapie mit Hormonen oder
mit radioaktivem Jod hat dort ihre Grenzen, wo
das Rezidiv durch Bindegewebe oder Kalkeinlagerun-
gen verändert ist oder zu narbig mit der Umgebung
fixiert ist. Degenerative Erscheinungen lassen sich
in Form von kalten Bezirken im Szintigramm erkennen und daraus die Chancen einer konservativen
Therapie abschätzen.

Es bleibt somit immer noch ein erheblicher Teil
von Rezidivstrumen, die wir operieren müssen. Das
sind also

1. Rezidive mit erheblicher Trachealeinengung
— sie müssen szintigraphisch nicht immer umfang-
reich erscheinen —, bei denen die konservative Therapie versagt oder nicht erfolgversprechend erscheint,
und

2. Rezidive, bei denen ein Malignitätsverdacht
nicht sicher ausgeschlossen werden kann.

Z u r   O p e r a t i o n s t e c h n i k : Um die mechanische Entlastung der Trachea und der Halsorgane
zu erreichen, gibt es 2 operative Methoden: die extra-
kapsuläre Mobilisierung mit exakter Freilegung des
retrosternalen und retrotrachealen Raumes und somit
der Möglichkeit, lege artis zu resezieren. Diese Vorgangsweise führt zu einer weitgehenden Entlastung
der Halsorgane hat aber den großen Nachteil der
erhöhten Rekurrensgefährdung. Die Freilegung des
Rezidivs nur in den vorderen Abschnitten mit Spaltung der Kapsel und Ausräumung des Gewebes, also
die sogenannte Exkochleation oder Enukleation, hat
den absoluten Vorteil der geringeren Rekurrensgefährdung, aber die Erweiterung der Trachea und die
Entlastung der anderen Halsorgane, z. B. eines ver-
drängten Ösophagus, wird nicht mit gleicher Sicherheit bzw. Wahrscheinlichkeit wie bei der Resektions-
methode erreicht. S p a t h , S a e g e s s e r , und F u c h -
s i g treten für diese eher konservative Chirurgie
ein, wobei F u c h s i g noch die präliminare Unter-
bindung der Arteria thyreoidea inferior lateral der
großen Halsgefäße empfiehlt, um die Blutung bei der
Exkochleation zu verringern. Es ist ihm mit der
Exkochleationsmethode gelungen, die Zahl der Re-
kurrensläsionen bei 66 Rezidivoperationen auf einen

8

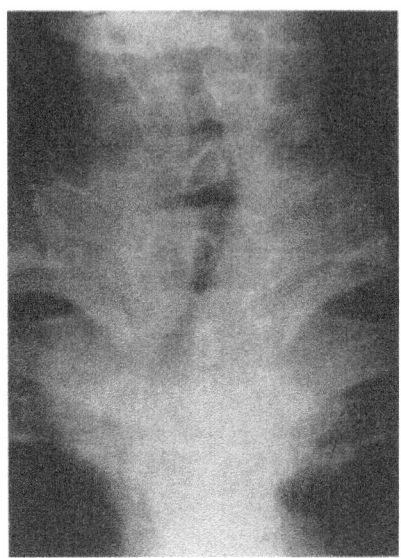

Abb. 1. Zweites Rezidiv mit beiderseitiger Einengung der Trachea mit schon vorhandener linksseitiger Rekurrensparese

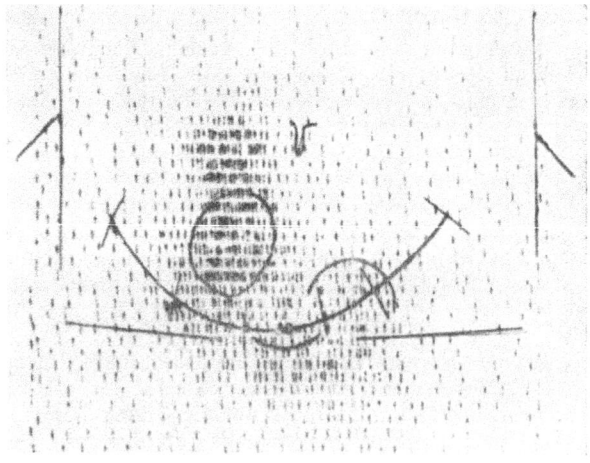

Abb. 2. Szintigramm zu Abb. 1

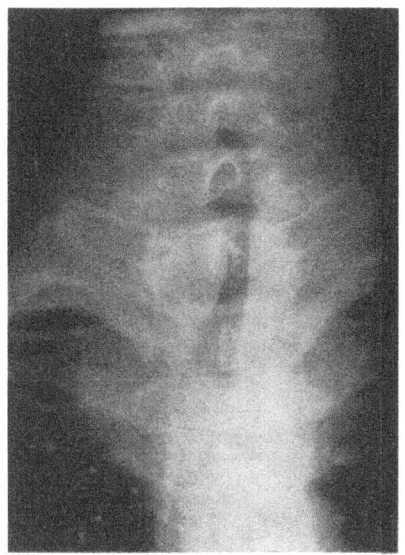

Abb. 3. Zustand nach Resektion links

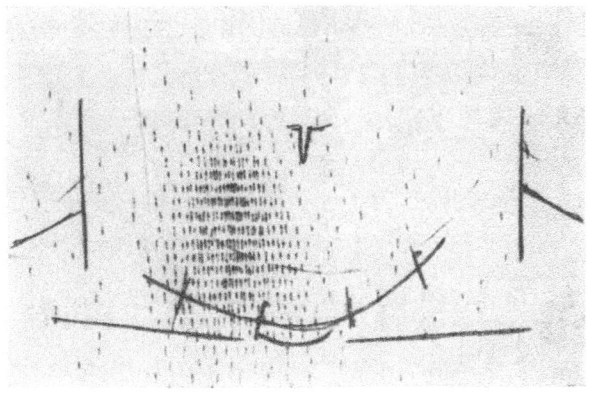

Abb. 4. Szintigramm zu Abb. 3

Prozentsatz von 4'5% zu senken. In dem großen Krankengut, das wir in der Schule H u b e r in dieser Richtung überblicken, kennen wir allerdings nicht wenige Fälle, die einmal oder mehrmals exkochleiert wurden, die nachoperiert werden mußten und erst dann eine Erleichterung verspürten, nachdem extra-

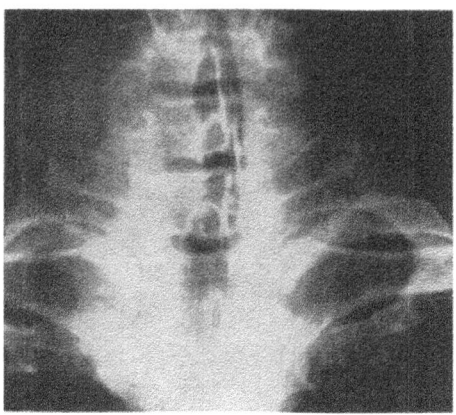

Abb. 5. 14 Monate nach Verabreichung von 20 mC Radiojod deutliche
Erweiterung der Trachea

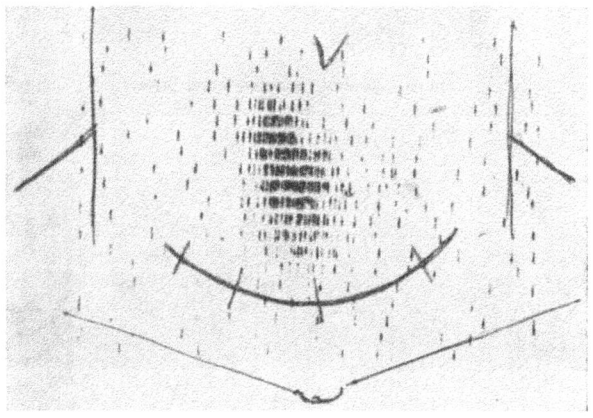

Abb. 6. Szintigramm zu Abb. 5

kapsulär mobilisiert und reseziert wurde. Die Exkochleation ist bei starker Narbenbildung unbedingt vor-
zuziehen. Es ist unserer Meinung nach falsch,
zu starr an der einen oder anderen Methode
festzuhalten oder sie abzulehnen, die
„gezielte Operationstechnik" ist hier am
Platz.

Es soll nochmals auf die Möglichkeit der
Isotopenbehandlung, und zwar in Kombination mit einem chirurgischen Ein-

g r i f f, hingewiesen werden. Hier sind es vor allem die Patienten, bei denen schon eine einseitige Rekurrensparese vorliegt und bei denen auch auf der gegenüberliegenden „rekurrensgesunden" Seite ein Rezidiv mit Trachealeinengung entstanden ist. Um hier die Möglichkeit einer doppelseitigen Rekurrensparese, die trotz aller Fortschritte der Laryngologen immer noch zu den schwersten Komplikationen der Kropfchirurgie gehört, auszuschließen, wird auf der rekurrensgeschädigten Seite reseziert und dann das Rezidiv auf der anderen Seite mit radioaktivem Jod behandelt (Abb. 1 bis 6).

Besonders möchten wir auf die Wichtigkeit der R e z i d i v p r o p h y l a x e nach Rezidivoperationen hinweisen: Wir sehen immer wieder Patienten mit mehrfachen Rezidiven, die noch nie etwas von einer Rezidivprophylaxe gehört haben. Nach Rezidivoperationen verordnen wir zur Prophylaxe Schilddrüsenhormone.

Die Tendenz in der Behandlung der Rezidivstruma geht dahin, daß durch die Isotopentherapie der Chirurg immer mehr in den Hintergrund tritt, eine Entwicklung, die nur zu begrüßen ist. Entscheidend und die Lösung dieses Problems wäre eine umfassende und konsequent durchgeführte Rezidivprophylaxe nach Erststrumektomien, ein Problem, das nicht genug in den Vordergrund gerückt werden kann.

L i t e r a t u r : Fellinger, K.: Langenbeck's Arch. klin. Chir., 316 (1966), S. 89, 109 und 112 (Vortrag und Rundgespräch). — Fuchsig, P. und Keminger, K.: Wien. klin. Wschr., 77 (1965), S. 874. — Horst, W. und Schneider, C.: Strahlentherapie. Sonderband 43 (1959), S. 316. — Huber, P.: Wien. klin. Wschr., 62 (1950), S. 165. — Derselbe: Langenbeck's Arch. klin. Chir., 295 (1960), S. 138. — Derselbe: Wien. med. Wschr., 115 (1965), S. 137. — Huber, P. und Riccabona, G.: Klinische Chirurgie für die Praxis, S. 145. Stuttgart: G. Thieme. 1967. — Saegesser, M.: Der Kropf und seine Behandlung. Vortr. prakt. Chir. Stuttgart: Enke. 1957. — Spath, F.: Langenbeck's Arch. klin. Chir., 295 (1960), S. 130. — Steiner, H.: Das Strumarezidiv. Wien: Springer. 1960. — Derselbe: Mschr. Ohr.hk., 97 (1963), S. 9. — Derselbe: Klin. Med., 19 (1964), S. 4. — Derselbe: Langenbeck's Arch. klin. Chir., 316 (1966), S. 94. — Vetter, H. und Veall, N.: Radioisotopen-Technik. München: Urban & Schwarzenberg. 1960.

Anschrift des Verfassers: Prof. Dr. H. Steiner, Primararzt und Vorstand der I. Chirurgischen Abteilung der Landeskrankenanstalten, A-5020 Salzburg.

Aus der I. Chirurgischen Universitätsklinik Wien
(Vorstand: Prof. Dr. P. Fuchsig)

Die maligne Struma

Von **K. Keminger**

Mit 3 Abbildungen

Der Aufforderung des Herrn Präsidenten, die maligne Struma im Rahmen der Verhütung und Bekämpfung des Kropfleidens abzuhandeln, bin ich gerne nachgekommen, wenngleich die Erstellung allgemeingültiger Richtlinien für die Praxis in der zur Verfügung stehenden Zeit einige Schwierigkeiten bereitet.

Die Vielzahl der offenen Fragen erlaubt auch nicht annähernd eine geschlossene Darstellung. Den Ausführungen liegt die Bearbeitung des Materials der I. Chirurgischen Universitätsklinik (1950 bis 1965) und des Kaiserin-Elisabeth-Spitales (1957 bis 1961) zugrunde. Insgesamt konnten 362 Fälle erfaßt werden. Die längsten Beobachtungszeiten sind 17 Jahre.

Jede Erörterung der Struma maligna ist schwierig, da hier maligne Geschwülste zusammengefaßt sind, die nicht nur morphologisch und funktionell sehr verschieden, sondern auch prognostisch sehr divergent sind. Neben großen geographischen Unterschieden ist die Beurteilung der Bösartigkeit problematisch, da diese, wie schon Wegelin sagte, mehr von der biologischen Eigenart der Tumorzelle als von der Morphologie abhängt.

Nach wie vor liegt auf der F r ü h e r f a s s u n g eine wesentliche Voraussetzung des Therapieerfolges. Leider wird, wie aus dem Schrifttum ersichtlich, bei etwa 70% aller Kranken mit Schilddrüsenmalignomen die Diagnose erst in einem inoperablen Stadium gestellt. Im eigenen Material von 362 Malignomen der Schilddrüse wurden nach Abzug der Grenzfälle 46% präoperativ diagnostiziert, wovon 65% bereits inoperabel waren. Zweifellos hat die Früherfassung durch die Lokalisationsdiagnostik mit Radiojod einen wesentlichen Fortschritt erfahren. Noch immer aber haben die schon von d e Q u e r v a i n beschriebenen ersten diskreten Anzeichen einer malignen Entartung für die Praxis ihre Bedeutung (Tab. 1).

Tabelle 1. *Hinweise auf das Vorliegen einer malignen Struma*

1. Hals-, Ohren- oder Hinterkopfschmerzen.
2. Schluckstörungen.
3. Heiserkeit.
4. Hornerscher Symptomkomplex.
5. Plötzliches, rasches Strumawachstum.
6. Auffallend derbe oder unverschiebliche Beschaffenheit einer seit Jahren bestehenden Struma.
7. Lymphknoten am Hals, auch bei unauffälliger oder fehlender Struma.

Da der Sexualquotient gutartiger Strumen bei etwa 8 : 1 liegt, das Verhältnis bei der malignen Struma aber 2 : 1 bzw. 1 : 1 ist, ist der Knotenkropf des Mannes prinzipiell malignitätsverdächtiger.

Adenomknoten Jugendlicher sind besonders zu beachten, da in der Jugend knotige Kröpfe seltener sind, die Malignität bei Solitäradenomen aber um ein Vielfaches höher ist (L a h e y und H a r c; C o l e; R a v d i n; P e r l o f f und S c h n e e b e r g; K e m i n g e r u. a.). Eine R e k u r r e n s p a r e s e bei einem Schilddrüsenmalignom ist prognostisch ungünstig, da mit Dauerheilungen kaum zu rechnen ist (Abb. 1).

Im eigenen Material war eine Rekurrensparese in 14·5% aller Schilddrüsenmalignome vorhanden, wobei die Gruppe mit hoher Bösartigkeit (Sarkome, undifferenzierte Karzinome) vorherrscht.

Die B e h a n d l u n g der malignen Struma hat sich in den letzten Jahren etwas geändert, da neben dem chirurgischen Eingriff die Radiojodtherapie und die hormonelle Beeinflussung in den Brennpunkt unseres Interesses getreten sind. Die Therapie besteht heute in einer Kombination von chirurgischen, radiologischen und medikamentösen Maßnahmen. Die Erwägungen, wie der Behandlungsplan im Einzelfall auszusehen hat, können recht schwierig sein und sollten immer in enger Zusammenarbeit zwischen Internisten, Chirurgen und Radiologen erfolgen. Die Betreuung durch entsprechend eingerichtete Zentren erscheint heute geboten.

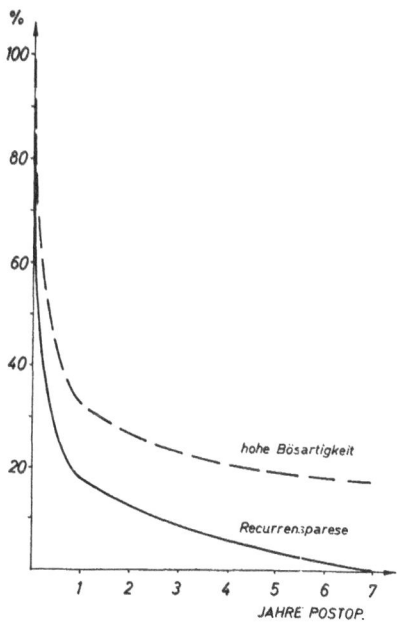

Abb. 1. Überlebensrate und präoperative Rekurrensparese

E i n   g e s i c h e r t e s   S c h i l d d r ü s e n m a l i g n o m   m i t   o d e r   o h n e   ö r t l i c h e   M e t a s t a s e n   s o l l   s o   r a d i k a l   a l s   m ö g l i c h   o p e r i e r t   w e r d e n. Die Operation ist bis heute noch immer das beste Behandlungsverfahren.

Bezüglich der Ausdehnung der Radikalität gehen die Meinungen allerdings auseinander. Es würde zu weit führen, hier auf die verschiedenen Argumente einzugehen. Die Skala reicht jedenfalls von ultraradikalen Operationsmethoden bis zu einer äußersten chirurgischen Zurückhaltung. Beide Extreme sind,

wenn zum Prinzip erhoben, sicher falsch. Zweifellos
können Schilddrüsenkarzinome minderer Malignität,
wie die papillären Karzinome, auch durch konservative Operationen, um bei der Diktion von Crile,
G. jr. zu bleiben, geheilt werden. Auf Grund der günstigen Ergebnisse bei 102 Patienten mit papillärem
Karzinom rät Crile von der routinemäßigen Ausführung der Neck-Dissection sowie der totalen

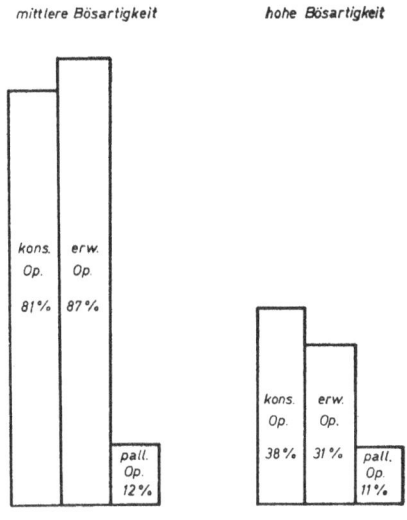

Abb. 2. Überlebensrate und Operationsart (5 Jahre)

Strumektomie ab. Da aber doch 19% am Karzinom
gestorben sind, muß man sich die Frage vorlegen,
ob nicht durch radikalere Operationsmethoden noch
bessere Ergebnisse zu erzielen gewesen wären.

Um diese Frage zu beantworten, haben wir
unsere 65 Fälle von papillärem Karzinom nachuntersucht und konnten 57 davon auswerten. Die Ergebnisse sind in Abb. 2 graphisch gegenübergestellt.

Die Resultate sprechen wohl nur gering — statistisch keineswegs gesichert — für die erweiterten
Operationsmethoden. Es ist jedoch zu bedenken, daß
in dieser Gruppe alle jene Fälle sind, die einen ausgedehnteren Tumorbefall und somit eine wesentlich
schlechtere Ausgangssituation hatten. Für die radi-
kaleren Operationsmethoden jedenfalls sprechen auch

die 5-Jahres-Überlebenszeiten, wenn man die 362 Fälle nach der Operationsart gliedert (Tab. 2).

Tabelle 2. *Operationsarten*

	Anzahl	5-Jahres-Überlebens-zeit
I. Konservative Operationsmethoden (Resektionen, Enukleationen)........	184	84%
II. Totalexstirpationen (einseitig, beidseitig oder in Kombination mit einseitiger Resektion)......	35	61%
III. Erweiterte Totalexstirpationen (einschließlich Neck-Dissection)......	58	71%
IV. Palliativoperationen................	48	14%
V. Ohne Operation....................	37	6·7%
Gesamt...	362	

Einer der Gründe, durch Ausweitung der Operation zu besseren Resultaten zu kommen, dürfte darin liegen, daß nach C l a r k und Mitarbeitern in 30% ein multizentrisches Geschwulstwachstum vorliegt. Die mitunter schlechten Ergebnisse der Radical-Neck-Dissection haben oft ihre Ursache in mangelnder Radikalität und fehlerhafter Technik. Auch werden verschiedentlich Eingriffe damit belegt, die weit davon entfernt sind. Die gar nicht so seltenen Rezidive am Kieferwinkel sind darauf zurückzuführen (K e m i n g e r). Stellt man anderseits die 5-Jahres-Überlebenszeit nach der Tumorart zusammen, so wird deutlich, daß das Schicksal des Patienten mit der Tumordifferenzierung entschieden ist (Tab. 3).
Eine ganz schlechte Prognose haben die Sarkome. Unsere 64 Sarkomfälle wurden im Rahmen einer Dissertationsarbeit nachuntersucht. 92% waren bereits im ersten Jahr verstorben. Die mittlere Überlebenszeit war bei den operierten 3·4 Monate, bei den inoperablen 2·6 Monate. Trotz dieser schlechten Prognose leben 2 Patienten bereits 3 bzw. 8 Jahre rezidivfrei, wobei die länger lebende Patientin ein Hämangiodendotheliom hatte, das nur durch einseitige subtotale Resektion und Röntgennachbestrahlung behandelt wurde. Dies nur zur Problematik der Malignität und zur Beleuchtung, wie schwierig die Beurteilung eines Therapieerfolges bei der Struma maligna ist.

6

Tabelle 3. *Histologie*

	Anzahl	5-Jahres-Überlebenszeit
Geringe Bösartigkeit...............	116	93%
Grenzfälle 100		
Graham 15		
Metastasierendes Adenom 1		
Mittlere Bösartigkeit...............	112	79%
Papilläre Adenokarzinome 65		
Langhans-Struma................. 26		
Follikuläre Adenokarzinome 19		
Differenzierte Karzinome.......... 2		
Hohe Bösartigkeit..................	123	19%
Solide Karzinome 55		
Kleinzellige Karzinome 2		
Pflasterepithelkarzinome 1		
Undifferenzierte Karzinome 1		
Sarkome diff..................... 19		
Sarkome ohne nähere Bezeichnung. 12		
Hämangioendotheliome........... 17		
Retothelsarkome................. 6		
Karzinosarkome 10		
Ohne Histologie................... 11	11	
Gesamt...	362	

Einen wesentlichen Teil der Therapie stellt die Nachbehandlung dar. Die Röntgenbestrahlung wird heute grundsätzlich postoperativ durchgeführt, vorausgesetzt allerdings, daß es sich nicht um radiojodspeicherndes Malignom handelt, da dadurch die Speicherfähigkeit verlorengehen würde. Der konventionellen Röntgenbestrahlung ist nach den Erfahrungen von Zuppinger und zum Winkel die Supervolttherapie überlegen. Dem Idealziel aber, der selektiven Tumorausrottung, d. h. der vollständigen Entfernung der Tumorzelle aus dem Organismus bei gleichzeitiger Schonung des gesunden Gewebes, kommt man nur mit der Isotopentherapie nahe. Voraussetzung ist jedoch die Entfernung möglichst allen gesunden Schilddrüsengewebes. Zusätzliche Maßnahmen, wie Stimulierung mit TSH oder Ausnützung des Rebound-Phänomens nach längerer antithyreoidaler Therapie, haben im Vergleich zur operativen Entfernung nur untergeordnete Bedeutung.
    Eine weitere Maßnahme stellt die von Catz, Taylor u. a. empfohlene Hormontherapie,

am besten mit Trijodthyronin, dar. Ihr liegt die
Überlegung zugrunde, daß die Schilddrüse stimulierende thyreotrope Hormon (TSH) zu bremsen.
Wenngleich statistische Angaben über die Wirksamkeit der Hormonbehandlung fehlen, so ist sie
bei allen noch hormonabhängigen Karzinomen
sinnvoll.

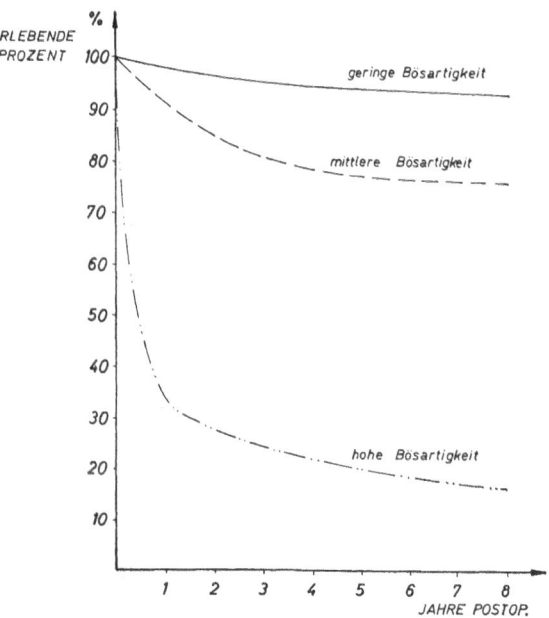

Abb. 3. Überlebensrate und Histologie

Die Frage, ob durch eine Schwangerschaft ein
bereits operiertes oder bestehendes Schilddrüsenkarzinom ungünstig beeinflußt wird und eine Schwangerschaftsunterbrechung indiziert ist, war lange Zeit umstritten. Für die Pathogenese der Struma maligna
steht jedenfalls fest, daß sich sämtliche Faktoren die
die Schilddrüse zur Proliferation anregen kanzero-
gen auswirken können. Es wäre daher nur verständlich, daß der vermehrte Verbrauch an Schilddrüsenhormonen während der Gravidität via Reglerkreis zu
einer vermehrten TSH-Ausschüttung und in weiterer
Folge zu einer Schilddrüsenproliferation führt.
Rosvoll und Winship sowie Hill und

8

Clark konnten nun auf Grund einer Bearbeitung
von 329 Fällen mit Schilddrüsenkarzinom nachweisen,
daß eine Schwangerschaft o h n e Einfluß auf den
weiteren Krankheitsverlauf ist und eine Schwangerschaftsunterbrechung daher nicht gerechtfertigt erscheint.

Unsere Nachuntersuchungsergebnisse sind in
Abb. 3 zusammengestellt. Bei den ausgesprochen malignen Formen sterben die meisten in den beiden
ersten Jahren, wobei das erste Jahr deutlich überwiegt. Ist dieser Zeitpunkt überschritten, so bleiben
manche noch jahrelang am Leben. Allerdings können
Patienten, die auch 10 Jahre überlebt haben, dann
doch noch an ihrer Grundkrankheit sterben. Dies
gilt ganz besonders für die papillären Karzinome,
die bei jüngeren Patienten relativ gutartig sind, später aber zu maligneren Formen ausdifferenzieren.

Wenn auch die Prognose bei den hochgradig
malignen Formen schlecht ist, so glaube ich, daß auf
Grund der Literaturberichte (C r i l e; C o l i e z und
Mitarbeiter; H u b e r und R i c c a b o n a; S l o a n u. a.)
sowie der eigenen Erfahrungen kein Grund zu einem
Pessimismus besteht, wie ihn 1938 noch U r b a n
hatte, der eine Heilung als „glücklichen Zufall" be-
zeichnete, oder R i c h a r d, der bis 1948 keinen Fall
beobachtete, der 5 Jahre überlebte.

Literatur: Catz, B., Petit, D. M., Schwartz, H.,
Davis, F., Cammon, L. M. C. und Starr, P.: Cancer, 12
(1958), S. 371. — Clark, R. L., Ibanez, M. L. und White,
E. C.: Arch. Surg., 92 (1966), S. 23. — Cole, W. H.,
Majarakis, I. D. und Slaughter, D. P.: J. Clin. Endocr.,
Springfield, 9 (1949), S. 1007. — Coliez, R. M. Tubiana,
Dutreix, J. und Guelfi, J.: J. radiol. électrol., Paris, 43
(1953), S. 305. — Crile, G., Jr.: Amer. J. Surg., 108 (1964),
S. 862. — Hill, C. St., Jr., Clark, R. L. und Wolf, M.:
Surg. Gyn. Obstetr., 122 (1966), S. 1219. — Huber, P.:
Krebsarzt, 11 (1956), S. 14. — Derselbe: Strahlentherapie,
Sonderband 34 (1956), S. 100. — Keminger, K.: Klin.
Med., 12 (1957), S. 233. — Derselbe: Münch. med. Wschr.,
108 (1966), S. 321. — Derselbe: Klin. Med., 19 (1964),
S. 310. — Lahey, H. und Harc, H. F.: Z. org. ges. Chir.,
123 (1952). — Perloff, W. H. und Schneeberg, N. G.:
Surgery, S. Louis, 29 (1951), S. 572. — De Quervain, F.:
Die Struma maligna. Stuttgart: Enke. 1941. — Ravdin,
R. G.: Amer. J. Med. Sc., 227 (1954). — Riccabona, G.:
Proc. 14th Bienn. Int. Congr. Int. Coll. Surg., Wien 1964.

— Richard, M.: Praxis, 27 (1949). — Rosvoll, R. V. und Winship, Th.: Surg. Gyn. Obstetr., 121 (1965), S. 1039. — Sloan, L. W.: J. Clin. Endocr., Springfield, 14 (1954), S. 1509. — Taylor, S.: Marseille. Basel: Karger. 1966. — Urban, K.: Chirurgie des Kropfes. Wien-Leipzig 1938. — Wegelin, K.: In: Henke-Lubarsch. Handbuch der speziellen pathologischen Anatomie und Histologie, Bd. 8 Berlin 1926. — zum Winkel, K.: Verh. Dtsch. Ges. inn. Med., 70 (1964), S. 879. — Zuppinger, A.: Praxis, 55 (1966), S. 550.

Anschrift des Verfassers: Univ.-Doz. Dr. K. Keminger, Oberarzt der I. Chirurgischen Universitätsklinik, Alser Straße 4, A-1090 Wien.

Aus der Klinik für Ohren-, Nasen- und Halskrankheiten
der Universität Innsbruck
(Vorstand: Prof. Dr. L. Hörbst)

Schilddrüsenstörungen bei hörgestörten Kindern

Von **W. Schlorhaufer**

Als ich den Titel dieses Referates anmeldete, war ich dabei, die Ätiologie der Hörstörung von 197 Kindern, die in den Jahren 1962 bis 1966 bei uns stationär aufgenommen worden waren, auf Grund unseres Krankengeschichtenmaterials zu ermitteln. Ich stellte dabei 10 Kinder fest, die unter der Annahme einer Hypothyreose geführt wurden. Zwei von diesen 10 Kindern waren für eine Kontrolle nicht mehr greifbar, bei 7 verlief die Untersuchung an der Schilddrüsenambulanz unter Herrn Dr. R i c c a b o n a, dem ich bei dieser Gelegenheit herzlich danken möchte, negativ, und ein Kind, das mit einer hochgradigen Innenohrschwerhörigkeit beiderseits im siebten Lebensjahr das erste Mal zu uns gebracht wurde, hatte eine Jodmangelstruma mit Beeinträchtigung der Schilddrüsenfunktion. Die Familienanamnese war negativ, der Intelligenzquotient im Bereich der Norm.

Wir können also ruhig behaupten, daß ätiologisch die Schilddrüsenfunktionsstörung bei hörgestörten Kindern in u n s e r e m Material keine Rolle spielt. Und wenn ich schon auf Grund eines offensichtlichen Mangels zu einem irreführenden Titel

meines Referates gelangt bin, so möchte ich doch auf
einige Probleme eingehen, wie sie sich dem Otologen
und Pädoaudiologen auf Grund der möglichen Beziehungen zwischen Schilddrüsenfunktionsstörung und
Hörstörung stellen.

Die Beschäftigung der Otologen mit den Schilddrüsenfunktionsstörungen stand von Anfang an unter
keinem guten Stern, so scheint es. F. R. N a g e r, der
1925 in dem Handbuch von D e n k e r und K a h l e r
über die Beziehungen des endemischen Kretinismus
zum Hörorgan berichtete, konnte eine Reihe ausge-
zeichneter histologischer Untersuchungen vorweisen,
die auch heute noch ihre Gültigkeit nicht verloren
haben und auf die immer wieder zurückgegriffen
wird, aber er vermochte sich doch nicht ganz von
dem Begriff der endemischen Taubstummheit freizu-
machen, den er selbst nie anerkannte. Dieser Begriff
der endemischen Taubstummheit, der 1883 von H.
P i r c h e r geprägt worden sein soll, war deshalb
so verhängnisvoll, weil er zu Fehlauffassungen führte,
die sich bis zur „Anatomie und Pathologie der Taubstummheit" (S i e b e n m a n n, 1904) verstiegen. Es
war ein Holzweg, der die Otologie viel Zeit des Su-
chens kostete, und das nur deshalb, weil man zwischen
dem Schaden und seinen Folgen nicht sauber genug
unterschied; und das, obwohl V. U r b a n t s c h i t s c h
bereits 1895 und 1899 über methodische Hörübungen
bei Taubstummen berichtet hatte und sowohl ihm als
auch v. B e z o l d um die gleiche Zeit das Hörvermögen und die bedeutenden Hörreste der meisten
Taubstummen bekannt waren. Diese Unsicherheit
wirkte noch bis in die Zeit vor dem zweiten Welt-
krieg fort. Inzwischen hat sich der Knäuel der Wirr-
nisse gelöst und wir wissen, daß ein Hörschaden vor
oder während der Sprachentwicklung, der 60 dB und
mehr im Hauptsprachbereich beträgt, um so eher sich
im Sinne der Taubstummheit auswirken wird, je früh-
her er eintritt. Das ist auch der Grund, warum sich
die Pädoaudiologie heute so intensiv um die Früherfassung der hörgestörten Kinder bemüht, weil nämlich nur der zeitgerechte Einsatz aller pädoaudiolo-
gischen Mittel verhindern kann, daß schwer hörge-
störte Kinder taubstumm werden.

Wenn ich nun konkret auf die Zusammenhänge
zwischen Hörstörung und Schilddrüsenfunktionsstörung zu sprechen komme, so werde ich auch unter
Einbeziehung der neueren otologischen Literatur das
Gefühl nicht los, daß das Problem einer eingehenden

Bearbeitung durch ein Team von Fachleuten bedürfte. Es wurden nämlich noch längst nicht alle audiologischen Möglichkeiten dort zur Erhellung eingesetzt, wo sich noch viel Dunkel breitmacht. Über das Myxödem liegen ziemlich genaue Untersuchungen vor (J. A. d e V o s s). Ungefähr in der Hälfte der Fälle wird eine mehr oder weniger starke Perzeptionsschwerhörigkeit mit untypischem Kurvenverlauf im Audiogramm nachgewiesen. Da der Lautheitsausgleich fehlt und außerdem im Tierexperiment nach mehrmonatigen Gaben von Propylthiourazil keine morphologischen Veränderungen am Cortiorgan, aber mehrfach am Ganglion spirale zu finden waren, glaubt man für die Hörstörung eine Schädigung am retrolabyrinthären neuroepithelialen Apparat anschuldigen zu müssen.

Was den endemischen Kretinismus betrifft, so hat G u š i č 1957 über die dabei zu beobachtenden cochleo-vestibulären Störungen berichtet. Auch hier gibt es Perzeptionsschwerhörigkeiten aller Grade, die deshalb in ihrer Deutung von jeher Schwierigkeiten bereiteten, weil die seit N a g e r bekannten histologischen Veränderungen am Labyrinth u n d am Mittelohr schwer mit den Hörprüfungsbefunden in Einklang zu bringen waren. Möglicherweise handelt es sich dabei nur um meßtechnische Probleme. Aber nicht nur Hörstörungen, sondern auch eine Beeinträchtigung des Vestibularisapparates konnte G u š i č nachweisen, der durch verschiedene Hinweise einen zentralen Sitz der Störung annimmt. Ebenfalls Perzeptionsschwerhörigkeiten aller Grade werden beim sporadischen Kretinismus gefunden, bei dem 3 Formen unterschieden werden: die athyreotische Form, entstanden durch Defekte in der Embryonalentwicklung der Schilddrüse; zweitens die sekundäre Hypothyreose, wobei der Kretinismus hypophysären Ursprungs ist, bedingt durch den Produktionsausfall von thyreotropem Hormon; in diesen Fällen sollen immer Zeichen einer generalisierten hypophysären Insuffizienz zu finden sein; und drittens die nicht endemische Hypothyreose mit Kropf, bei welcher häufig eine familiäre Belastung nachzuweisen ist. Der Vollständigkeit halber möchte ich auch noch das sogenannte P e n d r e d - S y n d r o m erwähnen, eine kongenitale Störung der Thyroxinsynthese, die ebenfalls mit einer perzeptiven Hörstörung einhergeht.

Was bei dieser starren und sicher noch nicht die ganze Vielfalt möglicher Störungen der Schild-

4

drüsenfunktion erfassenden Einteilung, die nicht
Sache der Otologen sein kann, auffällt, ist, daß ihr
eine vergleichsweise eintönige audiologische Symptomatik gegenübersteht. Ich spreche nicht umsonst nur
von Perzeptionsschwerhörigkeit, weil nämlich weder
die Bezeichnung Innenohrschwerhörigkeit noch Emp-
findungsschwerhörigkeit Ortungen des Schadens vor-
aussetzt, die unseren ätiologischen Kenntnissen nicht
entsprechen. Sie bewegen sich noch immer in sehr
hypothetischen und allgemeinen Bahnen. Klammern
wir einmal das Myxödem aus und beschränken wir uns
auf den endemischen und sporadischen Kretinismus,
Formen von Schilddrüsenfunktionsstörungen, die für
den Pädoaudiologen im Vordergrund des Interesses
stehen, so fragt es sich, ob die scharfe Unterscheidung
noch sinnvoll ist. Sieht man die kasuistischen Mitteilungen durch (St. J o h n s o n), so entdeckt man,
daß einerseits die Bezeichnung Kretinismus, die früher eine Hypothyreose zur Voraussetzung hatte, nun
durch eine allgemeine endokrine Insuffizienz erweitert werden mußte und Syndrome mit einer nur mäßigen Beeinträchtigung der Schilddrüsenfunktion mit-
einschließt, daß anderseits Übergänge von sporadischem Kretinismus zu sporadischem Kropf bestehen
(G. E v e r b e r g) und daß es schließlich auch feine
Übergänge von sporadischem zu endemischem Kretinismus geben kann. Aber wie gesagt, es sind das
keine otologischen Probleme. Für den Otologen ergibt sich die einfache Aussage, daß es Schilddrüsenstörungen gibt, bei denen obligatorisch Hörstörungen
vorkommen, und solche Funktionsstörungen der Glandula thyreoidea, bei denen nur in einem Teil der
Fälle Schwerhörigkeiten auftreten. Der Schluß, den
der Pädoaudiologe daraus zu ziehen hat, ist der, daß
er sich erstens auf den klinischen Eindruck hin nicht
auf eine Hypothyreose festlegen darf und zweitens,
daß er, wenn irgend möglich, alle Kinder mit Hörstörung zur Untersuchung an die Schilddrüsenambulanz schicken sollte. Denn die Fälle von St. J o h n-
s e n zeigen, daß die Schilddrüsenstörung oft viel später als der Hörschaden diagnostiziert wurde.

L i t e r a t u r : Bezold, F.: Das Hörvermögen der
Taubstummen. Wiesbaden: Bergmann. 1902. — Everberg,
G.: Acta oto-laryng., Stockholm, Suppl. 140 (1957), S. 177.
— Gušič, B.: Über die kochleovestibulären Störungen bei
endemischer Struma. — Johnsen, St.: Acta oto-laryng.,
Stockholm, Suppl. 140 (1957), S. 168. — Nager, F. R.:

Die Beziehungen des endemischen Kretinismus zum Ge-
hörorgan. In: Handbuch der Hals-Nasen-Ohrenheilkunde,
Bd. 6, S. 617, herausgegeben von A. Denker und O. Kahler.
1926. — Pircher, H.: Zit. nach F. R. Nager. — Siebenmann,
F.: Zit. nach F. R. Nager. — Urbantschitsch, V.: Über
Hörübungen bei Taubstummen und bei Ertaubung im späteren Lebensalter. Wien: Urban & Schwarzenberg. 1895.

Anschrift des Verfassers: Prof. Dr. W. Schlorhaufer, Klinik für
Ohren-, Nasen- und Halskrankheiten der Universität, Anichstraße 35,
A-6020 Innsbruck.

Institut und Klinik für Medizinische Strahlenkunde
der Universität Düsseldorf

Möglichkeiten und Grenzen der Strahlenbehandlung maligner Neubildungen

Von **F. Heinzler**

In der Tumorbehandlung hat sich die Strahlentherapie seit Jahren einen festen Platz gesichert. Da aber nur wenige Geschwülste eine hohe Strahlensensibilität besitzen, muß immer wieder eine recht große Strahlenmenge appliziert werden. So ist beim Mammakarzinom zur histologisch nachweisbaren Vernichtung der Geschwulst und ihrer Metastasen eine Herddosis von 4000 bis 6000 r erforderlich. Ähnliche Verhältnisse liegen bei den Tumoren des ZNS sowie im Bereich gynäkologischer Geschwülste vor. Eine so hohe Dosis an der Thoraxwand zu applizieren, ist unter den Bedingungen der 200-kV-Therapie, ohne die Hauttoleranz zu überschreiten und ohne Schädigung des Lungengewebes und des Thoraxskeletts, kaum möglich. Bei Bestrahlung der Neoplasmen des ZNS wird vielfach übersehen, daß die Toleranz normalen Hirngewebes mit 4000 bis 4500 r viel niedriger liegt als allgemein angenommen und daß eine Überschreitung häufig zu Spätschädigungen führt.

Im gynäkologischen Sektor wird nach der Radiumapplikation die Nachbestrahlung der Parametrien mit mindestens 4000 r angeschlossen. Unter konventionellen Bedingungen kann eine Überschnei-

2

dung mit dem Radiumbereich kaum vermieden werden. Die sich daraus vielfach ergebenden schweren Veränderungen benachbarter Organe sind gefürchtet, von der Überhöhung der Dosis in den angrenzenden Knochen, insbesondere des Schenkelhalses, ganz abgesehen. Es muß daher das Ziel einer sinnvoll eingesetzten Strahlentherapie sein, die Strahlenabsorption auf das zu zerstörende Tumorgebiet zu beschränken und eine möglichst günstige Dosisverteilung anzustreben. Bis vor einem Jahrzehnt standen nur konventionelle Geräte zur Verfügung. Der Nachteil dieser 200-kV-Röntgenstrahlung liegt in der hohen Hautbelastung, der relativ geringen Tiefenwirkung, der durch die Streustrahlung bedingten unscharfen Feldbegrenzung sowie in der unterschiedlichen Absorption verschiedener Gewebe, insbesondere des Knochens. Es erhebt sich die Frage, wie bei Anwendung moderner Bestrahlungsapparaturen die oben erwähnten Schwierigkeiten überwunden werden können und ob damit derart hohe Strahlenmengen applizierbar sind.

Es soll daher über Möglichkeiten berichtet werden, die sich aus der Anwendung der γ-Strahlung eines Telekobaltgerätes und der Strahlung einer 17-MeV-Elektronenschleuder — ultraharte Röntgenstrahlung und schnelle Elektronen bis zu einer Energie von 17 MeV — ergeben. Die Unterschiede gegenüber der 200-kV-Röntgenstrahlung sollen dargelegt und die geometrische Dosisverteilung bei Anwendung der Pendelbestrahlung mit und ohne Auslenkung des Zentralstrahls besprochen werden.

Bei der 200-kV-Röntgenstrahlung liegt das Dosismaximum auf der Haut. Die Strahlung fällt kontinuierlich ab, und in 10 cm Gewebstiefe haben wir nur mehr 30% der Dosis der Oberfläche. Durch die Streustrahlung ist das Feld zur Seite aufgebaucht und nicht scharf begrenzt.

Die γ-Strahlung des ⁶⁰Co — 1·17 und 1·33 MeV — besitzt bereits einen Aufbaueffekt mit Verlagerung des Dosismaximums in 0·4 bis 0·6 cm Gewebstiefe. Die Belastung der Oberfläche ist weit geringer und beträgt zirka 40% der Dosis im Maximum. In 10 cm Tiefe messen wir noch 50% der Dosis. Die seitliche Begrenzung ist gegenüber der 200-kV-Röntgenstrahlung wesentlich schärfer.

Bei der ultraharten Röntgenstrahlung des 17-MeV-Betatrons verlagert sich das Dosismaxi-

mum in 3 cm Tiefe. Die Oberflächenbelastung beträgt
weniger als 25%, und in 10 cm Gewebstiefe sind noch
70% der Dosis im Dosismaximum wirksam. Zur Seite
fällt die Dosis steil ab. Bei dieser Strahlung haben
wir die geringste Hautbelastung bei größter Reichweite und schärfster seitlicher Feldbegrenzung.
Schnelle Elektronen zeigen ein besonderes Verhalten. Sie besitzen, entsprechend ihrer
Energie, eine definierte Reichweite, die nach der
Vanderschen Formel R = 0'51 MeV — 0'26/Dichte
beträgt. Somit beträgt die Reichweite in weichem
Gewebe zirka MeV/2 und das Dosismaximum liegt in
MeV/3. In die Tiefe fällt die Dosis kritisch ab.
Das Feld schneller Elektronen einer
Energie von 6 MeV besitzt das Dosismaximum
in zirka 2 cm Gewebstiefe. Bei 12-MeV-Elek-
tronen verlagert es sich schon in eine Tiefe von
4 cm, und beim Feld schneller Elektronen
einer Energie von 17 MeV können wir noch
Herde erfassen, die bis in 5 bis 6 cm Gewebstiefe
reichen. Die Oberfläche ist aber noch mit 95% der
Dosis im Maximum belastet.

Die Kombination schneller Elektronen einer Energie von 17 MeV und
ultraharter Röntgenstrahlen — in täg-
lichem Wechsel eingestrahlt — läßt die Vorteile für
die Halbtiefentherapie deutlich werden. Mit ultraharten Röntgenstrahlen schonen wir die Oberfläche
und mit schnellen Elektronen entlasten wir die Tiefe,
während der Geschwulstbereich täglich mit der vollen
Dosis belastet werden kann.

Bei Anwendung der Bewegungsbestrah-
lung kommt der Unterschied besonders gut zur
Darstellung. Bei einem Pendelfeld im Bereich
des Schädels mit einem Pendelwinkel von ± 90° und
einer Achsentiefe von 10 cm haben wir bei kon-
ventionell harter Strahlung 70% der
Dosis der Oberfläche aufliegend. Es wird praktisch die ganze Konvexität bestrahlt. Dasselbe Feld
unter den Bedingungen der Telegammathera-
pie mit ⁶⁰Co hat eine Oberflächenbelastung von
weniger als 50%. Mit ultraharter Röntgenstrahlung erreichen wir eine weitgehende Entlastung des nicht tumorösen Hirngewebes. Die Oberfläche ist nur mit 20% der Dosis im Maximum belastet.

Die Bestrahlung des Mammakarzi-
noms stellt den behandelnden Arzt immer wieder

4

vor eine recht schwierige Aufgabe, da — bei noch vorliegendem Tumorbefall — am Herd eine Dosis von 4000 bis 6000 r wirksam werden soll.

Beim I s o d o s e n v e r l a u f z w e i e r t a n - g e n t i a l e r F e l d e r nach der Holfelder-Methode mit der 200-kV-Röntgenstrahlung liegt die 100%-Isodose auf der Haut. Beim Pendelfeld mit extremer Auslenkung des Zentralstrahls, der sogenannten M a n t e l b e s t r a h l u n g, haben wir bereits mit der γ - S t r a h l u n g d e s ^{60}Co eine deutliche Haut-schonung. Das Dosismaximum liegt hier nicht auf, sondern knapp unter der Haut.

Mit der u l t r a h a r t e n R ö n t g e n s t r a h l u n g d e r 17 - M e V - E l e k t r o n e n s c h l e u d e r liegen die Verhältnisse noch günstiger. Das Dosismaximum befindet sich in 1˙0 bis 1˙5 cm Gewebstiefe. Die Ober-flächenbelastung beträgt nur 50% der Dosis im Maxi-mum. Der Abfall zum Lungengewebe ist kritisch. Die retrosternalen Lymphknoten liegen in der 60%-Isodose.

Wenn allerdings noch ein Z u s a t z s t e h f e l d mit der halben Dosis im Sternalbereich zusätzlich appliziert wird, dann haben wir alle abfließenden Lymphwege an der Thoraxwand mit der 80%-Isodose erfaßt. Bei homogener Durchstrahlung der Thorax-wand liegt mit der 50%-Isodose hiermit die geringste Oberflächenbelastung vor. Die Belastung des Lungen-gewebes ist, bei ausreichender Dosis am Herd, äußerst gering. Die Applikation der erforderlich hohen Dosis von bis zu 6000 r am Herd könnten ohne die Toleranz der Haut zu erreichen eingestrahlt werden. Bei zu-sätzlicher A n w e n d u n g e i n e s P e n d e l f e l d e s mit einem Pendelwinkel von ± 60° kann noch eine Entlastung des Mediastinums erreicht werden.

Dieselben Anordnungen sind mit der γ - S t r a h - l u n g d e s ^{60}Co m ö g l i c h. wobei allerdings die Vorteile nicht so scharf in Erscheinung treten.

Bei vollkommener Schonung der Tiefe, wie ge-legentlich bei der Tbc. erforderlich, können auch aus-schließlich s c h n e l l e E l e k t r o n e n a p p l i - z i e r t w e r d e n. Der Isodosenverlauf und die Film-schwärzung lassen erkennen, daß einschließlich der Pleura eine ausreichende Dosis erreicht werden kann.

Bei den mit R a d i u m b e h a n d e l t e n g y n ä - k o l o g i s c h e n P r o z e s s e n ist eine Bestrahlung der Parametrien mit 4000 bis 5000 r anzustreben. Bei Anwendung der Pendelbestrahlung mit ausgelenktem

Zentralstrahl im Sinne der S c h a l e n b e s t r a h - l u n g ist es möglich, unter Schonung der Oberfläche und Aussparung des Radiumbereiches die erforder- liche Dosis ohne Überschneidung einzustrahlen. Da diese Felder zur Achse sehr scharf begrenzt sind, ist eine Überschneidung mit dem durch das Radium er- faßten Teil kaum möglich. Während die mit dem T e l e k o b a l t g r ä t erzielten Felder zur Mitte nicht sehr scharf abfallen, wird mit den durch die u l t r a - h a r t e R ö n t g e n s t r a h l u n g erzeugten Feldern die Mitte praktisch vollständig ausgespart.

Bei d o p p e l t e r A n w e n d u n g d e r S c h a - l e n b e s t r a h l u n g resultiert praktisch eine Rota- tion mit einer kreisrunden Aussparung. Mit dieser Anordnung kann man das ganze kleine Becken er- fassen, während das Radiumgebiet wieder frei bleibt. Durch den fast einheitlichen Massenabsorptionsko- effizienten für alle vorkommenden Gewebe ist unter den Bedingungen der H o c h v o l t t h e r a p i e mit einer Schädigung des Knochens, wie bei konven- tioneller Strahlung zu erwarten, kaum zu rechnen.

Ich hoffe, Ihnen gezeigt zu haben, daß mit der γ - S t r a h l u n g d e s ^{60}Co und der u l t r a h a r t e n R ö n t g e n s t r a h l u n g d e s 17 - M e V - B e t a - t r o n s unter sinnvollem Einsatz insbesondere der B e w e g u n g s b e s t r a h l u n g die zur Tumorver- nichtung erforderlich hohe Dosis von 4000 bis 6000 r am Herd überall eingestrahlt werden kann, ohne daß — wie bei der 200-kV-Röntgenstrahlung zu er- warten — die Toleranz der Haut überschritten wird, man gesundes Gewebe zu hoch belastet und mit einer Schädigung des Knochens gerechnet werden muß. Da- mit entfällt eine für den Patienten nicht unerhebliche Belastung.

Anschrift des Verfassers: Priv.-Doz. Dr. F. H e i n z l e r, Institut und Klinik für Medizinische Strahlenkunde der Universität, Bahnstraße 43, D-4 Düsseldorf.

Aus der Medizinischen Universitätsklinik Freiburg i. Br.
(Kommissarischer Direktor: Prof. Dr. J. S c h i r m e i s t e r)

Quantitative Veränderungen
der Plasmaproteinfraktionen bei Patienten
mit Lymphogranulomatose
während Radiokobaltbestrahlungen

Von D. Klemm, K. Musshoff, W. Gebhardt und G. Hoffmann

Mit 5 Abbildungen

Über das Verhalten der menschlichen Serum-
eiweißfraktionen unter einer Strahlenbehandlung mit
Tumordosen ist im Schrifttum mehrfach berichtet
worden. Die bisherigen Beobachtungen wurden von
K e m p f (1964) sowie R o t t e (1966) dahingehend
zusammengefaßt, daß die Strahlenbehandlung im allgemeinen keine gesetzmäßigen Veränderungen des
Serumeiweißbildes bedingt. Die mitgeteilten Untersuchungen beschränkten sich methodisch auf eine
papier- bzw. immunelektrophoretische Darstellung
der einzelnen Proteinfraktionen. Die angewandten
Strahlendosen lagen in der Regel unter 10.000 r.

Es erschien uns deshalb von Interesse, mittels
einer quantitativen immunologischen Technik und
unter höheren Strahlendosen das Verhalten einzelner,
definierter Plasmafraktionen zu verfolgen.

Die Untersuchungen erfolgten an eingefrorenem
Heparinplasma von 10 Patienten der Medizinischen
Universitätsklinik Freiburg, die wegen einer malignen
Lymphogranulomatose einer intensiven Telekobalt-

bestrahlung unterzogen wurden. Bestrahlt wurden die
Lymphknotenregionen im Bereich des Halses, der
Axillen, des Mediastinums, des Abdomens oder der
Leisten mit Herdvernichtungsdosen von jeweils
4000 r/Feld und Gesamtdosen zwischen 12.000 und
40.000 r. Der Beobachtungszeitraum erstreckte sich
über insgesamt 10 Wochen. Als Vergleichsgruppe

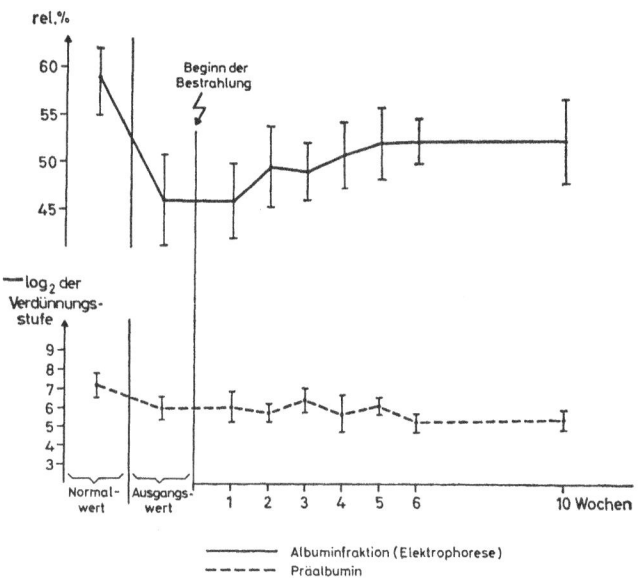

Abb. 1. Proteine der Albuminfraktion

Abb. 1 bis 5. Verhalten der Plasmaproteinspiegel bei 10 Patienten mit
Lymphogranulomatose unter Radiokobaltbestrahlung
Gesamtfraktion jeweils in Relativprozent des Gesamteiweißwertes; Einzelfraktionen: geometrischer Mittelwert und Standardabweichung der Plasmaverdünnung

diente ein Kollektiv gesunder Blutspender. Die quantitativen Proteinbestimmungen erfolgten auf Grund
der zweidimensionalen Immunodiffusion nach O u c h-
t e r l o n y in der von H i t z i g (1961, 1963) angegebenen „Rosettentechnik". Dabei diffundiert ein
spezifisches Antiserum in konstanter Konzentration
gegen eine Verdünnungsreihe des Patientenplasmas.
Erfaßt wird die letzte Titerstufe der Plasmaverdünnung, bei der noch ein sichtbares Antigen-Anti-
körper-Präzipitat entsteht.

Als Antiseren wurden spezifische Antihumanseren vom Kaninchen (Behringwerke, Marburg/Lahn) verwendet, und zwar für jedes individuelle Plasma während des Verlaufes die gleiche Antiserumcharge. Parallel zu den immunologischen Bestimmungen einzelner Proteine wurde jeweils papierelektrophoretisch das Verhalten der Gesamtfraktion verfolgt.

Abb. 1 zeigt das Verhalten der Albuminfraktion während des Beobachtungszeitraumes. Die papierelektrophoretisch bestimmte Gesamtfraktion ist in Relativprozent des Gesamteiweißwertes angegeben. Die untere Kurve zeigt die geometrisch berechneten Mittelwerte der Titerstufen mit einfacher Standardabweichung für die immunologisch bestimmten Präalbuminspiegel. Da im Zusammenhang mit der Fragestellung vor allem die Veränderung der einzelnen Proteine während des Verlaufes interessierten, wurde auf eine Umrechnung in Absolutwerte verzichtet. Die Ergebnisse der immunologischen Bestimmungen sind deshalb hier und in den folgenden Abbildungen als — $\log_2$ der jeweiligen Plasmaverdünnung aufgeführt.

Gegenüber den Normalwerten sind die Ausgangswerte sowohl der Gesamtalbuminfraktion als auch des Präalbumins signifikant erniedrigt. Während die papierelektrophoretisch gemessene Albuminfraktion aber unter der Bestrahlung kontinuierlich ansteigt, ist eine verwertbare Änderung des Präalbumins nicht zu verzeichnen.

Die Proteine der α_1-Fraktion sind in der Abb. 2 zusammengestellt. Während hier die papierelektrophoretisch kontrollierte Gesamtfraktion nur uncharakteristische Schwankungen erkennen läßt, zeigt die Bestimmung einzelner, spezieller Proteine dieser Gruppe doch einige gesetzmäßige Veränderungen. Die Ausgangswerte der beiden typischen „Entzündungs-" oder „Akute-Phase-Proteine" α_1-saures Glycoprotein und α_1-Antitrypsin sind gegenüber den Normalwerten signifikant erhöht und fallen unter der Strahleneinwirkung ab. Statistisch sichern läßt sich der Abfall allerdings nur für das α_1-Antitrypsin. Das dritte in dieser Fraktion bestimmte Einzelprotein — α_1-Lipoprotein — zeigt einen eher verminderten Ausgangswert und läßt während des Verlaufes eine Tendenz zum Anstieg erkennen. Die Verhältnisse gerade bei dieser Proteingruppe demonstrieren, wie gegenläufige Veränderungen der einzelnen Eiweißkörper sich bei alleiniger Betrachtung der Gesamtfraktion aufheben und damit dem Nachweis entziehen können.

4

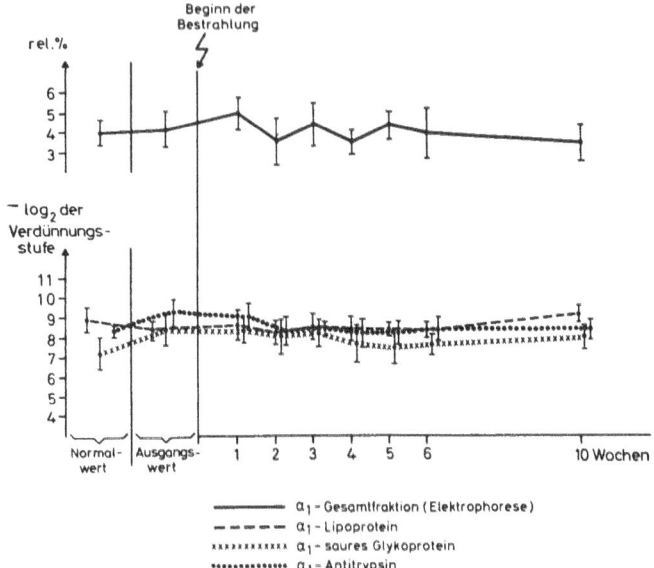

Abb. 2. Proteine der α_1-Fraktion

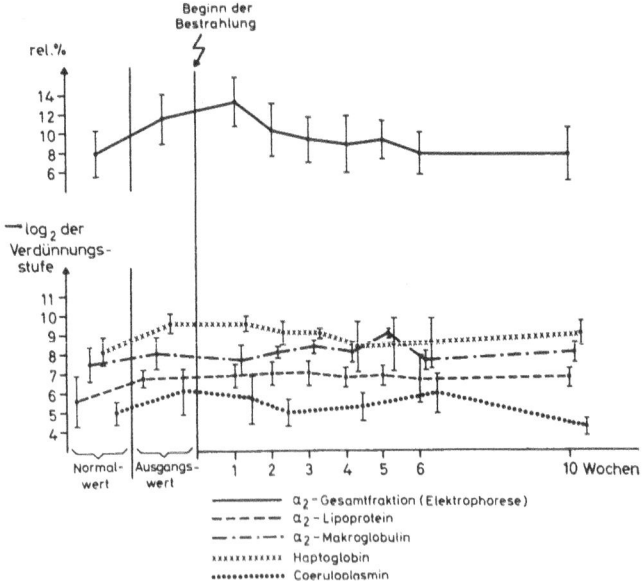

Abb. 3. Proteine der α_2-Fraktion

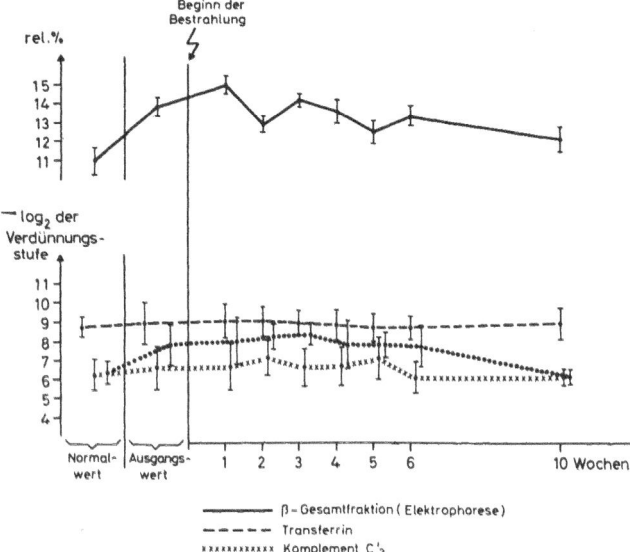

Abb. 4. Proteine der β-Fraktion

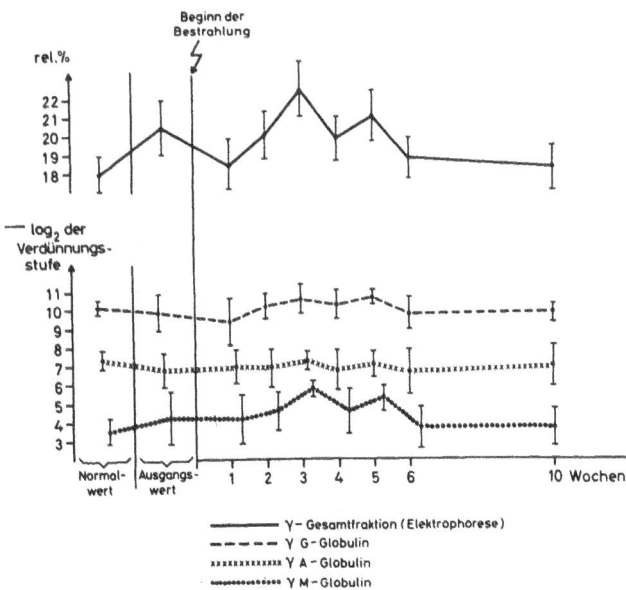

Abb. 5. Proteine der γ-Fraktion

Eindeutiger und gleichgerichtet erscheinen dagegen die Veränderungen der α_2-Fraktion (Abb. 3). Papierelektrophoretisch ist der Ausgangswert der α_2-Globuline insgesamt deutlich erhöht und normalisiert sich unter der Bestrahlung. Die immunologische Bestimmung der Einzelproteine läßt signifikant erhöhte Werte für Haptoglobin und α_2-Lipoprotein sichern. Ebenfalls, aber geringer vermehrt erscheint vor Beginn der Bestrahlung das Coeruloplasmin und das α_2-Makroglobulin. Haptoglobin- und Coeruloplasminspiegel fallen unter der Bestrahlung ab, während α_2-Makroglobuline und die α_2-Lipoproteine nur uncharakteristische Schwankungen zeigen.

Abb. 4 zeigt das Verhalten der β-Globuline. Auch hier wiederum sind die Veränderungen der Gesamtfraktion während des Beobachtungszeitraumes nicht eindeutig zu interpretieren. Dagegen ergibt die Erfassung der Einzelfraktionen einen signifikant erhöhten Ausgangswert für das Fibrinogen, der bis zur zehnten Woche nach Bestrahlungsbeginn abfällt. Die Komplementfraktion C_3' sowie das Transferrin lassen während des Beobachtungszeitraumes keine verwertbare Beeinträchtigung erkennen.

Besonderes Interesse verdienen die Veränderungen der γ-Globulinfraktion, die in der Abb. 5 wiedergegeben sind. Hier findet sich sowohl papierelektrophoretisch als auch bei der Einzelbetrachtung der 3 Immunglobulinklassen γG, γA und γM in der dritten und fünften Woche nach Bestrahlungsbeginn ein auffallend gleichsinniger Anstieg, der sich statistisch allerdings bisher nicht sichern ließ (p > 0'05). Das interessante Phänomen bedarf einer weiteren Überprüfung. Von wesentlicherer Bedeutung erscheint indessen, daß bei den hier kontrollierten 10 Patienten die intensive und ausgedehnte Bestrahlung des lymphatischen Systems mit hohen Dosen auch über längere Zeit zu keinem nennenswerten Abfall der Immunglobulinspiegel geführt hat, wie er unter zytostatischer Behandlung mehrfach beobachtet wurde (Literatur bei B l ä k e r und Mitarbeitern, 1966). Dieser Erkenntnis kommt gerade im Hinblick auf die neuerdings propagierte prophylaktische und damit ausgedehntere Strahlenbehandlung der Lymphogranulomatose mit Herdvernichtungsdosen (M u s s h o f f und Mitarbeiter, 1967) eine nicht unerhebliche klinische Bedeutung zu.

Die Ergebnisse der hier referierten Beobachtungen an 10 Patienten mit Lymphogranulomatose lassen

sich dahingehend z u s a m m e n f a s s e n, daß unter
einer äußeren Strahlenbehandlung mit Gesamtherd-
dosen zwischen 12.000 und 40.000 r während des Beobachtungszeitraumes von insgesamt 10 Wochen die Tendenz zur Normalisierung einer anfangs bestehenden
Tumordysproteinämie zu erkennen war. Eine direkte,
strahlenspezifische Wirkung auf die untersuchten
Eiweißfraktionen, insbesondere aber eine nennenswerte Verminderung der zirkulierenden Immun-
globuline ließ sich nicht nachweisen.

Literatur: Bläker, F., Fischer, K. und Landbeck,
G.: Dtsch. med. Wschr., 91 (1966), S. 2259. — Hitzig,
W. A.: Internat. Arch. Allergy, 19 (1961), S. 145. —
Derselbe: Die Plasmaproteine in der klinischen Medizin.
Berlin-Göttingen-Heidelberg: Springer. 1963. — Kempf,
W.: Strahlentherapie, 124 (1964), S. 219. — Musshoff,
K., Boutis, L., Strickstrock, K. H. und Merten, D.:
Dtsch. med. Wschr., 92 (1967), S. 1603. — Rotte, K. H.:
Arch. Geschwulstforsch., 27 (1966), S. 231.

Anschrift der Verfasser: Doz. Dr. D. Klemm, OA. Prof. Dr.
K. Musshoff, Doz. Dr. W. Gebhardt und OA. Prof. Dr. G. H. Hoffmann, Medizinische Universitätsklinik, Hugstetterstraße 55, D-78 Freiburg i. Br.

The manufacturer's authorised representative in the EU is Springer
Nature Customer Service Centre GmbH, Europaplatz 3, 69115 Heidelberg,
Germany. If you have any concerns regarding our products, please
contact ProductSafety@springernature.com

Printed and bound by CPI Group (UK) Ltd, Croydon, CR0 4YY

24/04/2026

02096353-0002